DR. MED. PAUL TOURNIER

# KRANKHEIT UND LEBENSPROBLEME

Vorwort von

DR. GEORGES BICKEL

ehem. Professor an der Medizinischen Fakultät
der Universität Genf

9. Auflage

SCHWABE & CO AG · VERLAG · BASEL/STUTTGART
1984

TITEL DER FRANZÖSISCHEN ORIGINALAUSGABE:
«MÉDECINE DE LA PERSONNE»
ÉDITIONS DELACHAUX & NIESTLÉ S.A., NEUCHÂTEL
DEUTSCHE ÜBERTRAGUNG VON DR. CH. DE ROCHE, BERN

© 1984 BY SCHWABE & CO AG · BASEL
ISBN 3-7965-0262-8

Dr. Frank N. D. Buchman,
dessen Botschaft einen tiefen Einfluss
auf mein persönliches Leben ausgeübt
und mich veranlasst hat,
über den wahren Sinn meines Berufes
nachzudenken, widme ich dieses Buch

# VORWORT

Als vor etwas mehr als drei Jahren Dr. Tournier mir darlegte, wie sehr ihm in den zehn Jahren seiner ärztlichen Tätigkeit die Unzulänglichkeit der klassischen und offiziellen Medizin gegenüber gewissen chronischen Krankheiten zu denken gebe, und wie allmählich die Überzeugung in ihm gereift sei, daß es bei vielen Kranken wichtiger wäre, die psychischen Ursachen des Übels zu entwurzeln, als deren augenblickliche körperliche Erscheinungen zu bessern, da konnte ich ihn nur von ganzem Herzen aufmuntern, sich doch dem moralischen Rettungswerk zu widmen, von dem er sich so angezogen fühlte.

Es gibt tatsächlich unter denen, die täglich die Hilfe unserer Kunst beanspruchen, eine Menge Unglücklicher, für die die ausgeklügeltsten Medikamente und die sorgfältigst angepaßten Verordnungen nur ein Notbehelf sind, dessen Ungenügen wir selbst am meisten spüren. Denn wir haben die Überzeugung, daß die Krankheit, deren Symptome wir beobachten, nur die Veräußerlichung eines viel tieferen Leidens ist, dessen wirkliche Ursachen der Patient uns nicht immer zu analysieren erlaubt.

Während wir in unserer Untersuchung vordringen, spüren wir immer deutlicher, daß die Ursache der Krankheit nicht im Bereich der Organe zu suchen ist, deren Versagen wir feststellen, daß sie ebenso wenig im Bereich der Nerven liegt, deren Tätigkeit ins Gleichgewicht zu bringen wir uns bemühen; daß vielmehr die organischen Störungen, die den Patienten zu uns führen, das Endergebnis einer tiefer liegenden Unordnung sind, die unserer sachlichen Erforschung meist unzugänglich bleibt, die aber eine Gewissensprüfung, sofern sie sich in aller Offenheit und in vollem gegenseitigem Vertrauen vollzieht, allein zu entdecken vermag.

Gewisse Patienten spüren übrigens diese Verständnislosigkeit der Schulmedizin gegenüber den inneren Ursachen ihrer Leiden und beklagen sich darüber. Sie wenden sich dann, je nach ihrer Geistesrichtung und den Ratschlägen ihrer Umgebung, an die Psychoanalyse oder an die christliche Wissenschaft, die ihnen oft eine vorübergehende Entspannung, nicht aber die endgültige Befreiung verschaffen. Nur die persönliche und völlige Lösung dessen, was Dr. Tournier mit Recht die «Lebensprobleme» nennt, kann diese Befreiung bringen. Diese Probleme stellen sich übrigens allen denen unter uns, die ehrlich nachdenken.

Dr. Tournier packt diese «Lebensprobleme» frisch, mutig und mit glühendem Eifer an. Auf jeder Seite seines schönen Werkes findet der Leser leuchtende Beispiele. Der Mehrzahl der beschriebenen Fälle bin ich selbst begegnet oder habe ähnliche getroffen. Ich weiß, wieviel Mut es braucht, auf ihre Behandlung einzutreten, wieviel Ausdauer ihr Studium verlangt und welch grenzenlose Hingabe ihre Lösung erfordert.

Alle, die dieses Buch lesen, Ärzte und Kranke, werden seinem Verfasser nur Dank dafür wissen, daß er seine ermutigenden Erfahrungen jedem zugänglich gemacht hat. Gewiß faßt sein Buch nicht die gesamte Heilkunde zusammen, es bringt aber das Studium eines allzu oft vernachlässigten Kapitels. Es ist tief menschlich, dazu angetan, die Gewissen aufzurütteln, und ich bin überzeugt, daß darin viele Kranke in der stillen Sammlung, zu der es auffordert, den Anfang ihrer Heilung finden werden.

*Dr. Georges Bickel*

Genf, den 1. Dezember 1940.

# VORWORT DES VERFASSERS
## ZUR III. FRANZÖSISCHEN AUFLAGE

Ich habe unlängst ein Mädchen behandelt; es hatte mehrere Jahre lang eine vorzüglich durchgeführte psychoanalytische Kur gemacht. Fest im Glauben hatte sie sogar bereits einen wirklichen Dienst als Seelsorgerin ausgeübt. Indessen hatte sie an psychischen Schwierigkeiten gelitten und eines Tages erkannt, daß ihr Glaube ihr dazu diente, vor zahlreichen, in ihrem Leben und in ihrem Innern ungelöst gebliebenen Problemen die Augen zu verschließen.

Es war also eine mutige Tat gewesen, die sie zum Analytiker geführt hatte. Denn sie war entschlossen, offen und ehrlich Licht in die dunkeln und verworrenen Gründe ihrer Seele zu bringen. Ebenso tapfer war es gewesen, ihre Kur mit Ausdauer durchzuführen, um sich die unzähligen verborgenen Motive ihres Verhaltens aufdecken zu lassen. Aber die menschliche Seele ist so vielfältig, daß man sie endlos analysieren könnte; der Arzt selbst riet seiner Patientin, bei einem Manne, der ihren Glauben teilt, die nötige Hilfe zum Wiederaufbau zu suchen.

Dieses Mädchen kam eines Tages zu mir mit der einzigen Bitte, ich möge doch der stille Zeuge ihrer Beichte sein, dem Geständnis einer Verfehlung, die während der ganzen Dauer der Analyse auf ihr gelastet hatte, ohne daß sie davon hätte befreit werden können. – Als sie sich erhob, strahlte sie.

Ich führe einen solchen Fall an, weil er mir die Wahrheit darzutun scheint, daß die Probleme der Menschen äußerst komplex und doch sehr einfach sind; äußerst komplex vom technischen, und sehr einfach vom geistigen Standpunkt aus. Ich tue es auch, weil man mir zu meinem großen Erstaunen erzählt hat, daß mehrere Leser dieses Buches den Schluß daraus gezogen haben, ich verneine die Vielfältigkeit der physischen und psychischen Probleme des Menschen, als ob es nur eines religiösen Vorganges bedürfe, um sie im Handumdrehen zu lösen und die geduldigen und mühevollen Anstrengungen der Ärzte überflüssig zu machen. Nichts liegt meiner Überzeugung und meiner Erfahrung ferner.

Im Gegenteil: je mehr ich mich über die Nöte der Menschen beuge, je mehr ich ihr Leben studiere, mit dem leidenschaftlichen Wunsch, sie zu verstehen und ihnen zu helfen, je mehr Licht ich über die gegenseitigen Wirkungen von Leib, Seele und Geist zu bringen suche, desto deutlicher ermesse ich die Schwierigkeit einer ehrlichen Medizin.

Jetzt beim Erscheinen der dritten Auflage meines Buches möchte ich alle Teile wieder aufnehmen, sie mit andern Beispielen illustrieren, die im Wirrsal des durcheinanderwogenden Menschenlebens neue Ausblicke eröffnen, und viele rasch formulierte Behauptungen durch eingehende Erörterungen verbessern. Ich möchte auch den Einwänden, die mir von Theologen in mehr als einem Punkte gemacht wurden, Recht widerfahren lassen, um mich der Lehre der Kirche genauer anzuschließen. Indessen weiß ich auch, daß eine solche Arbeit kein Ende hätte und naturgemäß unvollständig bliebe.

Darum begnüge ich mich, hier ganz einfach folgendes zu sagen. Dieses Buch erhebt keinen Anspruch, eine systematische Darstellung zu sein; weder in medizinischer, noch in psychologischer, noch in religiöser Hinsicht. Es ist lediglich eine Sammlung von Erfahrungen und Überlegungen, die aus der täglichen Praxis entsprangen, und die durch die Erfahrungen und Überlegungen aller meiner Kollegen unbegrenzt ergänzt und verbessert werden könnten.

Aber wie schwierig auch die Heilkunde sei, wie vielfältig auch die Faktoren, die sich in jeder Existenz ineinander verschlingen, die wir zu heilen oder zu erleichtern suchen, so können wir doch deshalb die Tatsache nicht verschweigen, daß es Stunden gibt, in denen der dunkle, schwere Himmel zerreißt, wo ein ganz einfaches – aber nie leichtes – religiöses Erlebnis etwas so Neues in ein Leben bringt, daß die äußerst komplexen Gegebenheiten, die den Gegenstand unserer Studien ausmachen, einfach erschüttert und durchbrochen erscheinen.

Auch zeigt die unerwartete Aufnahme dieses Buches bei vielen Ärzten, Patienten und Gesunden, daß bei allen Fortschritten der medizinischen Technik das tiefe Geheimnis um den Menschen und um die Krankheit alle Denkenden und Heilungsuchenden oder -bringenden schmerzlich bewegt. Sie zeigt, wie wahr es ist, daß im innersten Herzen ein verborgenes Weh zurück bleibt, mit dem man sich nie ganz abfindet, und das zu stillen man sich leidenschaftlich sehnt.

Deshalb entschließe ich mich, aus Mangel an Zeit, diese Schrift ohne wichtige Änderungen wieder herauszugeben. Es sind nur einzelne Verbesserungen und eine Verkürzung des technischen Teils des Kapitels über die Temperamente vorgenommen worden. Wenn sie die Patienten ermutigt, sich mit größerem Vertrauen ihrem Arzte über die geheimen Sorgen, die an ihnen zehren, mitzuteilen, so werden sie bei ihm eine wirksamere Hilfe finden, und ihre Erfahrungen werden besser, als ich es selbst tun kann, die Lücken dieses Buches füllen.

Noch verbleibt eine Frage, die mir viele Leser gestellt haben und die ich hier berühren muß: «Hält das auch an? Was ist im Verlauf der Zeit aus den von Ihnen angeführten Fällen geworden?»

Es gibt solche, von denen ich nichts mehr erfahren habe. Es gibt auch viele, die mir wieder zu Gesicht gekommen sind, oder die mir geschrieben haben. Einige haben mich auch auf gewisse kleine Irrtümer in ihrem Lebensabriß aufmerksam gemacht. Es gibt solche, deren Gesundheitszustand sich gebessert hat; andere, deren körperliche, seelische oder geistige Verfassung Rückfälle erlebt hat. Mehrere, von denen ich lange Zeit nichts mehr erfahren hatte, haben mich wissen lassen, daß die geistige Flamme, die in einer entscheidenden Stunde ihres Lebens entfacht worden war, trotz neuer Prüfungen ihren Glanz nie ganz verloren und sie inmitten vieler Schwierigkeiten zu neuen Siegen geführt hat.

Mehrere haben mir gestanden, daß sie beim Lesen dieser Geschichten wieder in sich gegangen seien, daß sie sich gestehen mußten, daß ihr Glaube in allerlei Ungehorsam wieder schwach geworden sei. Ich hatte auch die Freude, bei Einigen zu erleben, wie sie neue, tiefere und reichere Erfahrungen machen durften.

Auf die Frage: «Hält es auch an?» kann ich nur antworten: Es verhält sich im religiösen Leben nicht anders als in allen andern Dingen auf der Welt. Kein Schritt auf diesem Gebiet kann als endgültig gewonnen gelten, wenn ihm nicht andere Schritte folgen. Wer nicht vorwärts schreitet, geht eben rückwärts. Die körperliche, seelische und religiöse Gesundheit ist kein Hafen, in den man zu endgültiger Sicherheit flüchten kann, sondern ein täglicher Kampf, in dem sich unser Los fortwährend abspielt.

Genf, April 1941.

ERSTER TEIL

LEBENSPROBLEME

---

I. KAPITEL

*Die Heilkunde und das Leben*

Unlängst habe ich eine meiner ersten Kranken wiedergesehen. Nennen wir sie Therese.

Kurz nach meinem Doktorexamen war ich Assistenzarzt in der chirurgischen Abteilung eines Kinderspitals. Es war da ein Mädchen mit Spondylitis. Seit mehr als einem Jahr lag es ausgestreckt auf einem Brett. Zwei kalte Senkungsabszesse hatten sich längs der Muskelscheiden des Psoas ausgebreitet und in beiden Leisten eine Fistel gebildet. Die gefürchtete Allgemeininfektion hatte sich vollzogen, und es drohte fortschreitende Auszehrung.

Mit aller Kraft nahm ich den Kampf auf, um dieses junge Leben dem Tode zu entreißen. War ich nicht Arzt geworden, um einen wohltätigen Beruf auszuüben? Endlich, nach Jahren des Studiums, konnte ich mich praktisch betätigen. Da fand ich mit Therese eine der ersten Gelegenheiten, mich mit Eifer und Leidenschaft meiner Aufgabe zu widmen. Mehrmals am Tage wurden große Spülungen mit Dakinscher Lösung gemacht. Gleichzeitig wurde eine Tuberkulinkur nach Sahli vorgenommen.

Nach mehreren Monaten hatten wir die Freude, unsere Anstrengungen von Erfolg gekrönt zu sehen. Therese war gerettet, und ihr Allgemeinbefinden verbesserte sich rasch.

Oft habe ich seither an sie gedacht. Was war wohl aus ihr geworden?

Da kommt sie fünfzehn Jahre später in meine Sprechstunde in Begleitung ihrer Mutter. «Sie ist ganz erschöpft», erklärt diese. «Sie muß im Büro zu viel arbeiten. Würden Sie ihr nicht ein Zeugnis ausstellen, damit sie einige Tage Ferien bekommt?» Während der Untersuchung redete ich mit Therese. «Die Erfahrung hat mir gezeigt, daß Überarbeitung nicht immer die einzige Ursache großer Müdigkeit ist», sagte ich zu ihr. «Oft sind verborgene Kämpfe wesentlich mitbeteiligt.»

Therese brach in Tränen aus. Ich erfuhr, daß sie leichtsinnig eine unglückliche Ehe eingegangen war, daß sie viel gelitten hatte und daß ihr Mann zur Zeit im Ausland im Gefängnis saß.

Therese hätte sich offenbar gerne noch weiter ausgesprochen, aber ihre Mutter brach die Unterredung kurz ab und erklärte, daß dies alles ja nicht der Zweck ihres Besuches sei.

Nachdem Therese und ihre Mutter weggegangen waren, saß ich lange nachdenklich da. Ich sah im Geiste jene im Spital verbrachten Monate wieder, meine große Begeisterung, sah mich als jungen Mediziner, so stolz auf meine Macht über den Tod. Und nun sah ich dieses arme verzweifelte Wesen, das in traurigen Ferien eine trügerische Ablenkung von seinen Tränen suchen ging.

Der Arzt bemüht sich, das Leben der Menschen zu retten. Aber wenn es ihm nicht gelingt, ihnen gleichzeitig das Mittel in die Hand zu geben, mit dem sie später auftretende Schwierigkeiten überwinden können, so bleibt sein Werk unvollendet. Ein solcher Arzt gleicht einer Mutter, die ihr eben zur Welt gebrachtes Kind hilflos vor dem Leben im Stiche läßt.

Es gibt sicherlich nichts Schöneres für den Arzt, als ein Leben zu retten. Aber was wird später aus ihm? Wieviele Leute, eben weil sie von ihrem Arzt nichts Weiteres als die körperliche Heilung empfangen haben, verpfuschen später das Leben, das ihnen wieder geschenkt worden war! Wieviele Leute setzen durch ihre unverantwortliche Lebensweise ihre Gesundheit von neuem aufs Spiel!

Unsere Lebensweise nämlich ist der wichtigste Faktor unserer Gesundheit.

Wenn ein Kranker uns besucht, beschreibt er uns gern die Leiden, die ihn plagen, und verlangt ein Mittel dagegen. Aber er ist weniger schnell bereit, mit uns von all dem zu sprechen, was in seiner Lebensweise zu ändern wäre, von seinen Ausschreitungen, von den ihn beherrschenden Leidenschaften, den Konflikten, den Auflehnungen, den Zweifeln und den Ängsten, die an ihm nagen. Er weiß wohl, daß all dies seine Widerstandskraft beeinträchtigt, seine Lebensfreude und seine Gesundheit verdirbt. Aber er hat ja schon so lange vergeblich mit sich selbst gerungen und mit den Schwierigkeiten des Lebens gekämpft. Er erwartet vom Arzt, daß er ihm die nachteiligen Folgen seiner Fehler behebe und nicht etwa, daß er ihm eine unmögliche Umstellung seiner Lebenshaltung zumute.

Die Mehrzahl der Krankheiten treten nicht, wie man gemeinhin glaubt, unversehens auf. Sie werden Jahre hindurch vorbereitet durch Ernährungsfehler, Unmäßigkeit, Überarbeitung, seelische Konflikte, die langsam die Lebenskraft des Menschen vermindern. Und wenn sie eines Tages ausbrechen, so wäre es eine oberflächliche Therapie, wenn man sie behandelte, ohne ihren weit zurückliegenden Ursachen nachzugehen bis zu dem, was ich hier Lebensprobleme nenne. Ich brauche absichtlich hier diesen etwas unbestimmten Ausdruck. Dieses ganze Buch soll seinen Sinn genau darlegen.

Jedes Leben hat seine Probleme, jedes Herz seine erschütternden Erlebnisse.

«Der Mensch stirbt nicht, er tötet sich selbst», sagte einmal ein Arzt.

Wenn wir von den Problemen, die uns am meisten quälen, so selten sprechen, so haben wir eben meistens die Hoffnung verloren, ihre Lösung zu finden.

Das vorliegende Buch widme ich dem Studium der sehr verwickelten Beziehungen, die immer zwischen unsern Lebensproblemen und unserer Gesundheit bestehen.

Gott hat einen Plan für unser Leben, wie er einen Plan für die Welt hat. Und wie die Welt heute krank ist, weil sie den Gesetzen Gottes nicht gehorcht, so sind auch die Menschen krank, weil sie nicht nach dem Plan Gottes leben. Darum besteht auch für den Arzt die höchste Aufgabe darin, den Menschen zu helfen, den Plan Gottes für ihr Leben zu erkennen und sich darnach zu richten.

Jeder Ungehorsam gegen den Plan Gottes in leiblicher, seelischer oder sittlicher Beziehung ist ein Lebensfehler und zieht seine Folgen nach sich. Er gefährdet übrigens nicht nur die Gesundheit desjenigen, der ihn begeht, sondern auch die der andern Menschen und die seiner Nachkommen.

«Behandelt den Kranken und nicht die Krankheit», so lautet die Vorschrift unserer Lehrmeister, und unsere ärztliche Praxis bringt sie uns täglich in Erinnerung. Denn von zwei Patienten, die von der gleichen Krankheit befallen sind, wird der eine rasch gesund, während der andere wegen irgend eines verborgenen Kummers, der seinen Lebenswillen lähmt, nicht genesen wird.

Aber den Kranken und nicht die Krankheit behandeln heißt, in die Probleme des Lebens eindringen, die unsere Kranken uns oft verbergen, um sie selber nicht sehen zu müssen.

Nennen wir Ernst einen Mann, der mich wegen funktioneller Verdauungsstörungen konsultierte. Er hatte kurz vorher eine Gelbsucht durchgemacht; aber die Untersuchung der Leber wies nichts besonderes auf. Ich änderte seine Diät und fragte nach seinem Gemütszustand. Er erklärte, er sei glücklich verheiratet, aber seine Mutter und seine Frau verständen sich nicht. Unser Gespräch über diesen Familienkonflikt führte uns bald zu einem Meinungsaustausch über unsere Lebensauffassung. Dieser Anlaß wurde für Ernst der Ausgangspunkt einer geistigen Entwicklung, die mich mit ihm verband. Und später erzählte er mir, daß er am Tage, da er zur Konsultation gekommen war, wohl wußte, daß seine Verdauungsstörungen mit einem inneren Gefühlskonflikt zusammenhingen, daß er aber damals nicht den Mut zu diesem Geständnis gehabt habe. Obschon er mit seiner Frau eng verbunden war, hatte er doch einer freundschaftlichen Gefühlsbindung nicht widerstehen können, die, ohne sich je voll ausgewirkt zu haben, dennoch eine tiefe seelische Störung bei ihm hervorgerufen hatte. Erst viel später, nach seiner inneren Wandlung, fand er die Kraft, sich mit einem Freund und dann mit seiner Frau auszusprechen und sich so von seinen gefährlichen Gefühlsbindungen zu befreien.

So kennen oft unsere Kranken die tiefen moralischen Ursachen der von ihnen dargelegten Leiden, ja sie haben vielleicht den brennenden Wunsch, sie zu bekennen, vermögen aber nicht die inneren Widerstände zu überwinden und klammern sich begierig an die physiologische Erklärung, die wir ihnen geben.

Den Kranken und nicht die Krankheit behandeln, heißt, unsern Patienten helfen, ihre Lebensprobleme zu lösen. Diese Lösung liegt meistens, wie hier bei Ernst, auf geistigem Gebiet.

Esther, eine andere Patientin, war jahrelang von typischem Asthma geplagt. – Durch Veranlagung war sie schon dafür prädisponiert; ihr Vater war zuckerkrank. Die entscheidende Ursache· aber ihres Asthmas war die schreckliche Angst, die sie während ihrer ganzen Jugendzeit vor ihrem Vater hatte. Sie erinnerte sich, daß es oft genügte zu hören, daß er den Schlüssel in das Schloß der Haustüre steckte, um einen Anfall auszulösen. Mehrere klassische Behandlungen blieben ohne Erfolg.

Später machte sie einen Aufenthalt im Ausland bei einem geistig hochstehenden Manne, der einen tiefen Einfluß auf sie ausübte. Ihr Asthma wurde besser, verschwand indes nicht völlig. Mehrere Jahre später fand sie eine Freundin, die sie um ihren Glauben beneidete. Über ihr Geheimnis befragt, schlug ihr diese Freundin vor, sich stille zu besinnen, um zu erkennen, was auf ihrem Leben laste. So kam ihr vor Gott alsbald der Gedanke an ihren Vater, an Verfehlungen ihm gegenüber, für die sie ihn nie um Verzeihung gebeten hatte. Der Gedanke, ihrem Vater einen Entschuldigungsbrief schreiben zu sollen, löste in ihr einen heftigen Kampf aus. Aber der Sieg blieb nicht aus. Der Brief wurde abgeschickt, und sogleich fühlte sie sich befreit von der Angst vor ihrem Vater und war endgültig von ihrem Asthma geheilt.

Störungen der Menstruation sind oft der physiologische Ausdruck eines seelischen Leidens, und ich werde hiefür in diesem Buche außer diesem noch andere Beispiele anführen.

Ein Mädchen befragte mich wegen Amenorrhöe. Geben wir ihr den Namen Luzia. Sie war schwächlich und abgemagert und hatte seit fast einem Jahr keine Regeln mehr gehabt. Sie schien matt, scheu und verschlossen. Sie war das brave Mädchen, das nie lacht, das ängstlich genau arbeitet, das im Körper eines Kindes eine schon alte Seele hat.

Ich verschrieb ihr in kräftigen Dosen Ovarialpräparate, wie wir sie heute zur Verfügung haben. Diese Behandlung hatte etwelchen, aber doch nur geringen Erfolg.

Viel später einmal erzählte ich ihr von meinen religiösen Erfahrungen. Ich sagte ihr, daß im Angesicht Gottes jedem inneres Licht zuteil werden kann. Sie erschloß dann ihr Herz und erzählte mir, daß jemand versucht hatte, sie zu vergewaltigen. Man errät die Seelenangst, die diese Begebenheit hervorrufen mußte, und die Beziehung, die sie zum Ausbleiben ihrer Regeln hatte. Man versteht auch Luzias ganzes Verhalten, ihren Arbeitsfleiß, das Ersticken ihrer Jugend. Lange noch mußte ich zu Hormonpräparaten und zu Kräftigungsmitteln meine Zuflucht nehmen; aber von diesem Tage an begann Luzia, in eine neue Umwelt versetzt, sich zu entfalten und an Gewicht zuzunehmen. Ihre Regeln stellten sich wieder ein und auch das Lächeln.

Verdauungsbeschwerden, Asthma, ausbleibende Perioden sind funktionelle Störungen; niemand stellt den Einfluß der Gemütsverfassung auf ihr Entstehen in Abrede. Ich möchte in diesem Buch zeigen, daß unsere Lebensprobleme auch eine beträchtliche Rolle in den organischen Krankheiten spielen. Wir kennen alle jene Kranken, die auf keine Behandlung mehr reagieren, die trotz aller unserer Bemühungen immer schwächer werden, und sagen schließlich: «Was ist da noch zu machen? Seit dem Tode seiner Frau hat er sich gehen lassen.»

Der Kranke, der den Arzt aufsucht, hat nur Interesse für das Übel, an dem er leidet, ja sogar auch nur für ein Hauptsymptom, von dem er befreit sein möchte. Wenn der Arzt ihn befrägt über seine Lebensweise, über seine moralische Haltung, über sein Verhalten in der Familie, so sieht er nicht sofort den Zusammenhang, der bestehen kann zwischen diesen Fragen und dem Leiden, das ihn plagt. Und wenn er sich auch der technischen Behandlung, die der Arzt anordnet, unterzieht, so folgt er weniger gern den Ratschlägen, die seine Lebensweise berühren. Mehr noch, er hofft, daß die Medizin, dank ihrer technischen Fortschritte, ihm eine Änderung seiner Lebensführung ersparen werde; er möchte es nach seinen Launen und Leidenschaften weiterführen, in der Hoffnung, daß irgend eine Wunderpille ihn von den peinlichen Folgen befreien werde.

Der Arzt bemerkt im Gegenteil, daß der technische Fortschritt seiner Kunst durch die Unregelmäßigkeiten der Lebensführung im Schach gehalten wird. Er verfügt heute über wunderbare diagnostische Möglichkeiten und therapeutische Waffen. Aber er sieht auch ein, daß, wenn sie ihre Wirkung haben sollen, die Umgestaltung der Lebensführungen ebenso große Fortschritte machen müßte, wie die medizinische und chirurgische Technik.

Vor hundert Jahren wußte der Arzt viel weniger als heute; aber er arbeitete dennoch unter günstigeren Bedingungen. Gemächlich fuhr er in seiner Kutsche und dachte unterwegs über seine Kranken nach. Er kannte die ganze Familie und konnte im richtigen Augenblick einen klugen Rat erteilen, für den man ihm dankbarer war als für seine Wissenschaft. Er kannte das «Temperament» seines Kranken, wußte, was ihm zuträglich war, und fand besseres Gehör, wenn er ihm in seiner Lebensweise Dinge zeigte, die seine Gesundheit schädigten.

So empfinden viele Ärzte heute nicht ohne Bitterkeit, daß die Ergebnisse ihrer Bemühungen in keinem Verhältnis stehen zu den technischen Mitteln, über die sie verfügen. Beweis dafür ist das wieder erwachte Interesse für den heutigen Terrainbegriff. Seit den Entdeckungen Pasteurs hat sich der Ärzte eine große Hoffnung bemächtigt: die Bestimmung des spezifischen Erregers jeder Krankheit, seine Erforschung im Laboratorium und das Herausfinden der geeigneten Mittel, ihn unschädlich zu machen, würden den sichern Sieg über jede dieser Krankheiten bedeuten. Es schien, als ob der menschliche Organismus nur noch ein unbeteiligtes Schlachtfeld darstellte, auf dem sich der Kampf gegen den Erreger und seine Toxine abspielte. Diese

Hoffnung ist zum Teil erfüllt durch den Rückgang der Diphtherie, der Pocken und der Tollwut. Aber wie wurde sie schwer gedämpft gegenüber den Infektionskrankheiten, vornehmlich den chronischen unter ihnen. Die Bakterien haben ein zähes Leben und sind sehr verbreitet. Aber sie setzen sich nicht in allen Organismen fest, und wenn sie einmal Fuß gefaßt haben, so entwickeln sie sich nur, soweit sie einen günstigen, das heißt geschwächten Nährboden finden. Pasteur selbst hatte, trotz seines Glaubens an die spezifischen Eigenschaften des Erregers, auf seinem Totenbette die Wichtigkeit des Milieus erkannt, als er flüsternd äußerte: «Claude hatte Recht!»[1]

Von da an gewinnen der menschliche Organismus und seine Widerstandskraft in unsern Augen ihre ganze Bedeutung zurück. Mehr noch: wenn der Mensch auf seinem Weg den Erregern nur selten begegnet, so ist er umso mehr gefährdet an dem Tage, wo er von ihnen befallen wird. So verheerte die Tuberkulose während des letzten Krieges die Kolonialtruppen, die aus Gegenden Afrikas gekommen waren, wo diese Krankheit unbekannt ist.

So zeigt uns die Praxis immer wieder Patienten, bei denen die verschiedensten Krankheiten einander abwechselnd folgen. Kaum haben sie sich von einer Lungenentzündung erholt, so werden sie von einer Venenentzündung befallen, dann von einem Leberleiden, einer Nierenentzündung oder einer Herzschwäche. Vor solchen klinischen Bildern wird klar, daß nicht mehr die aufeinanderfolgenden Krankheitsdiagnosen die Hauptsache sind, sondern die verminderte Widerstandsfähigkeit des Kranken, die in so vielen Varianten zu Tage tritt.

Die Heilmittelpropaganda hat im Publikum die Vorstellung entstehen lassen, daß der beste Schutz der Gesundheit im Gebrauch von Medikamenten bestehe. Sie hat dadurch beigetragen, seinen Glauben in die Naturkräfte zu schwächen, deren Entfaltung von seiner Lebensweise abhängt. Eine geistige Heilkunst setzt mehr Vertrauen auf den Organismus, weil sie an Gott glaubt, der ihm seine Kraft gibt. Bedenken wir, wie sehr der Chirurg in Wirklichkeit auf die verborgenen Wunder Gottes zählt für die feste Zusammenheilung eines Knochenbruches! Im normalen Zustand wehrt sich unser Körper beständig gegen das, was uns in der äußern Umwelt zu schaden droht. Zum Beispiel drängt ein Durchfall auf rasche Beseitigung eines schlechten Nahrungsmittels. Die gleiche Erscheinung in einem etwas erhöhten Grade wird zu einem Übel, ohne daß der Übergang von der Abwehrtätigkeit des gesunden Organismus zum pathologischen Symptom

[1] A. Thooris. Médecine morphologique, S. 81. Paris, Doin.

des kranken Organismus scharf abgegrenzt wäre. So erscheinen viele Symptome als übersteigerte normale Abwehrreaktionen. Man kann also füglich sagen, daß sie anormal seien als Krankheit und normal als Abwehrreaktion.

Anormal wäre es ja gerade, wenn der Organismus sich nicht wehrte. Wenn Staphylokokken in eine Talgdrüse eindringen, so rufen sie dort eine Abwehrreaktion des Organismus hervor, die einen Furunkel bildet, und das nennen wir eine Krankheit. Aber es wäre offensichtlich viel anormaler, wenn sich der Organismus nicht gegen diese Staphylokokken wehrte und sie weiter vordringen ließe, bis sie eine Blutvergiftung herbeiführen.

Es gibt also Krankheiten, die der Gesundheit förderlich sind.

Trotz aller unserer Bemühungen ist unsere Lebensweise nie so, wie sie sein sollte.

Es häufen sich Abfallstoffe an, die teils von undisziplinierter Ernährungsweise, teils von Übermüdung herrühren, und die der Organismus durch eine Krise ausscheidet: ein leichter Fieberanfall, den man Grippe tauft, um ihm den Namen einer Krankheit zu geben, bildet eine natürliche Gelegenheit zur Erneuerung der Gewebe. Die Erfahrung lehrt, daß die große Mehrheit dieser kleinen Saisongrippen spontan heilen ohne jegliche Behandlung, es sei denn, daß Fasten, Abführen mit reichlichem Trinken wirksam zur Ausscheidung der Abfallstoffe beitragen. Wenn man hingegen das Fieber zu coupieren, d. h. die Abwehrreaktionen des Organismus durch eines jener zahlreichen, bekannten Produkte der chemischen Industrie zu brechen versucht, so bekommt man eine schwierige Rekonvaleszenz mit langdauernden Schwächezuständen. Ebenso bildet ein Nervenzusammenbruch zweifellos eine von der Vorsehung bestimmte Entladung, die den Organismus vor schwereren Übeln bewahrt.

Also können die technischen Fortschritte der Medizin dem Schutz der Gesundheit nicht genügen, wenn die Menschen durch ihre Lebensfehler ihre Widerstandskraft gefährden. Welches sind nun eigentlich die schwächenden Faktoren in der Widerstandskraft des Terrains? In erster Linie ist es die Vererbung. Und diese wiederum hängt zusammen, wenn man darüber nachdenkt, mit den Lebensfehlern der vorangegangenen Geschlechter: die Syphilis, der Alkoholismus der Eltern, vor allem die Zeugung im Rauschzustand gehören offensichtlich zu den von uns so bezeichneten Lebensproblemen. Und dann sind es im menschlichen Dasein die Unmäßigkeiten in der Ernährung aus Gefräßigkeit und Mode, die Überarbeitung aus Ehrsucht oder

Habgier, das allzu bequeme Leben, das die körperliche und geistige Ausdauer vermindert, die geschlechtlichen Ausschreitungen und die Leidenschaften, endlich alles was am Herzen nagt, Angst, Auflehnung, schlechtes Gewissen. Alles dies sind unsere Lebensprobleme.

«Die große Frage», schreibt mir ein junger Mann, «ist der Widerstand gegen die Krankheiten, und dieser Widerstand hängt unmittelbar von unserer Lebenshaltung ab ...! Mein körperliches Leben wie mein Verstandes- und Geistesleben hängt unmittelbar ab von meinem Gehorsam gegen Gott, von der vollen Herrschaft von Christus über meinen Körper, meine Gedankenwelt und mein Seelenleben.»

An Hand einiger Tuberkulosefälle werde ich jetzt die Beziehungen besser zeigen können, welche zwischen den Lebensproblemen und der Gesundheit bestehen.

II. KAPITEL

## Über die Tuberkulose

Hier folgt in großen Zügen die Geschichte einer Kranken, die wir Klara nennen wollen.

Als vierjähriges Kind hat sie ihren zärtlich geliebten Vater verloren. Trotz ihres jugendlichen Alters hat dieser Schlag ihre ganze Kindheit tief erschüttert, nicht nur in Bezug auf ihr Gefühlsleben, sondern auch in Bezug auf die moralischen und materiellen Folgen, die ein solcher Todesfall in einer Familie hervorruft, die bis dahin durchaus glücklich war. Während vieler Jahre lebt sie wegen dieses Kummers in einer inneren Auflehnung gegen Gott und gegen seine vermeintliche Ungerechtigkeit. Um den Schmerz ihrer Mutter, die ihren Kummer ohne Klage trägt, nicht noch zu vermehren, weint Klara jeden Abend heimlich in ihrem Zimmer, und oft scheint ihr der Selbstmord der einzige Ausweg zu sein. Aber die Furcht, der geliebten Mutter noch größeres Leid zu verursachen, hält sie davon ab.

Während des Weltkrieges werden die Geldschwierigkeiten ihres bürgerlichen Haushalts noch größer, weil man für dessen Aufrechterhaltung im Geheimen Opfer bringen muß. Vom Wunsche beseelt, die Familienlasten zu erleichtern, nimmt Klara die schwere Aufgabe der Haushaltung auf sich. Dazu kommen Näharbeiten, spätes Aufbleiben, sportliche Betätigung und Bergtouren. Die Familie ist zwar sehr geeint, aber man spricht nie von den Schwierigkeiten, um einander die Sorgen nicht noch zu erschweren. Klara will die Starke sein, nicht allein aus Stolz sondern auch aus dem Bedürfnis, ihre Familie von einer Last zu befreien, die ihr für die andern allzu drückend erscheint. Aber sie hat zu ihren Lebensumständen innerlich noch nicht wirklich ja gesagt und ist hart mit sich selber, als wollte sie damit ihr Selbstmitleid rechtfertigen. Auflehnung, seelische Vereinsamung, Arbeitsüberlastung, Traurigkeit: alles ineinander verkettete Lebensprobleme.

Sie heiratet einen Mann, den sie sehr liebt, und hofft in ihm die Stütze und den Halt zu finden, die sie während ihrer ganzen Jugendzeit hat entbehren müssen.

Aber ihr Mann hat selbst das Gleichgewicht seines persönlichen Lebens nicht gefunden und sucht seine eigenen Minderwertigkeitskomplexe durch die scheinbare Kraft und Sicherheit seiner Frau zu kompensieren. Wenn zwei Wesen sich schwach fühlen vor den Schwierigkeiten des Lebens, sucht jedes beim andern eine Stütze, anstatt seine Kraft aus Gott zu schöpfen. Wieviele eheliche Enttäuschungen haben diese gleiche Ursache! Man versteht sich nicht mehr, wird ernüchtert, und Zusammenstöße werden unvermeidlich. Schwierigkeiten aller Art häufen sich von Tag zu Tag, und Klara versucht mit ihrem überaus scharfen Sinn für Verantwortung und Pflicht allen Sorgen zu begegnen, nimmt alle Lasten auf sich, sucht alle materiellen und moralischen Verwicklungen zu meistern. Sie trägt Entbehrungen, äußerste Ermüdungen, während ihr Mann nie den Mut aufbringt, die harte Wirklichkeit der Familien- und Geldnot, in der sie stecken, zu sehen und sich ihr anzupassen. Vor dem Zusammenbruch ihrer Erwartungen fühlt Klara sich innerlich gebrochen, aber sie verkrampft sich noch in ihrem Unglück. Nach einem Jahr hat sie einen Blutsturz, und der Arzt stellt eine fortschreitende Tuberkulose fest. Man schickt sie in die Berge. Im Briefwechsel finden sich die Ehegatten durch die entspannende Trennung wieder; beide fühlen sich von gutem Willen beseelt und glauben, das wahre Glück endlich erreicht zu haben. Klara kommt wieder zu Kräften, und die Ärzte lassen sie nach einigen Monaten vorzeitig heimkehren.

Bei ihrer Rückkehr erwarten sie zahlreiche Schwierigkeiten, die ihr Mann ihr verheimlicht hatte. Von neuem beginnen Jahre seelischer und materieller Not, Jahre unerbittlicher Arbeit und Mühen, voll Entbehrungen und erfüllt vom Schmerz, auf Kinder verzichten zu müssen, wonach doch ihr heißes Sehnen stand. Nach mehrmaligen Lungenblutungen sieht sie ein, daß sie sich pflegen lassen sollte, lehnt es aber doch ab, um die materielle Last ihrer Mutter nicht noch zu vergrößern. Dann begreift sie endlich die Unmöglichkeit, trotz aller Bemühungen, mit ihrem Manne in ein gutes Einvernehmen zu gelangen, um so das Eheleben weiterführen zu können. So trennen sie sich. Wenn diese Trennung bei Klara auch eine seelische Entspannung herbeiführt, so lassen ihre körperlichen Kräfte sie doch von neuem im Stich. Sie muß jetzt das Bett hüten und sich pflegen lassen. Sie spürt dann, daß alles in ihrem Leben ihr zum Unheil gereichen und noch weiter zusammenbrechen muß, solange sie nicht betet. Aber in ihrer Auflehnung und in ihrem rebellischen Stolz will sie dies doch nicht tun. Wenn Gott ihr Glück widerfahren lassen wollte, so würde sie ihm dafür danken.

Man verbringt sie in ein Volkssanatorium, und dort überkommt sie der Schreck vor all den tragischen Geschehnissen und vor dem langsamen Hinsterben der sie umgebenden Insassen. Aber bald gewinnt der Erhaltungstrieb wieder die Oberhand; wenn nicht in erster Linie um ihrer selbst willen, so doch im Gedanken an ihre Mutter, die immer noch hofft und ihre Rückkehr erwartet. Die Angst vor der Zukunft jedoch, wenn ihre Mutter sterben sollte, erscheint ihr unüberwindlich. Der Gedanke an die Möglichkeit, daß sie eines Tages einsam, ohne Kind, leben müsse, ohne jemandem Liebe geben zu dürfen, läßt sie den Entschluß fassen, sich an dem Tage, da ihre Mutter sterben würde, das Leben zu nehmen.

Nun bricht eine eitrige Blinddarmentzündung aus, die ihre ganze Gesundung wieder in Frage stellt. Ihr Zustand wird immer schlimmer, und bald weiß sie, daß sie sterben muß, und sie gesteht sich selbst, daß sie froh ist, sterben zu können. Vom Leben erwartet sie nichts mehr. Der Tod wird endlich allen ihren Leiden ein Ende setzen. Sogar der Gedanke an den Kummer ihrer Mutter vermag keine Reaktion mehr bei ihr auszulösen. Ihr Allgemeinzustand verschlechtert sich rasch, es geht zum Tode.

Da spürt sie zum erstenmal in ihrem Leben, wie jede Bitterkeit, jeder Wunsch, jeder Wille und jede Auflehnung von ihr weicht. Und plötzlich, in völliger Einsamkeit, in ihrem Krankenzimmer, ohne daß sie ihn angerufen, ist Gott da. Sie hat das bestimmte Bewußtsein seiner Gegenwart und versteht, wie er zu ihr spricht: «Es ist eine Sünde, sterben zu wollen. Ich habe dir das Leben geschenkt, ich werde es wieder von dir nehmen, sobald ich es für gut erachte; du mußt leben wollen. Sogar wenn deine Mutter stürbe, könnte ich dein Leben reich machen.» Da sagte Klara zu Gott, ohne auch nur zu fassen und zu verstehen, was das für sie bedeuten könne, ganz einfach « Ja ».

Von jenem Tage an wird ihr Allgemeinzustand besser; sie wird sanft, willig, hält sich in Zucht, sie will alles tun, um gesund zu werden, fügt sich dem Pneumothorax, den sie vorher abgelehnt hatte und der alsbald vorgenommen wird. Sie kehrt in die Berge zurück, voll innerer Freude, behält aber im Stillen ihr Geheimnis für sich, aus Furcht, unverstanden zu bleiben. Was Klara noch nicht kennt, ist die Erfahrung, daß Gott nicht in ein Leben tritt, um darin verborgen zu bleiben, daß seine Gegenwart schwindet, wenn wir sie eigennützig in uns und für uns behalten wollen. Ihr Zärtlichkeitsbedürfnis läßt sie auch nach eigenen Freuden ausgehen und nicht nur die Erfüllung des göttlichen Willens suchen. Sie bemerkt bald voll Verzweiflung, daß die Gegenwart Gottes ihr entschwindet. Sie betet, findet ihn aber nicht mehr. Ihr ist, als habe sich Gott von ihr entfernt, als werde sie nicht mehr zu ihm gelangen, und nun gerät sie in die höchste seelische Not, die sie je erlebt hat. Sie meinte, das Glück gefunden zu haben, und siehe, es entgleitet ihr.

Während eines Jahres bleibt ihr körperlicher Zustand unverändert. Ihre ganze Freude ist dahin. Wenn Gott sich einer Seele genähert hat, läßt er sie nicht mehr los. Eines Tages kommt ihr ein Buch unter die Augen: «Nur für Sünder» von A. J. Russell[1]. Sie ist betroffen und hat ein neues religiöses Erlebnis. Sie erkennt, daß Gott ihr von neuem den Weg weist und daß ihr Eigenwille sie von ihm getrennt hat. Sie gibt sich ihm von neuem hin, läßt ihn in ihr tägliches Leben eindringen, bejaht endlich ihr Leben, und nun bessert sich auch ihre Krankheit.

Klara bezeugt nun ihren Glauben; sie hat die Harmonie gefunden, die in jedem Wesen sich nur in der wirklichen Verbundenheit zwischen dem Schöpfer und seinem Geschöpf vollzieht. Als ihre Mutter erkrankt, schenkt ihr Gott Tag für Tag die für eine hingebende Pflege notwendigen Kräfte. Als dann zwei Jahre später diese Mutter, die ihr ein und alles war, von ihr geht, da bleibt sie ruhig und gefaßt, vermag den Schmerz der Trauer ohne Auflehnung zu tragen und der Familie aufmunternd beizustehen.

Klara ist wieder krank geworden. Sie nimmt aber jetzt diese neue Prüfung an, weil sie weiß, daß das Leben einer Kranken noch einen positiven Sinn haben kann, nämlich dann, wenn es in enger Verbindung mit Christus bleibt. Zuversichtlich erwartet sie ihre Heilung.

[1] A. J. Russell. Nur für Sünder. Autorisierte deutsche Ausgabe. Leopold Klotz Verlag, Gotha, 1934.

Im Falle Klaras muß einem dieser unbezähmbare Eigenwille aufgefallen sein, der gebrochen werden mußte, bevor sie eine entscheidende religiöse Erfahrung machen konnte. Ich habe bemerkt, wie häufig bei Tuberkulösen dieser stolze und eigenwillige Charakter zu finden ist. Ich denke in diesem Augenblick an ein Mädchen, das ich zwar nicht selbst behandelt, mit dem ich aber, wie auch meine Frau, ernste religiöse Gespräche gehabt habe. Auch sie, als Kind geschiedener Eltern in großen Schwierigkeiten steckend, die dem Nervenzustand der Mutter entsprangen, war beseelt von einem lebendigen Glauben, dabei aber wild, unabhängig und widerspenstig: Sie lehnte sich krampfhaft auf in ihrer Bedrängnis. Sie lebte jahrelang in übermäßiger, intensivster Arbeit, schlief nachts knapp einige Stunden, ernährte sich kaum, um ihren finanziellen Verpflichtungen nachkommen zu können, ungeachtet der ersten Anzeichen eines allgemeinen Zusammenbruchs.

Und als dann die Lungeninfektion ausbrach, da nahm sie sie mit letztem Mute auf sich, aber ohne ihren Eigenwillen und die Aufwallungen ihrer Seele fahren zu lassen. Sie war eher noch stolz, wenn sie durch irgend eine Ausflucht sich über die Vorschriften des Arztes hinwegsetzen konnte.

Kaum war sie etwas erholt, träumte sie schon wieder davon, ein tätiges und abenteuerliches Leben zu beginnen, und nahm die Anforderungen ihrer Behandlung nur auf sich im Hinblick auf eine sie dafür entschädigende Zukunft. Dieser Patientin habe ich die christliche Botschaft vom bereitwilligen Jasagen zu ihrer Krankheit und vom Aufgeben jeglichen Eigenwillens vor Gott gebracht.

Im Augenblick, da wir, meine Frau und ich, ihr Zimmer verließen, rief sie uns zurück, um uns in tiefster Bewegung zu sagen: «Sie haben recht, was ich brauche ist eine noch völligere Selbstaufgabe. Ich wußte wohl, daß Gott von mir einen neuen Schritt erwartete, aber ich wußte nicht welchen.»

Einige Zeit nachher schrieb sie uns: «Jetzt habe ich die Krankheit wirklich bejahen können mit ihrem seelischen wie mit ihrem körperlichen Leiden. In mir ist keine innere Auflehnung mehr. Gott hat mir einen Frieden geschenkt, der die Leute veranlaßt, mich nach dem Grund der Wandlung zu fragen, die sich in mir vollzogen hat, und so habe ich meinen Glauben bezeugen können ...»

Eine Sanatoriumsschwester äußerte sich eines Tages mir gegenüber: «Die erste Bedingung für den Heilerfolg bei unsern Tuberkulösen ist die innere Bejahung ihrer Krankheit. Andernfalls durchkreuzen sie fortwährend die Bemühungen des Arztes durch ihre Eigenwilligkeit.» In unserer täglichen Praxis kennen wir alle jene launenhaften und undisziplinierten Kranken, durch deren Verhalten der Kurerfolg immer wieder in Frage gestellt wird.

Eine Patientin, nennen wir sie Blanche, sucht mich eine Zeitlang auf, verläßt mich wieder, befragt viele neue Ärzte, läßt mich wiederkommen, um mich schließlich wieder fahren zu lassen. Sie probiert alle möglichen Behandlungen, führt aber keine mit Ausdauer durch. Sie diskutiert alle Vorschriften, erhebt Einspruch gegen den Pneumothorax, gegen die Einspritzungen usw.

Ohne alle Ursachen dieser unaufhörlichen Auflehnungen hier analysieren zu wollen, stelle ich fest, daß Blanche die Tochter eines selbstsüchtigen und brutalen Trinkers und einer sentimentalen Mutter ist. Von Kind auf ist sie einsam, unabhängig, träumerisch, impulsiv. Die Krankheit bricht aus infolge einer ernsten seelischen Erschütterung, nämlich infolge eines tödlichen Unfalls ihres Verlobten am Tage vor ihrer Hochzeit.

Lange sträubt sie sich, einen Höhenkurort aufzusuchen. Als sie sich dazu entschließt, geht sie in eine Pension, wo sie freier ist als im Sanatorium. Nach drei Monaten kommt sie wieder herunter, obschon der Arzt dagegen ist. Sie nimmt wieder Arbeit an, um unabhängig zu sein, und ich muß monatelang mit ihr verhandeln, um sie davon abzubringen. Sie heiratet einen gutmütigen Mann, den sie beherrscht.

Eine Kur folgt der andern; alle werden vorzeitig abgebrochen oder durch ihre Undiszipliniertheit in Frage gestellt. Blanche ergeht sich in endlosen Erörterungen, nimmt das eine an, verweigert das andere, ereifert sich, macht sogar religiöse Erfahrungen, stößt sich aber schließlich immer wieder an der Notwendigkeit eines bedingungslosen Verzichtes auf ihren Willen vor Gott. Und das ist es gerade, was sie am meisten nötig hat. Sie behauptet lieber sterben zu wollen, als auf ihre Freiheit zu verzichten. Und sie ist tatsächlich gestorben nach einer langsam zunehmenden Verschlimmerung ihrer Krankheit. Sie war in der letzten Zeit nicht in meiner Pflege. Ich kann nur hoffen, es sei einem Fachkollegen gelungen, ihr soweit zu helfen, daß sie jenes innere Jasagen, jene Seelenruhe und jene Selbstaufgabe finden konnte.

Alle meine Kollegen könnten Fälle erzählen, in denen alle ihre Bemühungen durch die launenhafte Impulsivität des Kranken in Schach gehalten wurden. Es ist klar, daß dieses Lebensproblem, eben dieser ungezügelte Eigensinn, in der gesamten Medizin eine Rolle spielt. Man kann sich kaum eine Vorstellung machen von der Zahl der Kranken, die die verschiedensten Ärzte aufsuchen, ohne je einem ganz zu folgen, die sich darin gefallen, sie untereinander in Widerspruch zu bringen, die immer einen suchen, der ihnen das gestattet, was der andere ihnen verboten hat, oder die, wenn man dann zur wichtigsten Vorschrift gelangt, ausrufen: «Verlangen Sie von mir, was Sie wollen, Herr Doktor, nur das nicht!»

Das gleiche gilt für die hartnäckige Weigerung zahlreicher Kranker, sich ins Spital überführen zu lassen, wenn ihre Behandlung es erfordert. Nur selten geben sie ihren verborgenen Beweggrund zu. Der eine meint, er werde dort Gegenstand wissenschaftlicher Versuche, der andere fürchtet, man könnte ihn dort zwingen, etwas zu essen, das ihm zuwider ist. Da ist eine Frau, die in ihrem eigenen Heim keine Atmosphäre wirklichen Vertrauens hat schaffen können; sie befürchtet, während ihrer Abwesenheit dort ersetzt zu werden. Eine andere hat einfach Angst, daß man für ihre Katze, an der sie so sehr hängt, schlecht sorgen würde.

Aus Laune kann man aber auch die Gesundheit eines andern schädigen. Ich kenne eine junge Frau, die einen Geschäftsreisenden geheiratet hatte. Sie konnte sich einfach nicht damit abfinden, daß er immer wieder fort war, und bald kam es bei jeder Abreise zu einem wahren Auftritt. Um des lieben Friedens willen entschloß sich der Mann, den Beruf zu wechseln. Aber es fiel ihm sehr schwer, das seßhafte Büroleben zu ertragen. Seine Gesundheit litt darunter, so stark sogar, daß eine gewöhnliche Krankheit bald ernste Formen annahm. Als die Frau sich in der Stille prüfte, begriff sie plötzlich, daß sie ihre sonderliche Laune der Einsicht vorangestellt hatte, daß ihr Mann seinem eigenen Lebensplan folgen müsse. Als er genesen, bat sie ihn um Verzeihung und forderte ihn auf, seine Tätigkeit als Reisender, die seinem Temperament besser entsprach, wieder aufzunehmen.

Nun wissen ja alle Ärzte, wie schwer es ist, bei launenhaften und eigenwilligen Naturen ein geregeltes und gefügiges Verhalten zu erreichen.

Durch Ermahnungen, Vorwürfe, Befehle gelangt man nicht dazu. Es braucht eine wahre innere Wandlung des Kranken. Man sollte, um auf die Tuberkulose zurückzukommen, alle jene unzähligen «Grenzfälle» der täglichen Praxis anführen, jene leichten fibrösen Tuberkuloseformen, jene alten schlummernden Schäden. Der Arzt weiß wohl, daß diese Kranken weniger einer technischen Behandlung bedürfen, als vielmehr eine wahre Lebensdisziplin erwerben sollten, sich rechtzeitig ausruhen oder sich richtiger ernähren müßten.

Nennen wir Armand einen Kranken, den ich zuerst wegen seelischer Depression behandelt habe. Da ich deren moralische Ursache nicht entdecken konnte, beschränkte ich mich auf Anwendung von Medikamenten und auf eine gewöhnliche Psychotherapie. Ein Jahr später hatte er blutigen Auswurf, und ich stellte eine fortschreitende Tuberkulose fest. Ich schickte ihn in die Berge. Lag eine zusammenhängende Krankheit vor, eine gemeinsame Ursache der seelischen Depression und der körperlichen Krankheit, die ihr folgte? Als ich über diesen Fall den Chefarzt eines unserer großen Bergsanatorien befragte, antwortete er mir alsbald: «Ich bin überzeugt, wenn man systematisch die Vorgeschichte unserer Insassen in seelischer Beziehung durchforschte, so würde man feststellen, daß mindestens die Hälfte von ihnen kürzere oder längere Zeit vor dem Ausbruch ihrer Tuberkulose eine depressive Phase durchgemacht haben.» Im Falle Armands erfuhr ich erst viel später, als er und seine Frau sich mir anvertraut hatten, und ich begann mich für ihre Lebensprobleme zu interessieren, was für moralische Niederlagen und was für Schwierigkeiten seinen seelischen Störungen zugrunde lagen.

Um die häuslichen Verhältnisse stand es schlimm. Gegenseitiges Mißverstehen und eine völlige Unfähigkeit der sehr verschiedenen Charaktere sich anzupassen, hatten die Ehegatten zu immer größerer Entfremdung geführt.

Armand war willensschwach und war nur zu bald den Versuchungen erlegen, in Leidenschaften und gefährlichen Bindungen einen Ersatz für die Leere in seinem Innern zu suchen. Die gekränkte Frau hatte sich immer mehr verschlossen und kam sich als Opfer vor, dem nichts vorgeworfen werden konnte, eine Haltung, die ihr den Mann noch mehr entfremdete. Dieser führte ein immer ungezügelteres Leben, ging spät zu Bett, überarbeitete sich, hatte daheim heftige Auftritte und war sehr unglücklich.

So verfiel er zunächst einer Gemütsdepression und ein Jahr später der Tuberkulose. Wenn in einem Leben Fehler vorkommen, die die Persönlichkeit ernstlich beunruhigen, so machen sie sich zuerst in nervösen Störungen bemerkbar, weil gerade hier unser Nervensystem am empfindlichsten ist.

Wenn aber aus solchen nervösen Erscheinungen die Lehre nicht gezogen wird, wenn es dem Arzt nicht gelingt, die Probleme des Lebens, die ihre tiefe Ursache bilden, aufzuspüren, so stellen sich infolge verminderter Lebenskraft physische Störungen ein. Je nach seiner persönlichen Veranlagung wird bei dem einen eine Lungentuberkulose ausbrechen, bei einem andern eine Darmentzündung, bei einem dritten eine Venenentzündung oder irgend eine andere organische Krankheit.

Natürlich nahm Armand seine ungelösten persönlichen Probleme mit in die Berge. Er war dort ein ungehorsamer Patient, der sich fortwährend Freiheiten gegen die Kurvorschriften herausnahm, der vorzeitig das Sanatorium verließ, um in eine Pension zu gehen, wo er freier war. Die völlige Untätigkeit in der Höhenkur verschlimmerte noch die moralische Zuchtlosigkeit des Patienten. Dieser Müßiggang setzte sich bei seiner Rückkehr ins Tiefland fort, denn Armand hatte seine Stelle verloren. Man fürchtet sich vor Ansteckung!

Der Gedanke, daß man sich «schonen» muß, wenn man kränklich ist, ermuntert einen solchen Kranken nicht gerade, sich sehr eifrig nach Arbeit umzusehen. Wenn er nun weder einem Berufsverband angehört, noch ein Innenleben hat, das geeignet ist, ihm eine wirkliche innere Disziplin zu geben, so kann man sich denken, daß seine Fehler in der Lebensführung mehr Ermüdung als Erholung bringen.

Der Müßiggang und die Arbeitslosigkeit haben darum mehr als alles andere zum Rückfall Armands beigetragen, und ich sah mich gezwungen, ihn ein zweites Mal in die Berge zu schicken.

Auf Grund dieser Feststellung eines verschlimmernden Einflusses der Untätigkeit auf die Kranken hat Dr. Rollier in Leysin seine «Clinique-Manufacture» gegründet. So konnte er beweisen, daß die Kranken, denen man schon im Verlauf der Kur eine Arbeitsgelegenheit verschafft, die ihren Kräften angepaßt ist, rascher gesund werden. Das ist ein Heilverfahren, das die technische und medikamentöse Behandlung durch die Behandlung des Menschen ergänzt.

Inzwischen hatte ich mich mit Armand enger befreundet. Er hatte erkannt, daß die Lösung unserer moralischen Schwierigkeiten für unsere körperliche Gesundheit von großer Wichtigkeit ist. Infolgedessen war sein zweiter Aufenthalt in den Bergen ganz anders als der erste. Armand war ein gefügiger Patient geworden. Seine Gesundheit festigte sich rasch. Nach seiner Heimkehr wurden seine häuslichen Verhältnisse wieder erfreulich. Unverzüglich suchte er Beschäftigung, und diesmal trug die Arbeit zur sittlichen Hebung seiner Lebenshaltung bei. Seither ist sein körperliches Befinden gut. Erst kürzlich habe ich ihn mit seiner Frau auf der Straße getroffen. Ihr Verhalten ließ erkennen, daß sie ihre Liebe wiedergefunden und glücklich waren.

Einer meiner Kollegen und Freunde, Leiter eines Sanatoriums, hat mir neulich erzählt, daß bei der letzten Zusammenkunft der Chefärzte der Sanatorien die ernste Frage der Rückfälle zur Diskussion stand. Es ist für den Spezialisten, der durch die Höhenkur ein schönes Resultat erzielt hat, eine quälende Sorge, daß sein Patient wieder ins Tiefland zurückkehrt und sein normales Leben wieder aufnimmt. Allzu oft sieht er ihn nach einigen Monaten wieder zurückkommen. Daher schlugen mehrere der versammelten Ärzte vor, den Aufenthalt der im Sanatorium geheilten Kranken zu verlängern. Doch ist es klar, daß man einen Geheilten nicht unbegrenzte Zeit von seinem normalen Leben fernhalten kann.

Mein Kollege versicherte mir auf Grund seiner eigenen religiösen Erfahrung, daß das eigentliche Problem nicht dort liege. Wenn allzu oft die Rückkehr in die Ebene zu einem Rückfall führt, so geschieht dies deshalb, weil der Kranke bei seiner Heimkehr in seine Familie und in die soziale Umwelt alle Lebensprobleme wiederfindet, die er schon früher nicht sieghaft hat überwinden können. «Und es genügt nicht», fügte mein Kollege bei, «einen Tuberkulösen physisch zu heilen, man muß im Hinblick auf seine Rückkehr in die Ebene ihm gleichzeitig zu einem neuen, hochwertigen Leben verhelfen, das die Überwindung seiner Leidenschaften, seine Widerstandskraft gegen die Versuchungen und seine wirkliche Selbstbeherrschung sichert.

Der Chefarzt eines anderen Sanatoriums hat mir eines Tages über diesen Punkt folgendes erklärt: «Sie haben sicherlich recht. Aber wir Spezialisten sind durch unsere behandlungstechnische Arbeit allzu sehr in Anspruch genommen. Neben uns sollte ein Mediziner die Seele unserer Kranken behandeln.» Aber wäre es nicht noch besser, wenn jeder Arzt, wie sehr er auch spezialisiert sein mag, die ganze Person seines Kranken behandelte? Und dies wird dann auch die wirkliche Abhilfe sein für die Nachteile der übertriebenen Spezialisierung.

Dieser Einfluß des Gemütszustandes auf die körperliche Entwicklung des Tuberkulösen erklärt das sich ziemlich gleichbleibende Verhältnis der Erfolge, die jede neue Behandlungsmethode erreicht; deren momentane Zugkraft stärkt jeweilen das Vertrauen des Kranken. Baudoin[1] hebt diese Tatsache hervor und bringt sie mit Recht mit den Gesetzen der Suggestion in Verbindung. Aber er gibt selbst die Grenzen der Suggestionswirkung zu. Beim geringsten Zweifel,

---

[1] Ch. Baudoin. Suggestion und Autosuggestion, deutsch von Georges Solyom, Basel, Schwabe & Co., 1972

beim geringsten Mißerfolg gefährdet eine negative Suggestion die anfänglich erreichten günstigen Ergebnisse. Eine wirkliche geistige Erfahrung übt im Gegensatz dazu nicht nur eine stärkende Wirkung aus auf den, der sie in die Tat umsetzt, sondern sie hat in seinem Verhalten auch praktische Ergebnisse zur Folge; sie verbessert seine Charakterfehler und setzt seinen verzehrenden Konflikten ein Ende.

Erwähnen wir noch einen letzten Fall, der mir in dieser Beziehung besonders charakteristisch erschienen ist. Nennen wir die betreffende Kranke Sonja.

Sie war ein lebhaftes, fröhliches, mitteilsames Kind. Aber mit elf Jahren verliert sie ihre Mutter, für die sie eine tiefe Zärtlichkeit empfand; eine große Erschütterung für die kindliche Seele. Ihr Vater ist ein düsterer, verschlossener Pessimist. Seine Verschlossenheit nimmt im Leid noch zu. Zwei Jahre lang bleibt er Witwer. Sonja hat keine innere Beziehung zu ihm und ist sehr einsam. Ihr Gemüt braucht Anlehnung, die sie bei einer Nachbarsfamilie sucht, die aber keinen guten Einfluß auf sie hat. Und als der Vater sich wieder verheiratet, wird die Sache noch schlimmer: sie lehnt sich gegen ihre Stiefmutter auf, die in den Haushalt eingreift, wo Sonja bereits Verantwortung auf sich genommen hatte. Sie kritisiert die Stiefmutter, weicht ihr aus, wo sie nur kann, und erlebt eine wahre innere Verwirrung.

Mit vierzehn Jahren bekommt sie eine Lungenentzündung. Mit fünfzehn Jahren nimmt eine epidemische Grippe bei ihr ernste Formen an.

Sonja möchte unabhängig werden, um dem Heim entfliehen zu können; sie tritt ins Seminar ein, stürzt sich leidenschaftlich in die Arbeit, trotzdem sie wiederholt eine Bronchitis durchmacht. Sie ist jetzt verdüstert, empfindlich, ruhelos und bekommt mit neunzehn Jahren eine erste Brustfellentzündung mitten im Examen. Aber sie pflegt sich kaum, tritt in ein Institut ein, um ihr Leben zu verdienen, und erkrankt wiederum an Brustfellentzündung. Hier, mitten in einer inneren Krise, ohne moralische Stütze, ringt sie mit den schwersten Anfechtungen ihrer Phantasie. Der heiße und trügerische Kampf um die Reinheit geht bis zu ihrer Ermattung. Ihr geistiges Leben ist nicht weniger verwirrt, da es von den Krisen, den neuen Anläufen, den Zweifeln durchschüttert ist. Nach einer dritten Brustfellentzündung schickt man sie ins Sanatorium. Mit dreiundzwanzig Jahren nimmt sie, um ihr Brot zu verdienen, eine Stelle als Primarlehrerin an in einem Bergdörfchen mit rauhem Klima, den ganzen Winter ohne Sonne in einer verlotterten eiskalten Schule. Ein trauriges Leben ohne Freude führend, wird sie vom Kummer um ihre Familie verzehrt, der sie innerlich entfremdet bleibt. Bald führt eine schwere Bronchitis sie wieder ins Sanatorium zurück. Diesmal stellt sich eine zunehmende Lungenerkrankung heraus. Aber bei ihrer Rückkehr aus den Bergen gerät Sonja an einen Arzt, der den Befund bestreitet, seine Kollegen abschätzig beurteilt und die Kranke auf seine Art behandelt. Von nun an schleppt sie sich mühselig dahin, mit flüchtigen Besserungen, in einem abnehmenden Allgemeinzustand und in zunehmender Nervosität.

Eine Darmentzündung nimmt rasch ernste Formen an und stellt sich als eine neue Lokalisation der Tuberkulose heraus. Der Lungenzustand ist natürlich nicht besser, und zum erstenmal findet man Tuberkelbazillen.

Sie ist jetzt in den Händen eines hervorragenden Spezialisten, der darauf dringt, daß sie endgültig verzichtet, in klimatisch so ungünstigen Verhältnissen weiter zu arbeiten. Aber sie hat Angst vor der Zukunft und kehrt auf ihren Posten zurück. Neuer Zwischenfall: ein tuberkulöses Geschwür am Blinddarm erheischt eine dringliche Operation. Die Darmentzündung verschlimmert sich. Sonja ist voll Empörung und Verzweiflung, als ihr Arzt sie nötigt, einen Urlaub zu verlangen, um den Winter im Süden zu verbringen.

Zu dieser Zeit schreibt ihr eine Freundin und legt ihr nahe, mich bei ihrer Rückkehr aufzusuchen, um all die Probleme, die durch ihren Gesundheitszustand auftauchen, mit mir zu prüfen. Meinerseits erfahre ich von einem Freund, daß Sonja nach seinem Dafürhalten ebensosehr seelisch wie körperlich krank sei.

In der Tat, es ist ein armes, gestrandetes Wesen, das da zu mir kommt, zitternd und mutlos. Wenn auch der Lungenzustand mich eher angenehm überrascht, so ist doch die allgemeine seelische und körperliche Verfassung erbärmlich. Ich übergehe die Einzelheiten der vollständigen Untersuchung, die ich jetzt vornehme. Nur mit Mühe erschließt sie sich. Ihre Vorgeschichte kommt nur brockenweise. Es braucht dazu Stunden. Man merkt ihr an, wie sehr es ihr verleidet ist, so viele traurige Erinnerungen wieder aufzuwühlen.

Ich teilte ihr dann meine Überzeugung mit: je zerrütteter unser körperlicher und moralischer Zustand ist, umso mehr braucht unsere Seele Klarheit und sieghafte Zuversicht, um den Körper zu stützen. Nach und nach geht das Gespräch in die Tiefe. Den Begebenheiten ihres

Lebens, die ich eben in großen Zügen geschildert habe, fügt sie neue hinzu, die ich nicht erzählen will, weil sie in das Gebiet der Beichte gehören. Wiederholtes, langes Schweigen verrät ihren Kampf gegen die innersten Widerstände, aber sie erschließt sich doch immer völliger. Da endlich erhellt ein ganz neues, feines Lächeln ihr Gesicht. Man spürt ihr eine große Erleichterung an. Ich danke ihr für ihr Vertrauen und ihren Mut. Wir beten zusammen. Sie verläßt mich sehr bewegt, aber strahlenden Blickes.

Ich hoffte sie am nächsten Morgen völlig entspannt zu finden, aber es war nicht so. Sanft und freundlich bemerke ich: «Sie haben mir sicherlich noch etwas zu sagen, etwas noch Schwereres zu bekennen, als alles, was Sie mir gestern gesagt haben.»

Ich habe da einem der größten inneren Kämpfe beigewohnt, deren ich je Zeuge war. Unverzüglich teilt sie mir mit, daß sie eine entsetzliche Nacht verbracht hat. Sie war sich wohl bewußt, daß, wenn ihr Geständnis nicht bis ins Letzte ginge, es noch schlimmer wäre, als wenn sie mir gar nichts gesagt hätte. Aber es brauchte noch Stunden bis zu ihrer vollständigen Befreiung. Sie hatte noch eine Verfehlung aus ihrer Kindheit auf dem Herzen, die ihr ganzes Leben gehemmt hatte. Sie fügte sofort hinzu: «Mir war, als würde ich mich nie dieser Last entledigen können. Alle hielten mich für untadelig, und an mir nagte diese Erinnerung, die ich niemandem zu gestehen wagte. Zweimal habe ich es versucht; ich begab mich zu christlichen Freunden, aber ich verließ sie wieder, ohne daß sie den wahren Zweck meines Besuches begriffen hätten. Als man mir nach dem Süden schrieb, ich solle Sie aufsuchen, da dachte ich, das sei jetzt eine letzte Gelegenheit, die Gott mir bot, um völliges Licht in meine Seele zu bringen. Dort in der Ferne habe ich mehrere Monate lang Tag für Tag gebetet, Gott möge mir den Mut schenken, mich Ihnen ganz anzuvertrauen.»

Sonja fügte hinzu, daß es ihr seit Jahren bewußt war, daß das Schicksal ihres körperlichen Zustandes mit ihrer geistigen Befreiung verknüpft sei. Sie spürte wohl, daß die Last auf ihrer Seele alle Behandlungen zunichte machte, die ihr Arzt mit Hingabe durchführte. Damals bei ihrer Operation hatte sie von ganzem Herzen gewünscht, nicht wieder zu erwachen. Endlich rief sie aus: «Seit zehn Jahren habe ich Angst vor dem Leben! Wie hätte ich da gesund werden können!»

An jenem Tage übergab Sonja ihr Leben Jesus Christus.

Die folgenden Monate waren nicht leicht. Lange noch sagte sie mir, daß sie Gottes Vergebung nicht spüre. Und dann, als sie von dem großen Hindernis befreit war, das sie bis jetzt gehemmt hatte, löste die Strömung ihres geistigen Lebens all die kleinen Überbleibsel, die sie mir bei jeder folgenden Konsultation noch vorbringen mußte. Sie durchforschte ihr Leben, konnte das seelische Leid ihrer Familie besser ermessen und warf sich die eigene kritische Haltung ihr gegenüber vor. All dies ermüdete sie und zehrte an ihr. Ihr körperliches Befinden war nicht glänzend. Ich war nahe daran, mich zu fragen, ob ich nicht hätte warten sollen, bis sie besser erholt wäre, um ihr eine derartige geistige Erschütterung zuzumuten.

In seinem Leben und in seinem Innern Ordnung schaffen ist keine leichte Sache. Sie auferlegt manche Beschwerlichkeiten, bevor sie zu besserer Gesundheit führt.

Nach mehreren Monaten jedoch besserte sich der körperliche und seelische Allgemeinzustand Sonjas gleichzeitig mit der Entfaltung ihres geistigen Lebens. Sie war bereit, die Ratschläge ihres Arztes zu befolgen, neue Schwierigkeiten auf sich zu nehmen und der Zukunft mit Vertrauen entgegenzublicken. Als sie erfuhr, daß die Schulbehörden ihren Rücktritt verlangten, den sie früher so befürchtet hatte, willigte sie ganz einfach und ruhig ein.

Sie ist noch nicht gesund. Die Prüfungen sind ihr nicht erspart worden, aber ihr körperlicher Zustand hat sich trotz allem gefestigt. Und dann hat sie auch Gottes Vergebung gespürt; sie hat auch angefangen, einen geistigen Einfluß auf ihre Umgebung auszuüben, eine Kraft zu werden für ihre Familie und eine Hilfe für andere, Christus zu finden.

### III. KAPITEL

*Über andere körperliche Krankheiten*

Was ich eben über die Tuberkulose geschrieben habe, gilt für alle ansteckenden Krankheiten, deren Prognose immer in erster Linie von der Widerstandskraft des Einzelnen abhängt. Ein Kranker ohne Lebensmut, von ungelösten Familienproblemen erdrückt oder durch den Alkohol geschwächt, kann an einer gewöhnlichen Grippe sterben. Alle Bemühungen des Arztes, um seinen Allgemeinzustand zu festigen und seine Abwehrreaktionen zu wecken, werden ohne Widerhall bleiben. Er schläft schlechter, verdaut schlechter infolge der Sorgen, die an ihm zehren. Man muß zu vermehrten Beruhigungsmitteln greifen, die seine Widerstandskraft noch vermindern.

Man braucht auch nicht weiter die Einwirkung der Lebensprobleme auf alle die Kranken zu beweisen, die sich um den Begriff chronische Arthritis gruppieren lassen. Bei ihnen sind mehrfache Faktoren ineinander verwickelt; zuerst die Vererbungsfaktoren. Man kann wohl sagen, daß das, was man mit arthritischem Terrain bezeichnet, nichts anderes ist als das Erbe der Lebensfehler der vorangegangenen Geschlechter; dann die persönlichen Faktoren, die körperlichen wie die seelischen.

Bei den physischen Lebensfehlern stehen neben der Überarbeitung und der sitzenden Lebensweise die Ernährungsfehler im Vordergrund: zu viel Fleischkost, zu viel Zucker[1], zu scharfe Speisen, Alkohol, kurz Ernährungsweisen, die der Sucht, gut und viel zu essen, entspringen. Es besteht ein göttlicher Plan für die Ernährung des Menschen, von dem man nicht ungestraft abweichen kann.

Die Lebensfehler sittlicher Ordnung spielen ebenfalls eine beträchtliche Rolle. So führt Dr. Swain aus Boston, der Leiter einer Spezialklinik für die Behandlung arthritischer Leiden, zweihundertsiebzig Fälle an, in denen die Befreiung von Angst, Sorgen und Groll den Patienten in ihren Leiden Erleichterung gebracht hat. Er ist zu dem Schluß gelangt, daß in mindestens sechzig Prozent der Arthritisfälle ein seelischer Konflikt als Ursache mitbeteiligt war.

Ich werde nachher einen sehr lehrreichen Fall von Zuckerkrankheit bringen. Ich könnte viele Fälle von Neuritis anführen. Bei einem von ihnen, dessen Krankengeschichte ich vor mir habe, ist die Entzündung kurz nach einem Todesfall, der den Kranken in Auflehnung zurückließ, ausgebrochen. Seitdem ich systematisch die seelischen Faktoren in den Nervenentzündungen erforscht habe, bin ich keinem Fall begegnet, wo deren mächtige Bedeutung mir nicht aufgefallen wäre.

Während ich diese Zeilen niederschreibe, sehe ich vor mir eine Kranke, die von einer Nervenentzündung im rechten Arm befallen ist. Nennen wir sie Klothilde. Sie ist schwächlich, mager, dürr und asketisch; sie hat immer auf Kosten ihrer Nerven gelebt. Statt die ihr nötigen seelischen Kräfte in Gott zu suchen, hat sie sie aus ihrer Nervenspannkraft geschöpft, um den Schwierigkeiten des Lebens zu begegnen, die ihr nicht erspart geblieben sind. Noch an ihrem Lebensabend folgten sie sich hart hintereinander. Geldnöte, Arbeitslosigkeit ihres Mannes, Konkurs ihres Sohnes. Diesmal versagte die Nervenkraft. Sie verfiel einer Depression. So ergeht es einem Geschäftshaus

---

[1] P. Carton. Traité de médecine, d'alimentation et d'hygiène naturistes, S. 527. Brévannes 1931.

in Bedrängnis: es macht Anleihen und immer wieder Anleihen, um den Schein eines gedeihlichen Geschäftsganges zu wahren, bis zu dem Tag, da man das zu groß gewordene Loch nicht mehr zustopfen kann und das Haus keinen Kredit mehr findet.

Klothilde hat begriffen, daß Gott allein ihr jenes Vertrauen und jene seelische Ruhe wieder schenken könne, die sie braucht, um ihre Prüfungen zu ertragen, ohne von ihnen erdrückt zu werden. Sie hat große Fortschritte gemacht. Sie hat den Frieden wieder gefunden, geht gern wieder an ihre Arbeit und schläft ohne Mittel. Und jetzt tritt eine Nervenentzündung auf, die mir wie eine Fixierung ihrer nervösen Entladung vorkommt. Wie bei einer Blutvergiftung eine Lokalisation der Infektion den Weg zur Heilung bedeutet, so ist eine neuritische Lokalisierung ein Symptom der Heilung einer nervösen Depression.

Nennen wir Geneviève eine andere Kranke, die an Rheumatismus leidet. Sie kommt eines Tages zur Konsultation nach Genf; sie ist am Ende ihrer Nerven- und Körperkräfte und hat keine finanziellen Mittel mehr.

Seit ihrer Jugend hat die Angst vor der Zukunft ihr Leben beherrscht. Zuerst hatte sie einen offenen Streit mit ihren Eltern, die sie für Hausarbeiten daheim behalten wollten. Gegen deren Willen hat sie unter kläglichen moralischen und materiellen Bedingungen studiert, um Lehrerin zu werden, nicht etwa aus Berufung, sondern nur aus Sorge um ihre materielle Lage. Nachdem sie mit ihrer Familie gebrochen hat, verbringt sie mehrere Jahre als Lehrerin im Ausland; aber die Angst vor der Zukunft beherrscht weiterhin ihre Seele. Diese führt sie auch noch zu einer Heirat ohne Liebe. In dem ängstlichen Bestreben, sich durch Heirat versorgt zu sehen, treibt sie, trotz ihres sittlichen Ideals, durch das sie bis dahin bewahrt geblieben war, einen Industriellen dazu, sich scheiden zu lassen und sie zu heiraten. Ist die Liebe blind, so ist die Angst es noch viel mehr. Von ihrer Hochzeitsreise zurückgekehrt, merkt sie, daß ihr Mann vor einer gerichtlichen Verfolgung wegen betrügerischen Bankrottes steht, und daß er sie eigentlich nur geheiratet hat in der Hoffnung, von ihrer Familie Geld zu bekommen, um es in das bereits verlorene Unternehmen zu stecken. Ihr Mann entflieht ins Ausland und läßt die Unerfahrene den Gläubigern ausgeliefert sitzen. Alsdann schleppt sie einige Zeit ihr elendes und bitteres Leben von Stelle zu Stelle, mehr und mehr gepeinigt von der Angst vor der Zukunft, mit Schulden beladen und mehr denn je ihrer Familie entfremdet, die ihr den Irrtum ihrer Heirat und den Verlust des Geldes zum Vorwurf macht.

Ihr Gesundheitszustand fängt bald an darunter zu leiden. Eine chronische Polyarthritis und mehrere Anfälle von Nervenentzündung gebieten ihr Einhalt, sogar in der häuslichen Arbeit, nicht zu reden von der äußersten Müdigkeit, die stets die Verzweiflung und die Auflehnung begleiten.

Es tritt eine Besserung ein, und Geneviève findet eine Anstellung in der Schweiz. Dort lernt sie wirkliche Christen der Tat kennen und hat das unbestimmte Vorgefühl, daß sie bei ihnen die Antwort auf ihr Lebensproblem finden könnte. Leider sieht ihr Arbeitgeber diese neuen Beziehungen ungern, und noch einmal ist es die Angst, ihre Stelle zu verlieren, die sie hindert, ihre neue geistige Zielrichtung einzuhalten.

Aber die materiellen Sicherungen sind trügerisch, und sie verliert ihre Stelle doch, ohne indes zu wagen, ihre christlichen Freundschaftsbeziehungen wieder aufzunehmen.

Nun verschlechtert sich ihr Gesundheitszustand.

Der Arzt eines Badeortes, wo sie sich in Kur befindet, erkennt den psychischen Hintergrund ihres Falles. Er rät ihr, sich scheiden zu lassen und zu versuchen, eine neue Ehe einzugehen.

Dies alles verschlimmert ihre seelische Verwirrung. In dieser unsicheren Verfassung tritt sie ihre neue Stelle an, wo sie aber nicht mehr als drei Tage ausharrt. Sie flieht verzweifelt und, in der vagen Erinnerung, daß ihre christlichen Freunde ihr einmal von mir erzählt hatten, kommt sie zu mir in die Sprechstunde.

In einer gemeinsamen stillen Sammlung sieht sie klar, daß ihre Angst vor der Zukunft die Hauptursache aller großen Irrungen in ihrem Leben war und daß ein lebendiger Glaube an Gott die einzige Antwort auf diese Angst, der einzige Weg zu einem psychischen und physischen Wiederaufbau ihres Lebens wäre.

Ich habe sie Freunden anvertraut, die ihr in diesem Wiederaufbau mit Geduld behilflich waren. Ich habe sie einige Monate später wieder gesehen. Geneviève war jetzt Leiterin eines großen Betriebes, ausgesöhnt mit ihrer Familie, die sie um Verzeihung gebeten, ausgesöhnt mit ihrem Manne, dem sie verziehen hatte, ausgesöhnt mit Gott, vor dem sie sich jeden Tag in der Stille beugte, geschätzt von ihren Vorgesetzten und ihren Mitarbeitern, befreit von der Angst vor der Zukunft und beträchtlich gebessert in ihrem Gesundheitszustand.

Nun zum Gebiet der Arterienverkalkung, die einen so wichtigen Teil der täglichen Praxis des Arztes bildet und die nicht selten seine Geduld auf eine harte Probe stellt. Es sind in der Tat meistens

Kranke, die eine lange Vergangenheit der Überbürdung der Verdauungsorgane und des Gemütes hinter sich haben. Nur mit größter Mühe sind sie imstande, mit ihr zu brechen.

So lange sie nicht die innere Kraftquelle zu einem wahren Verzicht gefunden haben, verstoßen sie immerfort gegen den Rat ihres Arztes, verlangen von ihm eher irgend ein Mittel, das sie einer Reform ihres Lebens enthebt und werden ungehalten, wenn das neue Mittel den Blutdruck nicht herabsetzt. Sie sind Tatmenschen, die auf ihre Schultern Verantwortungen und Sorgen gehäuft haben, die sie nicht mehr los werden. Lange Zeit hindurch hatten sie sich ein ihrer starken Natur entsprechendes Übermaß in der Lebensweise angewöhnt. Man muß geradezu die Verlegenheit des Praktikers vor all diesen Ungezügelten zugeben, die sich immerfort kleine «Ausnahmen» gestatten, diese aber nur selten eingestehen und die so Tag für Tag ihre Gesundheit gefährden.

Bei diesen Kranken sind die moralischen Faktoren stets mit den physischen vermischt. Im Augenblick da ich diese Zeilen schreibe, werde ich zu einem typischen Arteriosklerotiker gerufen, der trotz der Besserung, die durch die Behandlung eingetreten ist, eben einen neuen Anfall durchmacht. Die organischen Schädigungen sind offensichtlich und hätten mich in früheren Zeiten davon absehen lassen, seine Umgebung über sein psychisches Verhalten zu befragen. Nun aber erfahre ich, daß er in all den letzten Tagen heftige Zornausbrüche hatte.

Fahrenkamp hat in seinem Buche: «Die psychophysischen Wechselwirkungen bei den Hypertonieerkrankungen» dieses fortwährende Ineinandergreifen der psychischen und physischen Faktoren in der Blutdrucksteigerung aufgezeigt, und A. Menninger[1] unterstreicht den gewaltigen Einfluß, den auf den Blutdruck der Hypertoniker ihre seelische Verfassung, ihre inneren Konflikte, ihre indogenen Schwankungen oder sogar ihr Vertrauen in ein verschriebenes Mittel ausüben.

So erscheint oft der zu hohe Blutdruck als physikalisches Symptom des seelischen Überdruckes in parallelem Verlauf. Als Beispiel diene folgender Fall. Wir nennen diese Patientin Albertine.

Vor einem Jahr entdeckte ein Arzt, daß sie einen Maximaldruck von 270 mm hatte. Er hatte sie sehr gut behandelt durch Diät und Medikamente. Ihr Körpergewicht sank um 17 kg, und sie hat jetzt nur noch einen Blutdruck von 200 mm.

---

[1] Bulletin of the New-York Academy. April 1938 (angeführt von R. M. T. Praxis 1939, S. 7).

Bei der Auskultation sind ein paukender zweiter Aortenton, eine Verdoppelung des ersten Tones an der Herzspitze und Extrasystolen wahrnehmbar.

Wenn man die Lebensgeschichte der Patientin anhört, so versteht man, daß das Leid sie zu höchster Spannung brachte. Ihr erster Mann wurde ermordet. Der zweite ist in den Krieg gezogen. Sie hat eine Waise angenommen und hat sie mit ihrer ganzen Liebe umgeben. In Undankbarkeit hat sich diese plötzlich ihr gegenüber feindselig eingestellt, sobald sie sie verlassen hatte.

Seitdem ist Albertine unruhig, sehr lebhaft, kennt keinen Stillstand, läuft hastig, ist unfähig ihre Anstrengungen zu mäßigen – sie wohnt in einem vierten Stockwerk ohne Aufzug –, impulsiv, reizbar und unbelehrbar starr, wenn sie im Recht zu sein glaubt. Als Gläubige geht sie alle Tage zur Kirche, kann sich aber niemandem anvertrauen und hat keine Freundin. Sie verschließt sich in trotziger innerer Verkrampfung. Als Ergänzung der Behandlung mit blutdruckherabsetzenden Medikamenten ist eine innere Entspannung, die ihr Herz wieder dem Vertrauen und der Güte erschließt, das, was ihr jetzt am meisten not tut.

In ihrer vorwiegend auf das Organ hin orientierten Tendenz hat die Medizin am Anfang dieses Jahrhunderts genaue pathologisch-anatomische Begriffe der Angina pectoris prägen wollen, denen nicht weniger genaue pathogenetische Theorien entsprachen. Es schien, als ob das Problem sich wunderbar vereinfachte. Leider ließen sich eine ganze Anzahl Patienten nicht in diese theoretischen Kategorien einreihen, und es waren gerade jene Kranken, bei welchen die seelischen Faktoren eine offensichtliche Rolle spielten[1]. Die auf das Organ gerichtete Medizin hat sich die Sache leicht gemacht, indem sie erklärte, jene Kranken seien von einer «falschen» Angina pectoris befallen. Man sieht, wie willkürlich das alles ist und wie wenig man der Vielseitigkeit des Problems Rechnung trägt. Denn der «falsche» Anginakranke leidet eben so sehr wie der «wahre».

Zum Glück macht sich heute gegen die allzu vereinfachten Ansichten der auf das Organ gerichteten Medizin eine Reaktion bemerkbar. Lian[2] erinnert daran, daß die Angina pectoris nur eine Symptomengruppe darstellt, die durch verschiedene Ursachen, psychische sowohl als physische, und oft durch beide zusammen, hervorgerufen werden kann.

[1] S. den Bericht einer Angina pectoris an Bord der «Embuscade» von Dr. Gélineau in der Gazette des Hôpitaux civils et militaires, vom Jahre 1862.
[2] C. Lian, L'angine de poitrine. Paris, Masson, 1932.

Die berühmte Unterscheidung zwischen der wahren und der falschen Angina pectoris, die so viele Kranke gequält hat, verliert also jeglichen Sinn, sobald man darauf verzichtet, daraus zwei wesentlich verschiedene Krankheiten zu machen.

Laubry seinerseits nimmt die ganze Frage[1] wieder auf und zieht seine Schlüsse mit einer klugen Vorsicht, die mit der Schärfe der früheren Klassifikationen im Gegensatz steht. Er unterstreicht die umfassende Vielfältigkeit der Faktoren und spricht von der krankmachenden Rolle der «tausend Wunden» des Lebens.

Die Leber ist ein wahres Reagens der Seele. Mehrere volkstümliche Ausdrücke wie: «Es ist ihm etwas über die Leber gekrochen», und «Laß die Galle nicht über die Leber laufen», zeugen davon. Während der eine beim geringsten Ärger eine Migräne bekommt, «läuft einem andern die Galle über». Je nach seiner Schule wird ein Arzt dem Patienten sagen, seine Leberkrise komme aus einer Gleichgewichtsstörung des vegetativen Nervensystems, ein anderer, daß alle seine Übel von der «Leber» kommen. Man kann sich kaum die Zahl der Kranken vorstellen, die uns erzählen, daß ihnen ein Arzt gesagt habe, sie hätten eine empfindliche Leber, und die sich seither ernste Einschränkungen in der Ernährung auferlegen. In Wirklichkeit stammen diese Leiden, welches auch ihre Symptomatologie sein mag, meistens aus Widerwärtigkeiten oder vielmehr aus einer Lebenshaltung, die keine Widerwärtigkeit erträgt; denn es wäre ein Wahn zu hoffen, man könne ohne Widerwärtigkeiten durchs Leben kommen. Die wahre christliche Antwort auf jene «tausend Verwundungen des Lebens» heißt, ja dazu sagen.

Es gibt Kranke, die genau wissen, daß sie eine Gallenkrise bekommen mit schmerzhafter Schwellung der Leber, mit chronischem Kopfweh und Erbrechen, jedesmal, wenn sie Alkohol trinken oder einen Familienstreit haben. Aber anstatt eine wirkliche Disziplin zu erstreben und eine neue Atmosphäre für das Familienleben, befragen sie alle Spezialisten, schlucken die unzähligen «Leberpillen», die ihre Nachbarn ihnen empfehlen, die die Tagesblätter und der Rundfunk anpreisen, und lassen immer neue Röntgenbilder machen.

Professor Et. de Greeff schreibt in seinem Artikel über «Péché et Maladie»[2] über diesen Punkt folgende zutreffenden Zeilen: «Gewiß, die Rundfunkstationen bringen uns von Zeit zu Zeit eine Predigt, aber sagen sie uns nicht alle Tage: Sie sind reizbar, Sie schlafen

---

[1] Presse médicale 17. Dezember 1938.
[2] L'homme et le péché. Coll. «Présences», S. 50, Paris, Plon.

schlecht, Sie sind mit sich selbst unzufrieden, man erkennt Sie ja nicht mehr ... Nehmen Sie doch kleine Enver-Leberpillen.» Und de Greeff fügt hinzu: «Der ehrliche Mensch gedenkt keineswegs, sich hinter der Krankheit zu verstecken; er erwartet ein Mittel, eine Gesundheitsregel, die ihn mit sich selber ins Reine bringt, ohne persönliche Anstrengung ... Wieviele Faulenzer bilden sich in guten Treuen ein, ihr Magen sei Schuld an ihrem verpfuschten Leben ... Die Pathologie und die Physiologie, die dem Menschen so viel Nutzen und Erleichterungen bringen, sind nicht das, was ein gedankenloses Volk sich vorstellt. Jene beiden werden ihre Wirkungen nur in dem Maß entfalten können, als der Mensch gewillt ist, nach den besten Lebensbedingungen zu streben; die kleinen Leberpillen entbinden ihn nicht vom persönlichen Willensakt.»

Selbstverständlich wissen die Ärzte das wohl und bestreben sich, die Lebensweise ihrer Patienten zu ändern. Aber viele stellen mit Bitterkeit fest, daß man ihren Ratschlägen kaum nachlebt. Es ist nun der Zweck dieses Buches, daran zu erinnern, daß jedes Leben wirklich neu gestaltet werden kann, wenn man seine Probleme an der Wurzel faßt. Weil die Ärzte an diese tiefe Umwandlung nicht glauben, geben sie sich mit kleinen Mitteln zufrieden. Ich kenne eine gewisse Kranke, die von ihrem Arzt, der um den Einfluß des Psychischen auf ihr Leberleiden wohl wußte, den Rat erhalten hatte, Zerstreuung zu suchen.

Um sich zu zerstreuen, hörte sie Radio. Leider ist der Rundfunk nicht immer beruhigend. Und als diese Kranke, die in ihrem Herzen einen wilden Groll gegen gewisse Staatsmänner des Auslandes nährte, diese zufällig am Radio reden hörte, so war sie davon so aufgewühlt, daß eine neue Leberkrise die Folge war. Es ist klar, daß die wahre Lösung nicht in der Zerstreuung zu finden gewesen wäre, sondern viel mehr in der Befreiung der Seele von all dem Groll, der sie vergiftete.

Alle Ärzte könnten aus ihrer Erfahrung unzählige andere, derartige Beispiele anführen.

Ich beschränke mich darauf, aus einem Brief folgende Selbstbetrachtung anzuführen:

«Vom zehnten bis zum zweiundvierzigsten Lebensjahr habe ich mich einer herrlichen Gesundheit erfreut. Als ich zweiundvierzigjährig von der Industrie in die Verwaltung überging, kannte ich zum erstenmal in meinem Leben Gefühle des Hasses gegen zwei meiner Vorgesetzten, die mir schwere Demütigungen auferlegten. Diese

Demütigungen waren umso härter, als ich vorher durch meine Erfolge im Ausland, durch die Stellung, die ich dort einnahm, verwöhnt worden war, weil ich auch bis dahin in der Überzeugung gelebt hatte, daß ich mich leicht mit allen Menschen würde verständigen können.

Unter der Wirkung dieser Demütigungen, die ich nicht anzunehmen vermochte, hatte ich die ersten Anzeichen von Leberstörungen. Nie zuvor hatte ich den geringsten Leberschmerz verspürt. Der Haß, den ich gegen meine Vorgesetzten und gegen die mir neue Berufsarbeit nährte, an die ich mich überhaupt nie gewöhnen zu können glaubte, rief bei mir einige starke Leberkrisen hervor ...

Seit dem Tage, an dem ich versuchte, in der Stille zu vernehmen, was Gott mir zu sagen hatte, begriff ich, daß ich es so weit bringen müsse, für meine Vorgesetzten beten zu können und sie zu lieben. Zu jener Zeit tobte in mir ein heftiger Kampf. Aber es kam ein Tag, da ich spürte, wie Gott jegliches Haßgefühl aus meinem Herzen weggenommen hatte. Seitdem Gott dieses Wunder vollbracht, verspürte ich nicht nur keine Schmerzen mehr an der Leber, sondern mehr noch, ich hatte gar keine Schwierigkeiten mehr im Verkehr mit meinen Vorgesetzten.»

Ich werde mich indes hüten, nur die seelischen Faktoren in den Lebererkrankungen hervorzuheben. Es gibt auch physische, die ihrerseits mit den Lebensproblemen, hauptsächlich mit der Vielesserei, verknüpft sind. Alle Fehler in der Lebensführung, die die Menschen begehen, haben ihre tiefe Ursache in ihrem Herzen. In dieser Beziehung spielt die Sucht, gut und viel zu essen, eine beträchtliche Rolle. Ihr entspringen meistens die Unmäßigkeiten im Essen, deren Wirkungen der Arzt jeden Tag feststellen kann. Zu viel Fleisch, raffinierte Küche, Wurstwaren, zu viel Süßigkeiten, Schokolade, Törtchen, Sucht nach Gewürzen, nach Kaffee, Alkohol oder Tabak. Es gibt in unsern westlichen Ländern viel mehr Leute, die zu viel, als solche, die zu wenig essen.

Übrigens gibt es nicht nur eine Sucht im Essen; denn jede ausgesprochene Vorliebe, an der man zu sehr hängt, verdient als Sucht bezeichnet zu werden: Sucht der Faulenzer, der Bettgenießer, der geistigen Feinschmecker, die in ihrer Ideenwelt schwelgen und ihre Beine und ihre Hände nicht mehr regen, Sucht der Empfindlichkeit oder des Selbstmitleids und geschlechtliche Genußsucht; Sucht nach Ehre und Ruhm, die so vielen Menschen ein Leben der Überarbeitung aufbürdet, das in keinem Verhältnis zu ihren Möglichkeiten und ihrem Temperament steht; endlich die Sucht nach dem Geld.

Ein Kranker nimmt noch ganz gern ein Mittel ein. Aber wer befolgt die Vorschriften, die sich auf die Lebensführung beziehen? Wieviele Raucher können von ihrer Zigarette, wieviele Alkoholiker von ihrem Gläschen, wieviele Überarbeitete von ihrer Geschäftigkeit lassen?

Ich entsinne mich eines Tages, an dem ich mit einem Freund in einer andern Schweizerstadt zu Mittag aß. Er sagte leise zu mir, während er eine kalte Wurstplatte bestellte: «Ich komme mir immer ein wenig wie ein Heide vor, wenn ich Schweinefleisch esse.»

«Aber warum issest du es denn?» erwiderte ich.

«Weil es eben gut ist», antwortete er.

Ich denke jetzt an eine Leberkranke, von der ich in psychologischer Hinsicht auch vieles erzählen könnte. Als sie ehrlich suchte, was in ihrem Leben ihre Gesundheit am meisten gefährdete, mußte sie erkennen, daß es ganz einfach ihre Genußsucht war, viel mehr als alle ihre seelischen Komplexe. Die geringste Unmäßigkeit im Essen hatte eine mehrtägige Rückwirkung auf ihren seelischen und körperlichen Zustand. So sagte sie mir eines Tages: «Ich merke, daß ich mich in Zucht halten muß bis auf jeden einzelnen Bissen.»

Jeder hat seine eigenen Probleme. Es scheint uns immer, die Probleme der andern seien leichter zu lösen. Wer nur die geistige Leidenschaft kennt, kann nicht verstehen, daß ein anderer einem Gelüste nach einer Speise nicht widerstehen kann. Aber oft hängt von einem Sieg in einer solch konkreten, ich möchte sagen, spezifischen Sache das Schicksal eines disziplinierten Lebens ab. Ich habe Personen gesehen, die sich körperlich und geistig erst von dem Tage an entfaltet haben, an dem sie von der Leidenschaft für Tabak oder Schokolade befreit worden sind. Gerade auf dem Gebiet, wo die Beherrschung am schwersten ist, entscheidet sich die Erneuerung eines Lebens.

Allerdings ist die Gaumenlust nicht die einzige Ursache der Ernährungsfehler. Die Mode, die sozialen Vorurteile, die Eigenliebe oder die Trägheit spielen da eine wichtige Rolle. Gerade weil die Fleischnahrung ein Merkmal sozialen Wohlstandes bildet, sind Ernährungskrankheiten und Dickleibigkeit unter den Reichen so häufig. Die Mediziner werden bezeugen, wie sehr die Zuckerkrankheit unter den Geschäftsleuten verbreitet ist, die von ihren Geschäftssorgen, aber nicht minder von ihren «Geschäftsessen» verzehrt werden.

So gibt es viele Leute, die abends gewöhnlich kein Fleisch nehmen, die sich aber verpflichtet fühlen, solches aufzustellen, sobald sie einen Gast zum Abendessen haben, der übrigens seinerseits lieber darauf verzichten würde. Auf diese Weise sind die Gasthöfe, besonders diejenigen höheren Ranges, gezwungen, ihren Gästen Speisefolgen vorzusetzen, die ihrer Gesundheit wenig zuträglich sind: mittags mehrere Fleischplatten, viel Saucen und Vorspeisen, wenig Gemüse und Obst und abends nochmals Fleisch. Ist es nicht seltsam, daß soviele Leute, die sich das Jahr hindurch auf ziemlich gesunde Weise ernähren, in den Ferien ihrer Verdauung Unmögliches zumuten? Die Darmstörungen nach den Ferien, die durch überreiche Hotelkost verursacht sind oder durch Lokalspezialitäten, die man doch versuchen mußte, sind allen Ärzten wohlbekannt.

Da leisten sich arme Leute am Zahltag eine fabelhafte und unbekömmliche Mahlzeit, als wollten sie sich für ihre Armut und für die gegen Monatsende erlittenen Entbehrungen schadlos halten.

Die Tochter eines Arztes hat mir im Vertrauen erzählt, wie sie als Mädchen einen Liebeskummer durchgemacht habe. Ihr Vater hatte damals bei ihr eine orthostatische Albuminurie entdeckt, von der niemand je gewußt hätte, ob sie nicht schon vor dem Liebesleid vorhanden war, wenn sie eben nicht Tochter eines Arztes gewesen wäre; denn ihr Vater hatte kurz zuvor eine Harnuntersuchung vorgenommen, die kein Eiweiß ergeben hatte.

Man würde auch solche Feststellungen machen können bei Venenentzündungen, die immer bei physisch und seelisch zermürbten Personen vorkommen. Ich denke da an einen Kranken, den eine beidseitige Beinvenenentzündung in Hufeisenform monatelang zum Stillliegen zwang. Darauf brach eine Lungenentzündung aus, ein Zeichen der Schwächung seiner Widerstandskraft. Trotz allem erholte er sich rasch von der Lungenentzündung, und die Genesung machte große Fortschritte, als plötzlich ein Phlebitisrückfall eintrat. Und dies geschah im Moment, als er in ernste Differenzen mit seinem Arbeitgeber geriet, der beschlossen hatte, ihn wegen seiner langen Krankheit zu entlassen. Man weiß, wieviel seelische Zermürbung solche Lagen mit sich bringen mit dem ganzen Gefolge von Auseinandersetzungen mit den Advokaten und Versicherungsgesellschaften.

Es wäre interessant, systematische Untersuchungen anzustellen über die seelischen Probleme bei Kranken, die von hartnäckigen Hautkrankheiten befallen sind. Nach sorgfältigster Pflege erreicht der Arzt endlich eine Besserung, aber plötzlich, ohne sichtliche Ursache, wenn man das Spiel schon für gewonnen hält, tritt ein Rückfall ein, sodaß der Ausschlag sich in wenigen Stunden wieder über die ganze

Haut verbreitet. Ganz selten gibt es Patienten, die ihrem Arzt in einem solchen Moment einen Einblick in ihr Inneres gewähren.

Im weiteren will ich einen Fall von polymorpher Dermatose anführen bei einer Verzweifelten, die, von einem Ehekonflikt zermürbt, infolge ihrer geistigen Umstellung rasch gesund wurde. Ich denke auch an eine Kranke, die von einem nicht heilen wollenden Ekzem befallen war und die dauernd in einem gefährlichen Gefühlskomplex lebte.

Unter den Hauterkrankungen ist es zweifellos die Furunkulose, die die Rolle der Lebensprobleme am deutlichsten zeigt. Es ist nicht von ungefähr, daß man im Volk von jemand, der Eißen hat, sagt: «Er hat schlechtes Blut.» Viel häufiger, als man annimmt, verdankt eine immer wiederkehrende Furunkulose ihre Hartnäckigkeit irgend einem verborgenen Lebensproblem. Das hindert uns Ärzte nicht, Impfstoffe anzuwenden. Aber die Impfstoffe können uns nicht der Pflicht entheben, die Lebensprobleme herauszufinden, die es zu lösen gilt.

Da ist ein Kranker, Sigismund. Er will sich einen Karbunkel am Nacken behandeln lassen. Während ich ihm einen Verband anlege, frage ich ihn, ob er schwere Sorgen habe oder irgend einen Konflikt. Seine Antwort lautet: «Nein». Er behauptet, glücklich und zuversichtlich zu sein. Ich sage ihm, daß ich in letzter Zeit selbst zweimal Anfänge von Furunkeln gehabt habe und zwar gerade am Tag nach einer ungerechtfertigten Anwandlung von Zorn, und daß diese Eißen wieder verschwunden seien, sobald ich mir deren tiefe Ursache ehrlich eingestanden hatte.

«Oh!» fährt es ihm heraus, «also ganz wie bei mir! Ich bekomme nämlich jedesmal eine neue Eiße, wenn ich mit meiner Frau Streit habe. Es war mir schon aufgefallen, aber ich habe es nicht zu sagen gewagt, weil ich glaubte, daß dies nur eine zufällige Erscheinung sein konnte, weil ja die Furunkel durch Bakterien verursacht werden.»

Was Sigismund nicht weiß, weil es die volkstümliche Wissenschaft nicht sagt, ist die Tatsache, daß die Staphylokokken, die den Furunkel hervorrufen, gewöhnliche Bakterien sind, die jeder von uns stets auf der Haut trägt, ohne sich deshalb schon zu infizieren. Darum ist die immer wieder zu hörende Behauptung, daß der Staphylokokkus die Ursache des Furunkels sei, eine unrichtige Ausdrucksweise. Er ist wohl sein Erreger, aber die eigentliche Ursache ist die verminderte Widerstandskraft des Trägers, durch welche die aktive Entwicklung der Bakterien begünstigt wird.

Dieser Fall erinnert mich an ein Mädchen, das ich lange beobachten konnte und das wir Marietta nennen wollen. Sie litt an einer immer wiederkehrenden, hartnäckigen Furunkulose. Schließlich fragte ich mich, ob sie irgend einen verborgenen Kummer in sich trage, der ihre Abwehrkräfte verminderte. Tatsächlich war sie traurig, verschlossen und düster. Aber noch immer verbarg sie, was in ihrem Herzen vorging. Eines Tages hatte eine ihrer Freundinnen aus Liebe zu ihr den Mut, direkt an das Geheimnis zu rühren und ihr den Rat zu geben, sich mir anzuvertrauen. Das war sehr schwer. Ihre Scheu war fast unüberwindlich; sie schwieg, sobald man in sie dringen wollte. Sie stak in einer wirklich tiefen Gefühlsverwirrung, unfähig, ihren Weg zu sehen.

Ich wollte ihr nicht ein bestimmtes Verhalten vorschreiben, wohl aber sie in die Gegenwart Gottes führen, auf daß sie bei ihm eine persönliche Eingebung suche. Nun konnte sie wieder lächeln – und die Karbunkel verschwanden. Einige Monate später jedoch hatte sie einen Rückfall. Ich wußte nicht, was ich davon halten sollte; doch plötzlich erfuhr ich, daß neue Schwierigkeiten aufgetreten waren, und wiederum, wie früher, hatte sie nicht gewagt, darüber zu sprechen. Sie bekam noch einige kleine Furunkel, die jedoch rasch heilten. Sie hatte immer noch ihre Scheu zu überwinden, und die volle Entfaltung ihrer natürlichen Widerstandskräfte blieb abhängig von den neuen Fortschritten ihrer seelischen Entfaltung.

Zur selben Zeit behandelte ich drei weitere Fälle von Furunkulose, deren Träger mir ihre quälenden Seelennöte anvertrauten. Die eine stand in einem schlimmen Ehestreit, die andere in Sorge um die verzweifelte Lage ihres Mannes, der dritte in einem Berufskonflikt.

Eine andere Kranke gibt mir, abschließend, Gelegenheit, die Bedeutung der Lebensprobleme bei Herzleiden hervorzuheben. Ich brauche natürlich ihre Rolle bei den funktionellen Störungen des Herzens nicht zu unterstreichen: Herzklopfen, Herzneurose, Extrasystolen, erhöhte Erregbarkeit. Das alles ist wohl bekannt, nicht nur den Ärzten, sondern auch dem Publikum.

Aber die genauen Grenzen zwischen den funktionellen und den organischen Störungen sind in der laufenden Praxis nicht immer leicht festzustellen! Man ist oft höchst erstaunt über die Art, mit der beträchtliche organische Schädigungen ertragen werden, während andere geringfügige sich durch funktionelle Störungen, die sie auslösen, geltend machen. Auch kann man behaupten, daß sehr oft die Weiterentwicklung eines organischen Herzfehlers oder einer Kompensationsstörung und Asystolie mehr von der seelischen Verfassung des Kranken, als von seinem physiologisch-anatomischen Zustand abhängt. Dazu kommt, daß eine frei gewordene Seele die Einschränkungen ganz anders ertragen kann, die die Krankheit ihrer Tätigkeit auferlegt, und mit viel größerer Selbstzucht die Ratschläge des Arztes befolgt. Sie gehen ja darauf aus, ihre Lebensweise der Widerstandskraft des Herzens anzupassen. Ist es doch seltsam festzustellen, daß immer diejenigen Kranken, die über ihren Zustand am meisten beängstigt sind und sich auflehnen, die über den voraussichtlichen Verlauf am meisten besorgt sind und die am ungeduldigsten ihre Genesung erwarten, auch diejenigen sind, die die Heilung durch ihren fortwährenden Ungehorsam gegen die ärztlichen Vorschriften am meisten in Frage stellen. Ich werde zu einer sechsundachtzigjährigen Frau gerufen, die an einer stark beschleunigten und unregelmäßigen Herztätigkeit leidet, ein Zustand, den man nicht zu den Herzneurosen zählt. Wir nennen sie Felicitas. Auf ihrem Tischchen steht ein Fläschchen mit Digitalis, das ihr einige Tage vorher von einem Arzt der Armenfürsorge verschrieben wurde. Sie gesteht mir, daß sie die dreifache Dosis eingenommen hat, in der Hoffnung, es wirke umso besser! In der Erwägung, sie habe genug Digitalis geschluckt, gebe ich ihr Chinicardin und verordne absolute Ruhe.

Bei meinem nächsten Besuch finde ich eine völlig regelmäßige Herztätigkeit vor und schreibe den Erfolg dem Chinicardin zu. Aber ich erlaube mir, die kleine Alte, die heute viel zugänglicher ist, zu befragen, ob nicht ihrer Herzkrise ein seelischer Faktor zugrunde liege. «Gewiß!», ruft sie aus, «man hat mir doch meine Katze getötet! Und am gleichen Tag habe ich mein Herzklopfen bekommen!» Sie hatte sich wohl gehütet, damals mit ihrem Arzt davon zu sprechen, der ihr wahrscheinlich eher ein harmloses Beruhigungsmittel und nicht gerade Digitalis verschrieben hätte.

Ich behaupte nicht, auf diesen Seiten den Gegenstand erschöpft zu haben. Ich wollte einfach mit einigen Beispielen aus den verschiedenen Gebieten der Medizin die Wichtigkeit der Lebensprobleme zeigen. Wenn sie schon bei Patienten, die von organischen Krankheiten betroffen sind, so groß ist, so ist sie noch bedeutender bei denen, die an funktionellen und psychischen Störungen leiden. Davon soll nun die Rede sein.

IV. KAPITEL

*Funktionelle und psychische Störungen*

Der Schrecken vergangener Jahrhunderte waren die großen menschlichen Seuchen: die Cholera, die Pest, die Pocken, das Kindbettfieber. Auf diesem Gebiete – ich führe nur einige typische Beispiele an – ist der Erfolg der Medizin wirklich ein Triumph gewesen. Leider bedroht ein neues Gespenst die Menschheit von heute: ihr nervöser Zustand. Die Zahl der Klein-Psychopathen, der an funktionellen Störungen, an Neurosen und Psychosen Erkrankten hat seit einem Jahrhundert katastrophale Ausmaße angenommen. «Diese Zunahme», sagt Dr. Carrel, «kann für die Kultur gefährlicher werden als die ansteckenden Krankheiten»[1], und er fügt hinzu, daß «die Geisteskrankheiten allein zahlreicher sind als alle andern Krankheiten zusammen»[2]. Abgesehen von den eigentlichen Geisteskrankheiten, bilden die «Nervösen» mit unbestimmter und schwankender Symptomatologie mindestens die Hälfte der Fälle, die in der täglichen Konsultation des praktischen Arztes auftreten. Vor ihrer Flut steht dieser mehr oder weniger machtlos da. Der Arzt, der in einem Zeitalter der medizinischen Forschung aufgewachsen ist, in dem die pathologische Anatomie Triumphe gefeiert hat, ist fast ärgerlich darüber, daß er diese Kranken in keinen genauen nosologischen Rahmen einreihen kann, daß er sie immer wieder mit neuen Leiden daherkommen sieht, mit vorübergehender Besserung nach der Behandlung, aber ohne daß sie je wirklich gesund werden. Er spürt, daß sie weniger eigentlich Kranke sind als vielmehr Opfer der physischen und moralischen Zerrüttung in ihrem eigenen Leben und in dem ihrer Umgebung. Sie brauchen eher Ratschläge als Mittel, und die Ratschläge des Arztes befolgen sie nicht. Vor jeglicher Behandlung müßten sie eigentlich in erster Linie wieder eine geistige Zielrichtung für ihr Leben gewinnen. Nun aber verhindert die herrschende Auffassung den Arzt, in dieses geistige Gebiet einzudringen, da es ihm außerhalb der Medizin zu liegen scheint. Und wenn er den Kranken seinem Seelsorger zuweist, so geschieht es nicht ohne inneren Zweifel an dessen Kompetenz dem Psychopathen gegenüber.

Es wird ihm bewußt, daß die zunehmende Zahl der Nerven-

[1] Dr. A. Carrel, Paris, Plon. Deutsche Ausgabe: Der Mensch, das unbekannte Wesen. D. V. A. Stuttgart-Berlin; S. 32.
[2] Dr. A. Carrel, ibid.

leidenden dem sittlichen Rückgang der Welt zu verdanken ist. Die Lebensprobleme werden in der Tat vervielfacht durch diesen Rückgang mit seinen Folgen, die sich in der Familie, im Beruf, in der Gesellschaft auswirken. Sie entspringen den Konflikten in der Ehe, in der Familie, in der Gesellschaft, den seelischen Erschütterungen, der Unsicherheit und der Angst, dem Schwinden der Ehrlichkeit und des Vertrauens, der Aufgeregtheit und der Unsittlichkeit.

Zu diesen Nervenleidenden gehören besonders Frauen; denn die soziale und moralische Stellung der Frau hat sich seit einem halben Jahrhundert am meisten verändert. Wenn sie früher von ihren Eltern einem Manne angetraut wurde, den sie nicht liebte, wenn sie der Eigenliebe und Herrschsucht eines Mannes zum Opfer fiel, der aus ihr seine Magd machte und sie betrog, so litt sie freilich, aber sie nahm ihr Los hin, weil die allgemein herrschenden gesellschaftlichen Anschauungen ihr keine Hoffnung ließen, ihm zu entgehen. Heute denkt sie sofort an Scheidung. Und sobald sie in ihrem Herzen daran denkt, erscheinen ihr ihre Leiden unerträglicher, die Konflikte mit ihrem Manne verschlimmern sich, sodaß sie schließlich noch mehr leidet. In einer Gesellschaft, die von unantastbaren sittlichen Grundsätzen beherrscht war, war das Leben relativ einfach, während ihr Zusammenbruch die moralischen «Probleme» vervielfacht, vor denen dann der Einzelne sich ohnmächtig fühlt und sich darin nicht mehr zurecht findet.

Es liegt mir sehr daran, jedes Mißverständnis über diesen Punkt zu vermeiden. Wir wünschen keine Rückkehr zu gesellschaftlichen Konventionen, die oft genug nur den Anschein der Sittlichkeit hatten. Der Formalismus der Grundsätze, auch da, wo er mit der christlichen Lehre scheinbar übereinstimmte, war doch allzu sehr mit dem Pharisäergeist verquickt, gegen den Christus sich mit der äußersten Schärfe erhoben hat. Allein, das Unglück unserer Zeit besteht darin, jenen Formalismus zwar zerschlagen zu haben, ohne ihn jedoch durch eine wahre, das heißt innere Sittlichkeit zu ersetzen. Der Jüngling, der sich heute gegen die väterliche Gewalt auflehnt, ist noch zielloser als der junge Mann früherer Zeiten, sofern er nicht in sich selbst die verborgene Kraft zu einer wahren sittlichen Selbstzucht findet, die die gefallenen Schranken wirksam ersetzen kann. Das schlimmste Übel unserer Zeit liegt darin, daß sie zwischen zwei Auffassungen steht, nämlich, daß einerseits der Formalismus noch nicht völlig erstorben ist und daß andererseits eine christliche Gesellschaft noch nicht geboren wurde. Wenn nun die Eltern spüren, daß ihr

Sohn keine geistige Richtschnur besitzt, so suchen sie ihm einen Rest äußerer Moral aufzuerlegen, sodaß er zerrissen ist zwischen seinem Streben nach Freiheit und dem Formalismus, dem er sich noch verhaftet fühlt. Darum ist die Zahl der Psychopathen so groß in den Familien mit «Grundsätzen», bei Pfarrerskindern, in den Kreisen gesellschaftlicher Anpassungsmoral. Das müssen wir einfach klar und ehrlich einsehen. Bei der Mehrzahl unserer Nervenleidenden bemerken wir die pathologischen Auswirkungen einer formalistischen Erziehung. Wir haben alle Mühe, solchen Seelen zur Freiheit zu verhelfen und den herkömmlichen gesellschaftlichen Formenzwang zu brechen, von dessen Geist sie noch ganz durchsetzt sind, sogar mitten in ihrer Auflehnung.

Aber der Formalismus ist nicht das Christentum. Er ist sogar, und zwar im wesentlichen, seine Verneinung. Er hat Christus ans Kreuz geschlagen. Wenn ich also in diesem Buche meine Überzeugung ausspreche, daß das, was der Welt und der Medizin am meisten not tut, eine sittliche und geistige Erneuerung ist, so möchte ich damit nicht einer Rückkehr zum Formalismus, wie er im Anfang des Jahrhunderts bestand, das Wort reden, wohl aber dem Aufbau einer neuen Kultur, in der der Geist Christi die innere Kraftquelle der Lebenshaltung des Einzelnen in der Familie und in der Gesellschaft sein wird.

Ich habe bereits einen Fall von Asthma erzählt, der mit einem Lebensproblem direkt verknüpft war: die Angst vor dem Vater. Ich werde dann später andere anführen; denn das Asthma ist eine jener funktionellen Störungen, in denen bei den dazu veranlagten Naturen die seelische Not ihres Lebens zum Ausdruck kommt. Ich denke an einen Kranken, der sich mir sehr weitgehend anvertraut hat, und den ich hier Albert nenne. Bei ihm waren die vererbten und die persönlichen Faktoren sehr komplex, und ich kann sie hier nicht im einzelnen anführen: Trunksucht des Vaters, Streit in der Familie, Auflehnung gegen den vorbestimmten Berufsweg, Verlust der Frau nach einjähriger Ehe, unglückliche zweite Heirat, Geldschwierigkeiten.

Eine Psychoanalyse hatte ihm einst merkliche Besserung gebracht, aber zahllose neue Probleme haben seine Seele zermürbt. Er leidet jetzt an einem typischen Bronchialasthma, das sein Leben schwer bedrückt. Eines Tages, als er sich in die Gegenwart von Christus gestellt sah, schüttete er mir sein Herz aus, diesmal nicht nur über die Nöte seines Lebens, sondern über seine Verfehlungen, über die verborgenen Gründe der Niederlagen seines Daseins. Sein religiöses Erlebnis führte eine bemerkenswerte Besserung seines körperlichen Befindens herbei.

Aber ein geistiges Erlebnis, so tief es auch sein mag, löst nicht mit einem Schlag alle Lebensprobleme. Durch Jahre hindurch habe ich die sich folgenden Aufstiege und Niedergänge seiner inneren Entwicklung verfolgt, die sozusagen durch die Besserung oder Verschlimmerung seines Asthmas zum Ausdruck kamen. Bei jeder neuen Einkehr fand er die innere Eingebung wieder, die die Entspannung der Konflikte brachte, mit denen er sich abquälte. Sein körperliches Befinden war dementsprechend. Aber bei jeder neuen Schwierigkeit, bei jedem seelischen Widerstand verzeichnete ein bronchitischer Rückfall die Niederlage.

Wenn ich einen solchen Fall anführe, so möchte ich ausdrücklich die Vielgestaltigkeit des Problems, das die «Behandlung des gesamten Menschen» darstellt, hervorheben. Die Erfahrung läßt keine vereinfachenden Betrachtungsweisen zu, als ob ein geistiger Anlauf schon ein sittliches Leben ohne Schwierigkeiten und eine tadellose Gesundheit des Körpers und der Nerven zu verbürgen vermöchte. Aber die Erfahrung zeigt, wie sehr das leibliche und seelische Los eines Lebens durch Siege bedingt ist, die nur im Geist errungen werden. Und erst vor kurzem habe ich erfahren, daß Albert nach Jahren unsicherer Entwicklung durch seinen Glauben so weit gekommen ist, daß er sein Heim im wahren Glück neu begründen konnte durch die Weihe einer religiösen Trauung, von der er einst nichts hatte wissen wollen.

Ich könnte natürlich zahlreiche Fälle von Magen- und Darmbeschwerden und von Hyperchlorhydrie anführen, die mit Lebensproblemen zusammenhängen. Einer meiner Kollegen sagte eines Tages zu einem Patienten: «Sie haben keine Magen- sondern eine Werkführerkrankheit.» Denn seine Hyperazidität hatte sich von dem Augenblick an eingestellt, da er in der Fabrik vorgerückt war und der neue Posten ihm Verantwortungen gebracht hatte, die ihm Angst machten.

Aus einem Brief entnehme ich folgende Zeilen:

«Vor zehn Jahren, als ich einen schwierigen Unterricht zu übernehmen hatte, stellten sich bei mir Magenschmerzen ein, die sich manchmal bis zu Krämpfen steigerten; es war ein nicht leicht zu beschreibendes Mißbehagen. Nach dem Befund der Ärzte lag keine organische Schädigung vor. Es war also eine von den sogenannten nervösen Krankheiten, die aber doch verflixt real sind ... Seitdem ich mein Leben Gott übergeben habe, sind diese Anfälle fast völlig verschwunden. Von Zeit zu Zeit, in weiten Abständen, melden sie sich wieder, und zwar immer infolge von Überanstrengung oder von zu vielem Essen.

Ich kann nicht sagen, was die Ursache dieser Krankheit war: Angst vor Verantwortungen? Angst, meine kranke Mutter zu verlieren? Angst vor der Zukunft oder Angst, durchschaut zu werden? Ich weiß es nicht. Alles miteinander, höchst wahrscheinlich ... Weiteres Resultat: ich komme nicht mehr verspätet zur Schule; das ist eines der größten Wunder in meinem Leben. Ich stehe jetzt rechtzeitig auf, um mich in der Stille zu sammeln und dann zu frühstücken, während ich früher, stehend oder laufend, hastig etwas verschlang ...»

Da ist eine dreißigjährige Tochter: Naemie. Sie leidet an hartnäckigen nervösen Magenschmerzen. Sie verfügt über ein kräftiges Temperament, das ihr geholfen hat, die Prüfungen des Lebens zu ertragen. In jungen Jahren schon verlor sie ihre Mutter und übernahm verantwortungsvolle Arbeit an der Seite ihres Vaters, im Haushalt und in dem von ihm geleiteten Geschäft. Sie war noch nicht erwachsen, als sie auch ihren Vater verlor. Sie trat an seine Stelle. Unermüdlich, voll Energie übernahm sie zu ihrer sonstigen Arbeitslast noch andere soziale Aufgaben. Seit Jahren macht sie keine Ferien und verharrt in anspannender Arbeit. Als die Magenschmerzen auftraten, suchte sie, statt auszuruhen, dieselben durch eine für ihr lebhaftes Temperament allzu dürftige Ernährung zu lindern. Durch übermäßigen Genuß von Mehlspeisen stellte sich eine hartnäckige Verstopfung ein.

Wirkliche Ferien, etwas mehr Zeit für Leibesübungen, eine reichere Gemüse- und Früchtekost haben den Magenschmerzen und der Verstopfung ein Ende gemacht.

Die Verstopfung, deren Auswirkungen mit ihrem ganzen Gefolge von Selbstvergiftungserscheinungen in der Medizin so groß sind, steht immer, wenn man von den chirurgischen Fällen absieht, im Zusammenhang mit Fehlern der Lebensführung: falsche Ernährung, sitzende Lebensweise oder sogar die schlechte Gewohnheit, aus Trägheit nicht für regelmäßigen Stuhlgang zu sorgen.

Mehr noch. Sie erscheint nicht selten als ein körperliches Symbol der negativen seelischen Haltung dem Leben gegenüber.

Philipp ist ein junger Mann, der jahrelang an einer äußerst hartnäckigen Verstopfung gelitten hat. Heute weiß er, daß jene Erscheinung ein Krampfzustand war: ein physisches Bild der Verkrampfung seines Geistes. Ein schwerer Konflikt mit seiner Familie beherrschte sein Leben.

Seitdem er nun vor zwei Jahren sein Leben Gott anheim gestellt und sich mit seiner Familie versöhnt hat, ist die Verstopfung verschwunden wie durch ein Wunder.

Sie hatte eine chronische Darmentzündung bewirkt, die noch besteht, aber doch im Abnehmen begriffen ist.

Überdies war er früher, wenn ich mich so ausdrücken darf, auch dem Leben gegenüber ein «Verstopfter», verkrümmt, unsicher, ziellos, ohne Energie. Jetzt ist er voll Schwung, und hat seinen Weg gefunden; seine Unternehmungen sind in voller Entwicklung.

Virginie ist eine andere Kranke, die auch von «symbolischer» Verstopfung befallen ist, einer gewaltigen Verstopfung, die fast acht Tage lang starken Abführmitteln trotzt und die einem, wenn man die Geschichte ihrer Psyche und ihren seelischen Zustand kennt, wie eine Art «Hungerstreik» im umgekehrten Sinne vorkommt, um den Ausdruck eines Kollegen zu gebrauchen, dem ich sie zur Neuerziehung anvertraut habe.

Sie war eine widerspruchsvolle, impulsive, launenhafte, unabhängige, unbeherrschte und unbezähmbare Natur. Ein ernster Konflikt, der sie bereits im Alter von zwölf Jahren von ihren Eltern trennte, erklärt einerseits diesen Charakter, wie der Charakter andererseits den Konflikt erklärt. Diese Verkettung legte sich in der Folge auf ihr ganzes Leben. Sie erlebte im Pensionat Begeisterungen für Ideale, warf sich dann auf das Studium der Medizin, um es plötzlich, kurz vor dem Schlußexamen, in leichtsinniger Eigenwilligkeit zu unterbrechen. In allem machte sie es so, sprunghaft wechselnd, jeden Rat und jeden Zwang von sich weisend, litt dabei unter den Mißerfolgen ihres Lebens, blieb aber voll Trotz und Widerstand gegen jeden tiefen Einfluß.

Dieser seelische Zustand der Auflehnung und der Enttäuschung hat auch bald stark auf ihr körperliches Befinden eingewirkt, besonders auf die innere Sekretion. Es besteht eine ovarielle Unterfunktion mit vollständiger Amenorrhöe seit drei Jahren und Dickleibigkeit. Acht Jahre lang hat sie Europa durchreist, von Klinik zu Klinik, jede Behandlung kurz abbrechend, sobald der Arzt ihre Widerstände brechen und ihre Neuerziehung vornehmen wollte.

Sie sucht mich auf, weil sie unter dem Einfluß einer ihr zufällig begegneten Ausländerin unerwarteter Weise ein geistiges Erlebnis hatte. Dabei ist sie plötzlich inne geworden, daß eine radikale Umstellung ihrer Lebenshaltung Vorbedingung für ihre körperliche Gesundung ist. Es ging seither noch manchmal auf und ab, durch Zeiten der Verzweiflung und der inneren Einkehr. Aber die in ihr entzündete geistige Flamme ist nie mehr erloschen. Vor kurzer Zeit habe ich sie wieder gesehen, körperlich geheilt, heiter und arbeitsfreudig.

Die Wechselbeziehung zwischen den Lebensproblemen und den funktionellen Störungen des Herzens, wie Herzklopfen, oder den Nervenstörungen, wie Schlaflosigkeit, Neuralgien, ist so allgemein bekannt, daß es überflüssig sein dürfte, solche Fälle hier anzuführen. Wir Ärzte kennen sie aus unserer täglichen Praxis. Nicht anders verhält es sich mit den Migränen und anderen periodischen Kopfschmerzen. Welches auch die Form ihres Auftretens und ihres Ablaufs sein mag, seien es nun Störungen der inneren Sekretion, des vegetativen Nervensystems, der Leber oder auch seelische Störungen, sie hängen letzten Endes doch mit Lebensproblemen zusammen. Ein Jurist, den ich fragte, welches die Folgen seiner geistigen Entfaltung in Bezug auf seine Gesundheit waren, antwortete unverzüglich: «Ich litt früher sehr häufig an Migräne, und jetzt bin ich davon frei.» Aber, wird man mir einwenden, Schwierigkeiten im Leben, Kummer, Gewissensbisse, Ungerechtigkeiten, Konflikte haben und erleben wir alle, und es werden ja nicht alle krank. In der Tat machen wir alle mehr oder weniger erhebliche, mehr oder weniger hartnäckige funktionelle Störungen durch. Wenn man die psychologischen Reaktionen eines Nervenleidenden, die sein Verhalten entstellen, genau prüft, so muß man zugeben, daß sie nicht wesentlich anderer Art sind, nur intensiver. Es sind die Angst, die Eifersucht, die Empfindlichkeit, der Zorn, die Verstellung, das Selbstmitleid, die Gefühlsseligkeit, die erotische Begierde, die Depression. Den Nervenleidenden kennzeichnet gerade die Intensität seiner Reaktionen, die ihn in einem verhängnisvollen Teufelskreis einschließen, aus dem er aus eigenem Vermögen nicht mehr herauskommt. Seine Angst zum Beispiel zerstört sein Selbstvertrauen. Und das fehlende Vertrauen nährt diese Angst. Er hat Angst vor sich selber, Angst krank zu werden, und gerade diese Angst macht ihn krank. Die Psychoanalytiker haben gezeigt, daß alle unbewußten Reaktionen der Nervenleidenden sich im täglichen Leben des Gesunden nachweisen lassen[1]. Ich teile vollkommen ihre Ansicht über die Kontinuität zwischen Normalem und Krankhaftem

[1] S. Freud, Zur Psychopathologie des Alltagslebens. Internationaler Psychanalytischer Verlag. Leipzig–Wien, 1919.

auf dem Gebiete der Psychoneurosen. Denn alle Einstellungen der Neurotiker sind auch unsere falschen Einstellungen gegenüber den Lebensproblemen. Und man hilft diesen Kranken bereits damit, daß man ihnen in aller Offenheit zeigt, daß wir die gleichen Reaktionen haben wie sie; denn so befreit man sie von dem Gefühl der seelischen Vereinsamung, weil sie sich anders geartet wähnen als wir. Wenn wir von einer Beleidigung, einem Kummer, einer Ungerechtigkeit betroffen werden, stellen sich auch bei uns Schlaflosigkeit, Angst, Herzklopfen, Verstimmungen oder Kompensation durch übertriebene Geschäftigkeit ein. Diese motorischen Antworten bilden übrigens eine Art Selbstbehandlung, eine Gefühlsentladung. Jeder weiß, daß Weinen eine Entspannung bringt. Durch diese motorische Erwiderung, zusammen mit der Einwirkung der ablaufenden Zeit überhaupt, und durch die natürlichen Lebenstriebe und Ausgleichskräfte, die wieder die «Oberhand» gewinnen, verebbt die Gefühlswallung allmählich wieder. In Bezug auf den Schock möchte ich diesen Vorgang als die «Lösung minderen Grades» bezeichnen; denn er überdeckt bloß die Wunde, mit der man sich abfindet, ohne sie richtig vernarben zu lassen. Erfolgt dann eine neue Kränkung, zum Beispiel durch dieselbe Person, so bricht die Erinnerung an die alte von neuem wieder auf, und die von früher her schon angehäufte Verärgerung steigert den Grad der neuen Reaktion.

Tatsächlich heben wir durch diese «Lösung minderen Grades» die Mehrzahl unserer seelischen Erschütterungen auf. Aber es gibt noch einen anderen Weg, den ich die «Lösung höheren Grades» nennen möchte, nämlich den geistigen Weg. Wenn man eine Kränkung, ein Leid vor Gott bringt, so kann man davon befreit werden. Es handelt sich dann um eine wahre Lösung; denn dann weicht der Haß der Liebe, die Auflehnung der Bejahung.

Je größer nun eine innere Wunde ist, umso schwieriger wird ihre Lösung minderen Grades und um so notwendiger wird ihre Lösung höheren Grades. Beim Tod zum Beispiel eines Kindes, das in der Blüte der Jahre stirbt, können die Eltern selten wieder zur inneren Ruhe kommen, es sei denn durch ein religiöses Erlebnis.

Je sensibler der Betroffene ist, um so niedriger wird die Schwelle; jenseits derselben wird die Lösung minderen Grades unmöglich. Denn es stellt sich der verhängnisvolle psychologische Kreislauf ein: die Intensität der Reaktionen, die einer übermäßigen Empfindlichkeit entspringt, verschlimmert ihrerseits diese Empfindlichkeit. Wenn mir ein Vergleich aus der Physik gestattet ist, so ist da ein Unterschied, wie er zwischen aufgefangenen und zurückgeworfenen Wellen besteht. Bei einem Normalen schwächt sich die kleinste seelische Erschütterung wie ein aufgefangener Wellenzug ab, während beim Nervenleidenden der verhängnisvolle Kreislauf die Reaktion zurückwirft wie eine zurückgeworfene Welle. Bei den Neurotikern liegt immer ein Zusammentreffen großer Empfindlichkeit mit schweren Lebensproblemen vor, sodaß ihre Lösung minderen Grades nicht mehr möglich ist. In diesem Sinne habe ich einmal zu einer ganz Empfindlichen gesagt: «Sie können nur eine Kranke oder eine Heilige sein.» Wohlverstanden bedeutet Heiligkeit hier nicht moralische Vollkommenheit, sondern vielmehr ein Bestreben, alle Lebensprobleme durch eine geistige Haltung zu lösen.

Beatrice nenne ich eine junge Kranke, deren Leben ein wirkliches Drama des Elends war. Vom Vater verlassen, von der Gemeinde unterstützt, hatte die kleine Familie jene andauernden Kränkungen erfahren, die die Wohltätigkeit mit sich bringt. So verteilten die Behörden den armen Kindern Holzschuhe, die weniger kosteten als Lederschuhe, die aber diese von den andern Schulkindern auffallend unterschieden. Noch in der Sprechstunde wurde das Mädchen von einer heftigen Erregung erfaßt, als sie die Erinnerung an das Klappern ihrer Holzschuhe erwähnte, die bei jedem Schritt ihren sozialen Niedergang laut werden ließen. Niedergang ist das richtige Wort, denn die Familie war adeligen Ursprungs, und darin besteht die ganze Tragik. «Wir waren zu arm», sagte sie mir eines Tages, «um mit den Gebildeten verkehren zu können, und wir hatten ein zu starkes Bedürfnis nach feinerer Lebensart, um uns unter Leuten, die arm waren wie wir, wohl zu fühlen.» Und als sie in der Musik eine Zuflucht suchte, sagte der Fürsorger eines Wohltätigkeitswerkes zu ihr: «Wenn man in Ihrer Lage ist, spielt man nicht Geige!» Eine Atmosphäre verletzter Empfindlichkeit, der Empörung und der Empfindelei umgab die kleine Familie und verschärfte noch die kindliche Empfindsamkeit. Das kleine Mädchen mußte sich die kränkenden Bemerkungen der Krämer gefallen lassen, zu denen man sie ohne Bargeld schickte, und sie erschrak über sich selbst, wenn sie sich gierig auf eine Tafel Schokolade stürzte, nachdem man tagelang nur von schwarzem Kaffee und von Tee gelebt hatte. Die kleine Familie wurde wieder in ihren Heimatkanton zurückversetzt, dessen Sprache sie nicht verstand. Und ihr Kanton verschaffte ihr, um sich Kosten zu ersparen, eine Stelle in einer Anstalt für Anormale, wo die Kinder mit Epileptischen und Schwachsinnigen zusammen leben mußten.

Was Wunder, wenn dann bei einer empfindlichen und furchtsamen Natur allerlei psychische Störungen ausbrachen!

Im Pubertätsalter machte Beatrice eine Periode ausgesprochener Boshaftigkeit durch. In ihrem Reaktionsbedürfnis trieb sie es so weit, daß sie ihrer Mutter die heftigsten Szenen machte. Dabei spürte sie wohl, daß diese gar nicht ihren wahren Gefühlen entsprachen. Sie hatte sogar selber Angst davor, weil sie ein anderes Wesen in sich spürte, das sie nicht zu zügeln vermochte. Und diese Angst warf die Widerstandslose in neue Auftritte. Sie weinte die ganze Nacht, unfähig, den verhängnisvollen Kreislauf, in dem sie immer mehr versank, zu durchbrechen. Andere Male wurde sie mitten in der Nacht von quälender Reue erfaßt. Sie stand auf, weckte ihre Mutter und bat sie um Verzeihung. Und wenn nun die Mutter sie umarmte, so hatte sie wieder Angst, sie tue es nur, um sie wieder los zu werden. Und am nächsten Tag begann der innere Kampf von neuem, und immer erlag sie.

Da überkam sie ein Schrecken: das Gefühl, sie befinde sich auf einer unaufhaltsam abschüssigen Bahn, ihr Leben sei verloren, verflucht.

Sie sah sich selbst, erzählt sie, als ein Herrgottskäferchen auf der Straße in der hellen Sonne. Sie war gleichzeitig das Tierlein und die Beobachterin der Szene. Und der Vorgang war immer derselbe: Ein häßlicher Herr – die Gesellschaft – kam des Wegs und zertrat sie mit dem Fuß, aus bloßer Freude, sie zu töten. Im gleichen Augenblick reute es ihn auch schon, er kehrte es mit dem Fuß auf den Rücken, um zu sehen, ob es noch lebe.

Auf verschiedene Art versuchte sie heimlich, sich das Leben zu nehmen. Als kurz darauf funktionelle Darmstörungen auftraten, glaubte sie, das sei jetzt eine göttliche Strafe für jene Selbstmordversuche. Und die schrecklichen Selbstvorwürfe, die dieser Gedanke auslöste, verschlimmerten diese Störungen und fixierten sie.

Ich übergehe die sexuellen Schwierigkeiten und ihren unbewußten Zusammenhang mit den Verdauungsstörungen; denn auch der Sexualtrieb ist ein geheimnisvolles, verborgenes Wesen, das seine Nahrung verlangt wie der Hunger, der in den Entbehrungen der Armut an ihr nagte. Und wie ein Ungeheuer fordert er immer mehr, je mehr man ihm gibt.

Mit diesen wenigen Bemerkungen möchte ich verständlich machen, was ich mit dem verhängnisvollen psychischen Kreislauf meine: jene unlösbare Verkettung, in der die Lebensprobleme einander gleichsam die Hand reichen und sich so gegenseitig verschlimmern. Ich könnte viele andere Einzelheiten eines solchen Lebens anführen, alle jene Verkettungen aufweisen und zeigen, wie sie von den Problemen zu den Reaktionen und von diesen wieder zu den Problemen führen. So hat auch Beatrice als empfindsame Künstlernatur nicht hinnehmen können, daß ihre Armut sie gezwungen hatte, einen Broterwerb zu wählen, der ihr Innerstes nicht befriedigte.

Für Beatrice wurde das geistig-religiöse Annehmen ihres Loses, ihrer sozialen Stellung, ihrer Empfindlichkeit, ihres Berufes der Weg zur Gesundung, der Ausbruch aus dem Zwang ihres Teufelskreises.

Ich denke noch an eine andere Kranke, die wir Murielle nennen. Ein Geheimnis liegt über ihrer Geburt, ein Geheimnis, über das sie mit ihrer Mutter nie zu sprechen wagte, die sie doch mit überaus fürsorglicher Liebe umgibt und die ein hartes Leben der Arbeit auf sich genommen hat, um ihre Tochter zu erziehen.

Wenn so zwischen Mutter und Tochter etwas vorliegt, woran beide im Geheimen denken und worüber sie doch nie offen reden können, so kann ihre Vertraulichkeit, so groß sie auch sonst sein mag, nie recht gründlich, froh und unmittelbar sein. Das ganze Familienleben ist wie mit Blei beschwert, trotz aller Kompensierungsversuche durch Gefühlsergüsse, Opfer, Aufmerksamkeiten oder Befürchtungen.

Dieses Geheimnis ist natürlich für Murielle die Ursache von Minderwertigkeitsgefühlen, die umso größer sind, als sie, in der Verborgenheit ihres Herzens, sich dadurch immer wieder aufwühlen läßt. Diese Gefühle nehmen noch zu während der Schulzeit; denn dort trifft sie Kameradinnen, die einen Vater haben und von ihm erzählen. Die Phantasie der Empfindsamen arbeitet, und bald malt sie sich einen schönen Roman aus, um sich das Geheimnis klar zu legen. Der Roman gräbt sich in ihrem Geiste ein; sein erdichteter Inhalt nimmt schließlich Gestalt an, sie wird mehr oder weniger selber betrogen durch die von ihr erdachten Geschichte. Und so entsteht ein fataler Kreislauf des Mißtrauens. Denn je mehr man ein Kind der Lüge verdächtigt, desto mehr treibt diese Verdächtigung dasselbe wieder in seine kompensierenden Phantasien.

Das Geheimnis im Leben von Murielle veranlaßt sie auf der andern Seite, überall Anlehnung zu suchen als Ersatz für die fehlende väterliche Stütze. Ihre seelische Vereinsamung erhöht noch ihre Angst vor dem Leben und ihr Anlehnungsbedürfnis.

Statt diese Stütze in Gott zu suchen und zu finden, der sie ihr allein ganz hätte geben können, sucht sie sie in der Musik, im Tanz, im Turnen und in jugendlichem Schwärmen für ihre Lehrer in diesen Künsten. Sie klammert sich fest, begeistert sich leidenschaftlich für diese künstlerischen Betätigungen, die sie neben ihrem Beruf ausübt. Die Folge ist eine richtige Überarbeitung. Sie erkrankt, völlig erschöpft, am Vorabend einer großen Aufführung, die sie fieberhaft vorbereitet hatte. Dessenungeachtet leitet sie während mehrerer Tage die Proben trotz 40° Fieber. Es scheint ihr in der Tat, die ganze Stütze ihres Lebens breche zusammen, wenn sie verzichten müße. Und dieser seelische Taumel selber, im Zusammenwirken mit der Überlastung, führt eine Verschlimmerung der Erkrankung herbei: eine gewöhnliche Infektion artet jetzt in eine Bronchopneumonie aus mit mehrfachen Rückfällen. Es folgen Monate der Krankheit mit Ausbrüchen der Auflehnung und Verzweiflung. Das Gefühl, ihrer Mutter zur Last zu fallen, erhöht noch ihre seelische Not.

Dieses gewaltige Bedürfnis nach starker Stütze bindet sie nun an ihren Arzt, der sie mit Hingabe behandelt. Eine Lebensangst schwebt über all dem und macht die Besserung unmöglich. Nervöse Erscheinungen stellen sich ein, heftiges Herzklopfen und andere funktionelle Störungen.

Es geht nicht lange, so wirft man ihr auch schon die Bindung an ihren Arzt als sündhaft vor, ein Verhältnis, das in der Tat einen stark gefühlsbetonten Charakter angenommen hat. Aber gerade dieser Verdacht schließt vollends den verhängnisvollen Kreislauf, in dem sie gefangen ist. Sie nimmt jetzt eine gewollte Haltung ein und verliert damit ihre Natürlichkeit.

Aus der unentwirrbaren Verflochtenheit der Reaktionen entsteht in den Neurosen immer eine Einbuße der Natürlichkeit. Eine meiner Patientinnen äußerte sich darüber eines Tages:

«Ich kann mit Niemandem mehr natürlich sein, weil ich mir selbst gegenüber Theater spiele, und ich kann gar nicht mehr anders; ich weiß selber nicht mehr, was wahr und was falsch ist in meinen Reaktionen und Einstellungen, in meinen Gedanken und meinen Befürchtungen. Ich habe meinem Arzte gegenüber meine Krankenrolle gespielt, weil er mir gegenüber seine Arztrolle spielte, und weder er noch ich konnten uns davon frei machen. Niemand ist natürlich mit mir, man behandelt mich als Anormale, und das verhindert mich, normal zu sein.»

Es ist tatsächlich nicht leicht, mit einem Neurotiker natürlich zu sein. Behandelt man ihn als «normal» und wirft man ihm vor, er nehme sich zu wichtig, so verlangt man von ihm bereits eine Leistung, die er nicht mehr vollbringen kann. Hat man Angst vor den Reaktionen seiner Empfindsamkeit, so behandelt man ihn als Kranken und treibt ihn noch tiefer in seine Neurose. Eines Tages sprach ich hierüber mit der Tochter einer anderen Kranken, der ich den Namen Noelle gebe. Sie sagte: « Ja, es ist wahr, wir sind nie natürlich mit ihr gewesen. Sobald sie eintritt, spricht man von etwas anderem. Weil sie krank ist, halten wir sie ganz unbewußt fern von unsern Anliegen, von unseren Interessen, Dinge, die ihr ja gerade helfen könnten, von sich selbst los zu kommen. Wir sprechen nie von Politik oder von ernsten Dingen. » Durch diesen Mangel an Natürlichkeit blieb Noelle dem Leben fern, und doch warf man ihr stillschweigend vor, sie habe nur Interesse für ihre eigenen Leiden und Nöte. Sie hatte eine allzuleichte Kindheit gehabt; von ihrem Vater verwöhnt, blieb sie ungewappnet für die Schwierigkeiten des Lebens. Hübsch und umworben, hatte sie schließlich ohne Liebe denjenigen ihrer Bewunderer geheiratet, welcher den gesellschaftlichen Voraussetzungen ihrer Umwelt entsprach. Und dann waren die Prüfungen gekommen. Noch ganz jung hatte sie ihren Mann verloren. Ihre materielle Lage war schwierig geworden. Zum Genuß erzogen, sah sie das Leben ohne wirkliches Glück, ohne Liebe zerrinnen. Die ernste Erkrankung eines Kindes fixierte vollends ihre Angstzustände und ihre quälenden Gedanken.

Die Angehörigen, anfänglich voller Mitleid mit dem Kranken, haben bald genug von seinem Jammern und finden sein Klagen übertrieben. So bildet sich eine seelische Kluft, die ihn noch mehr absondert, die die Reaktionen seiner Empfindsamkeit erstarren läßt, den Kranken wieder auf sich selbst zurück zwingt und ihn so hindert, seine Natürlichkeit wiederzufinden. Und dann folgt der verhängnisvolle Kreislauf der Behandlungen, der Kliniken und Medikamente, mit ihren wechselnden Hoffnungen und Enttäuschungen.

Vor diesem Krankheitsbild wurde mir klar, daß es sich bei dieser Patientin nicht darum handeln konnte, all den medizinischen Behandlungen, die sie schon durchgemacht hatte, noch eine neue folgen zu lassen, sondern darum, sie wieder ihrer natürlichen Umgebung anzupassen und ihr zu helfen, sich darin natürlich zu bewegen.

Ich schickte ihr eine junge Freundin zu, die Erfahrung im Umgang mit Kranken und einen tiefen Glauben hatte. Sie lebte mit ihr zusammen, ganz einfach und natürlich, in ihrer gewohnten Umgebung, nahm Anteil an ihren natürlichen Interessen, pflegte mit ihr die Blumen und teilte ihr gesellschaftliches Leben. Dieses Programm der

Wiederanpassung an das «Natürliche» hatte seinen Ursprung in unserer geistigen Auffassung des Menschen, sollte aber aus Noelle durchaus nicht etwa eine fromme Betschwester machen, die sie ja nie gewesen war. Man mußte im Gegenteil sie dazu bringen, daß sie wieder Gefallen am gesellschaftlichen Leben fand, in dem sie ja immer gelebt hatte. Ich interessierte mich selber dafür, für ihre Beziehungen, ihre Empfänge. Auch das weltliche Leben kann sehr wohl der Ort sein, wo man lernt, für andere da zu sein und sich selbst zu vergessen.

Wenn man es genau nimmt, gelangt man zur Einsicht, daß es sozusagen keine Krankheit gibt, so «körperlich» sie auch sei, der nicht ein neurotisches Element anhaftet. In ihrem Buche: «Knechtschaft und Größe der Krankheit» hat Frau France Pastorelli[1] die psychischen Komplexe trefflich analysiert, die sich unvermeidlich zwischen dem Kranken und seiner Umgebung – Familie, Krankenpfleger und Arzt – einstellen, und die nur auf geistigem Gebiet ihre Lösung finden können. Es ist einfach unmöglich, einem Kranken gegenüber ganz natürlich zu sein, ohne Härte und Verständnislosigkeit, ohne sentimentale Bemitleidung, ohne berechnenden Optimismus, ohne besorgten Pessimismus, ohne versteckten Ärger, ohne Schwäche. Nun aber zieht alles Unnatürliche ein neurotisches Element nach sich, das seinerseits die Behandlung beeinträchtigt und die Unmittelbarkeit verunmöglicht.

Ein Arzt hat ganz besonders Mühe, seiner kranken Frau gegenüber natürlich zu sein. Das ist auch der Grund, warum so viele Ärzte unfähig sind, sie selber zu behandeln, während sie Kranke, die ihnen weniger nahe stehen, heilen.

Aus eigener Erfahrung weiß ich, daß man auf dem Weg, den Christus uns gewiesen hat, die Natürlichkeit wiederfinden kann. Er hat ihn selbst gezeigt, als er sagte, daß man wie ein Kind werden müsse, um ins Reich Gottes einzugehen. Natürliches Wesen kennzeichnet das Kind. Es kann natürlich sein sogar vor den Leuten, die es nicht sind und denen es hilft, es wieder zu werden. Die Geschichte vom «Kleinen Lord» ist eine Illustration dazu. In der Gemeinschaft mit Christus kann der Nervenkranke wieder eine kindliche Seele finden, eine ganz einfache, während sie doch vorher so kompliziert war. Er kommt heraus aus dem Kreislauf von Angst und Groll, er darf sich wieder den andern zeigen, wie er ist, ohne seine Schwächen zu verbergen, ohne Mitleid zu beanspruchen; er kann sein schweres Los, seine Empfindsamkeit und das Nichtverstandenwerden hinnehmen.

[1] Fr. Pastorelli. Servitude et grandeur de la maladie. Paris, Plon.

In der Gemeinschaft mit Christus steigt der Arzt von seinem Postament als Mann der Wissenschaft herab, tritt zu seinem Kranken als Mensch zum Menschen und steht wieder ganz natürlich vor ihm.

V. KAPITEL

## Kenntnis des Menschen

Einer der berühmtesten Ärzte unserer Zeit, Dr. A. Carrel, hat vor einigen Jahren ein Buch geschrieben, das höchste Beachtung gefunden hat: «L'homme, cet inconnu»[1]. Dr. Carrel ist Chirurg. Er hat die Dauerspülung mit Dakinscher Lösung eingeführt, eine Behandlung, die Unzähligen das Leben gerettet hat. Er ist auch der Mann des Laboratoriums, der die berühmten Versuche mit überlebendem Gewebe «in vitro» in der Rockefeller-Stiftung durchgeführt hat. In diesem Buche gibt er in großen Zügen einen Gesamtüberblick über die außerordentlichen Fortschritte, die die wissenschaftliche Technik für die Erforschung des Menschen ermöglicht hat. Aber sein Buch offenbart auch jene innere Not des Forschers, wenn er feststellen muß, daß das wahre Wissen um den Menschen sich allen Errungenschaften der Wissenschaft entzieht und daß das Rätsel Mensch immer weiter vor ihm zurückweicht.

Der einzige Weg der Wissenschaft ist der der Analyse, indem sie den Gegenstand ihrer Forschung bis ins kleinste zerteilt. Man stelle sich einen Kuchen vor; sie teilt ihn in zwei Stücke, dann in vier, in acht, in sechzehn usw. So kann sie immerwährend vorrücken, in kleine, allerkleinste Teile eindringen, ohne daß ihr Forschungsfeld sich dadurch tatsächlich erweitert. Mehr noch, es geht ihr dann wie uns, wenn wir ein Puzzle in seine fünfhundert Stückchen zerlegt haben: das Gesamtbild verschwindet. Das ist die Lage der heutigen Medizin. Sie hat den Sinn für den Menschen in seiner Ganzheit verloren. Das ist der Preis, den sie für ihren wissenschaftlichen Fortschritt bezahlt hat. Sie hat der Wissenschaft die Kunst geopfert.

Ihre Entdeckungen sind wahr, das heißt, sie bringen wirkliche und interessante Tatsachen ans Licht, aber sie führen nicht zu einer wahren Kenntnis des Menschen, denn diese ist synthetischer Art. Man kann

---

[1] Dr. A. Carrel, Paris, Plon. Deutsche Ausgabe: Der Mensch, das unbekannte Wesen. D. V. A. Stuttgart–Berlin.

den Menschen nicht verstehen durch bloßes Zusammenzählen aller analytischen Kenntnisse, die man von ihm hat, sondern nur, wenn man ihn in seiner Gesamtheit und Einheit erfaßt.

Es liegt mir fern, diese beiden Erkenntnisquellen einander gegenüberstellen zu wollen. Der ganze Sinn dieses Buches liegt im Gegenteil darin, zu zeigen, daß eine «Medizin der Person» aus dem Zusammenwirken dieser beiden Methoden besteht. Der wissenschaftliche, medizinische Hochschulunterricht ist eine gute Vorbereitung für den Mediziner zum analytischen Studium der physikalisch-chemischen, physiologischen und psychologischen Erscheinungen beim Menschen. Von einem Verzicht auf diese technischen Verfahren kann nicht die Rede sein. Oft bin ich in den letzten Jahren von Medizinstudenten, die sich auf die Ausübung einer Medizin für den Gesamtmenschen vorzubereiten wünschten, um Rat gefragt worden. Ich habe sie immer dazu aufgefordert, sich während ihrer Studienzeit an der Fakultät die gründlichsten wissenschaftlichen Kenntnisse anzueignen, die diese ihnen vermitteln kann. Aber zu allen diesen Kenntnissen muß der Arzt, der wirklich den Menschen verstehen will, eine persönliche Erfahrung geistiger Art hinzubringen. Im wesentlichen, schreibt Duhamel, besteht seine Kunst in einer «Unterredung mit dem Kranken allein», in einem Zwiegespräch zwischen Menschen, die sich nur im Geistigen wahrhaft verstehen können.

Denn der Mensch besteht nicht nur aus Körper und Seele. Er ist ein geistiges Wesen. Und es ist unmöglich, ihn zu kennen, wenn man seine letzte und tiefste Wirklichkeit einfach übersieht. Das ist ja die tägliche Wahrnehmung des Arztes in seiner Praxis. Keine physiologische oder psychologische Analyse ermöglicht es ihm, den unendlich komplexen Knäuel eines Lebens wirklich zu entwirren. Er wird inne, wie wenig seine Patienten sich selbst kennen, solang sie sich nicht vor Gott prüfen, wie nachsichtig sie die Augen vor ihren Fehlern verschließen, wie sehr ihr guter Wille durch die Umstände, die Entmutigung und die Gewohnheit in Schach gehalten wird, wie wenig Ratschläge imstande sind, ein Leben umzuwandeln, das von einem Geist des inneren Unfriedens hin und her getrieben wird.

Als ich den Entschluß faßte, alle meine Kräfte dieser tiefen Erkenntnis des Menschen zu widmen, erschien mir als erste notwendige Bedingung, jedem einzelnen meiner Patienten viel mehr Zeit zu schenken und darum nur eine beschränkte Zahl anzunehmen. Die Entwicklung unseres Berufes hat es mit sich gebracht, daß der moderne Arzt es immer eilig hat. Viele unserer Kollegen leiden unter diesem hastenden Dasein; allzu zahlreich defilieren die Kranken in ihrem Sprechzimmer, und oft hat der Arzt kaum genug Zeit, sie richtig kennen zu lernen. Die Entwicklung der Sozialversicherungen, die Standardisierung der ärztlichen Honorare haben viel dazu beigetragen. Aber eine Reform ist dringend nötig.

Denn gewisse Kranke sehen auf diese Weise sehr oft ihren Arzt oder sogar mehrere Ärzte, ohne Zeit zu haben, von den Krankheiten, an denen sie leiden, bis zu deren tiefen Ursachen vorzudringen. Eine klinische oder röntgenologische Untersuchung, eine Überprüfung im Laboratorium bestimmen die Diagnose. Sie bekommen Ratschläge und Medikamente. Sie werden nacheinander von vielen Krankheiten geheilt. Aber weshalb ihre Widerstandskraft geschwächt ist, weshalb sie nacheinander so viele Krankheiten «auflesen», warum sie nicht die Kraft haben, so zu leben, wie sie leben sollten, um gesund zu sein, das alles mit ihrem Arzt herauszufinden, haben sie selten Zeit.

Es braucht viel Zeit, um ein Leben verständnisvoll zu erfassen und dem Kranken zu helfen, sich selber zu verstehen.

In den Spitälern von Paris ist es mir seinerzeit aufgefallen; mit welch vollendeter Kunst die großen Meister, Erben der besten Traditionen der französischen Klinik, das Ausfragen ihrer Kranken durchzuführen verstanden. Es waren lange und ernste Befragungen, immer menschlich spannend und interessant, die die tiefen Tragödien des Lebens offenbarten; Fragen, die den Kranken «zum Reden brachten» und die ihn durch wohlwollendes Vertrauen veranlaßten, sich in seiner oft so bildhaften Sprache mitzuteilen; Gespräche, die sehr oft genügten, um eine sichere Diagnose zu stellen. Der Kliniker verfehlte dann nicht, dies zu unterstreichen mit der etwas boshaften Bemerkung, daß die «Herren vom Laboratorium» es nur noch bestätigen könnten.

Aber diese Befragungen gingen auch sehr oft über die Krankheitsdiagnose hinaus und erbrachten das Bild eines Lebens, zeigten, wo es einen falschen Weg gegangen war, warfen ein helles Licht auf die verborgenen Probleme, die eine entscheidende Rolle beim Ausbruch der Krankheit gespielt hatten.

So scheint mir die erste Aufgabe des Arztes die zu sein, die Bilanz eines Lebens aufzustellen. Früher beschäftigte mich, gerade infolge meines Eifers, den Menschen in ihren Schwierigkeiten behilflich zu sein, hauptsächlich die Frage, was ich zu ihnen sagen solle. Währenddem sie mit mir sprachen, sorgte ich mich, ob ich die Antwort auf ihre Lebensprobleme wisse. Heute weiß ich, daß es wichtiger ist, die Menschen teilnehmend anzuhören, als über meine Antwort nachzudenken. Und dieses Interesse ist kein erkünsteltes: es gibt nichts Fesselnderes, als ein Leben zu verstehen. Und oft hatte ich das Gefühl, daß das geduldige und teilnehmende Anhören dieser Berichte schon eine Behandlung bildete. Viele Kranke bekamen, noch ehe ich ihnen irgend etwas gesagt hatte, Klarheit über sich selbst und über die Dinge in ihrem Leben, die anders werden mußten, schon allein dadurch, daß sie ihr Leben einmal in seiner Gesamtheit an ihrem Geist vorüberziehen lassen mußten wie ein großes Wandgemälde. Soviele Leute werden in den Wirbel eines hastenden Lebens hineingerissen, ohne je weder die Zeit noch den Mut zu finden, einmal sich selber ins Gesicht zu sehen!

Und dann verlangt das verständnisvolle Erfassen eines Lebens, daß man sich Zeit nimmt zu besinnlichem Nachdenken. Der Arzt, der in seinem Tageslauf keine Gelegenheit mehr findet, sich zu sammeln, sein eigenes Innenleben zu pflegen, seine Sprechstunden im Gebet vorzubereiten und unter Gottes Geist an seine Kranken zu denken, kann ihnen unmöglich jene geistige Atmosphäre schaffen, in der allein die Tiefen der menschlichen Seele sich öffnen. Von seiner beruflichen Hingabe ergriffen, führt er ein ermüdendes und unbefriedigtes Leben, in dem es selten möglich ist, in einer ruhigen und eingehenden Aussprache seinem Patienten das zu geben, was dieser vor allem von ihm erwartet.

Und diese für eine Medizin, die den ganzen Menschen erfassen soll, so notwendige Atmosphäre verwirklicht sich nur da vollständig, wo der Arzt von seinem erhabenen Postament der Wissenschaft heruntersteigt, seinem Kranken als Mensch gegenübertritt und sich mit ihm in geistiger Gemeinschaft verbindet.

Ich werde dies deutlicher machen durch einen Fall von Zuckerkrankheit. Wir nennen den Patienten Ludwig. Er konsultierte mich eines Tages wegen geistiger Übermüdung, Gedächtnisschwäche, Herzklopfen und Atemnot. Eine Untersuchung des Urins ergibt das Vorhandensein von Zucker: 93 g in vierundzwanzig Stunden. Ich erkläre ihm, daß alle seine Störungen von der Zuckerkrankheit herrühren. Sehr befriedigt, «eine Diagnose gestellt» zu haben, führe ich meine Untersuchungen nicht weiter fort. Ludwig sagt mir zwar, er habe Geschäftssorgen, aber – wer hat keine?

Eines Tages werde ich dringlich zu ihm gerufen. Ich befürchtete ein Coma diabeticum, finde ihn aber in einer schweren moralischen Depression, in größter Erschöpfung und wenig zum Sprechen aufgelegt.

«Ich weiß nicht», sage ich dann, «in was für Umständen Sie sich augenblicklich befinden, aber ich weiß, daß es im Leben eines Menschen Stunden gibt, die Anlaß zu einer entscheidenden Wendung bieten können. Kritische Stunden, in denen er versucht sein kann, vor sich selber zu fliehen, eine neue Niederlage zu erleben, um andere Niederlagen zu verschleiern, oder aber Stunden, in denen er im Gegenteil den Anfang macht, mit sich selber wahrhaft ehrlich zu sein, mutig die Abrechnung seiner Fehler aufstellt, sie mutig wieder gut macht und mutig die Folgen auf sich nimmt, um ein völlig neues Leben zu beginnen.»

Ich erzähle ihm von meiner inneren Erfahrung, sage ihm, wie ich in der Gegenwart Gottes Klarheit über mich selbst bekommen habe, wie ich mir und andern uneingestandene Kompromisse eingestanden habe, wie ich die Kraft fand, damit aufzuräumen und Ordnung zu schaffen, um so eine Lebensqualität zu erwerben, die sich freilich Tag für Tag vor Gott noch läutern muß, die aber die Lösung meiner Lebensprobleme bringt.

Nun beginnt Ludwig sich langsam zu erschließen. Noch ganz jung hatte er seinen Vater verloren. Um seiner Familie beizustehen, hatte er sich in die Arbeit gestürzt. Tapfer hatte er alle Schwierigkeiten überwunden und Erfolg gehabt. Aber der unersetzliche Verlust seines Vaters hatte in seinem Leben eine unsägliche Leere hinterlassen. Durch den Erfolg war er ein verwegener Geschäftsmann und ein Genußmensch geworden. Als sich infolge Krankheit Geldschwierigkeiten einstellten, war die Versuchung da. Sein Prinzipal, der viel auf Reisen war, schenkte ihm Vertrauen. Ludwig hatte angefangen, sich Unregelmäßigkeiten zu Schulden kommen zu lassen und meinte immer, sie rechtzeitig wieder ins Reine bringen zu können. Aber das Loch wurde durch eine teuflische Verkettung der Umstände im Gegenteil immer größer. Von nun an war sein Leben nur noch Sorge, seelische Vereinsamung und Angst vor Entdeckung.

Zu dieser Zeit war Ludwig in meine Sprechstunde gekommen und hatte von mir erfahren, daß die funktionellen Störungen, an denen er litt, von der Zuckerkrankheit herrührten. Durch Jahre hindurch hatte ich ihn in körperlicher Hinsicht nach der klassischen Methode behandelt, bis zum Tag, wo eine weitere Verheimlichung des ungehörigen Geschäftsgebarens unmöglich wurde. Er benötigte jetzt einige tausend Franken, um seinen Prinzipal abzufinden, um die Klage, die Verhaftung, die Schande von sich fern zu halten.

Tief bewegt stand ich vor diesem Kranken, den ich lieb hatte, der schon so lange in meiner Behandlung war. Ich hatte sozusagen nur die eine Seite seines Lebens gesehen, und jetzt plötzlich entdeckte ich die andere.

Lange noch sprachen wir zusammen. Ich erzählte ihm aus meinem Leben, von meinen eigenen Verfehlungen. «Eine wahre Neugestaltung des Lebens», sagte ich zu ihm, «besteht nicht darin, glimpflich aus den Schwierigkeiten herauszukommen.» Wenn er sein Leben auf neuer Grundlage wieder aufbauen wolle, so könne ich ihm dabei helfen.

Vierzehn Tage später kam er in mein Sprechzimmer. Er war entschlossen, in seinem Innern völlige Klarheit zu schaffen. Er legte mir ein restloses Bekenntnis über sein Leben ab. Man wird begreifen, daß ich hierüber keine Einzelheiten erzähle, die ich übrigens zum größten Teil schon vergessen habe. Aber, da es sich hier um Heilkunde handelt, muß ich unbedingt hervorheben, wie sehr das Problem der Ursache seiner Zuckerkrankheit für mich dadurch erhellt wurde. Ausschweifungen und Zuchtlosigkeiten hatten Jahre hindurch die Krankheit vorbereitet, physisch und psychisch. Aus einem Fall wie dem vorliegenden ermesse ich die Oberflächlichkeit der Auskünfte, die uns das übliche Ausfragen der Kranken bringt. Es brauchte eigentlich eine wahre Generalbeichte eines jeden von ihnen, damit der Arzt eine richtige Einsicht bekäme in die wirklichen Ursachen der Krankheiten.

Als Ludwig an jenem Tage mein Sprechzimmer verließ, war er in Wahrheit Christus begegnet und hatte Gottes Gnade erfahren. Er war jetzt bereit, vor den menschlichen Richter zu treten. Er begriff, daß die erste Kundgebung eines neuen Lebens, von nun an auf Wahrhaftigkeit gegründet, darin bestehen müsse, die Folgen seiner früheren Verfehlungen auf sich zu nehmen.

Zu dieser Zeit wurde er verhaftet.

Als ich ihn im Gerichtssaal wieder sah, konnte ich dem Richter die Erklärung abgeben, daß ich in die gründliche Erneuerung dieses Lebens Vertrauen habe.

Der bedingte Strafaufschub gab ihm die Freiheit wieder. Dann kam die lange Prüfungszeit der Arbeitslosigkeit und der Not; denn die menschliche Gesellschaft macht denen, die Fehler begangen haben, den Wiederaufbau ihres Lebens nicht leicht. Aber dieser Mann ohne Heim, ohne Mittel und ohne Arbeit wuchs innerlich mit jedem Tag. Es ging nicht lange, so half er andern Menschen, mutig die Lösung ihrer Schwierigkeiten zu finden.

So wandte ich mich eines Tages an ihn für einen Patienten, den ich hier Markus nenne. Er war ein Deprimierter und litt an schrecklicher Schlaflosigkeit, die selbst starke Opiumdosen nicht zu beheben vermochten. Schon mehrmals hatte er, infolge nervöser Erschöpfung, seine Arbeit unterbrechen müssen. Er litt an äußerst schmerzhaften Magenkrämpfen, die auch der striktesten Diät nicht weichen wollten.

Ich hatte eine lange Unterredung mit dem behandelnden Arzt, der ihn schon seit Jahren kannte. Er setzte mir auseinander, daß dieser Kranke eigentlich das Opfer seiner allzu peinlichen Gewissenhaftigkeit sei. Als musterhafter Angestellter und Ehemann legte er in seine Arbeit einen Eifer, der zur Überarbeitung führte.

Als Angestellter einer Verwaltung war er in «Stoßzeiten» jeweilen am Monatsende besonders müde. Die Versetzung in einen andern Dienstzweig und mehrere Ferienurlaube brachten seinem Gesundheitszustand keine merkliche Besserung.

Lange sprach ich mit Markus von meinen Erfahrungen auf dem Gebiete der Nervenstörungen, die öfter, als man meint, mit Lebensproblemen in Beziehung stehen. Als ich von geheimen Tragödien sprach, verbarg er seine Erregung nicht mehr. Seine anormalen Verdauungserscheinungen wurden schlimmer, und er konnte jetzt überhaupt nicht mehr schlafen. Ich war nahe daran, selbst zu zweifeln, ob der Weg, den ich mit ihm eingeschlagen hatte, auch der richtige war.

Zu dieser Zeit bat ich nun meinen früheren Patienten Ludwig, Markus aufzusuchen und ihm sein Erlebnis mitzuteilen.

Eine Stunde später kam Ludwig wieder zurück, selbst ganz bestürzt und in höchster Ergriffenheit. Kaum hatte er nämlich den Hauptpunkt seiner Geschichte berührt, den seines ungehörigen Geschäftsgebarens, als Markus ihn auch schon an der Kehle packte und schrie: «Hören Sie auf! Das ist nicht Ihre Geschichte, die Sie da erzählen! Das ist ja meine! Woher wissen Sie, daß ich meine Verwaltung hintergangen habe? Schweigen Sie doch! Es ist entsetzlich!»

Aber Ludwig hatte seine eigene Geschichte ruhig weiter erzählt, sowohl die unseres Zusammentreffens, als auch die seiner Befreiung, wo er sich entschlossen hatte, sein Leben fortan auf den Boden der Wahrhaftigkeit zu stellen und auf sich zu nehmen, daß seine dunkle Vergangenheit ans Licht komme.

Markus war jetzt ein armer, gebrochener Mann. Ich fand ihn wieder, den Kopf in die Hände gestützt, weinend. Still näherte ich mich ihm. Mit schwacher Stimme sagte er zu mir: «Ach! Wenn ich Ihnen nur nie begegnet wäre! Nun bin ich ein verlorener Mensch!»

Ich redete dann mit ihm von Jesus Christus, der sich immer denen naht, die sich sehen, wie sie sind. Wir sprachen kaum ein Wort. Ich weiß nicht mehr, was wir zueinander gesagt haben. Aber eine halbe Stunde später lag er auf den Knien, stellte sein Leben Gott anheim und stand strahlend wieder auf.

Die nächsten Tage waren noch schwer. Ludwig stand ihm bei, auch andere Freunde taten es. Bald entstand ein neues Leben in diesem Heim, das so lange unter dem schrecklichen Geheimnis gelitten hatte, dem Geheimnis, das den Mann verzehrt und die Gatten getrennt hatte.

Ein Sprichwort sagt, drei Menschen dürfe man nichts verbergen: dem Priester, dem Arzt und dem Advokaten! In Tat und Wahrheit gibt es recht wenig Leute, die selbst vor dem Priester, dem Arzt und dem Advokaten nichts verheimlichen!

Wenn ich das, was ich früher über das Leben meiner Kranken wußte, vergleiche mit dem, was ich darüber weiß, seitdem ich mit ihnen eine wahrhafte Geistesgemeinschaft pflege, werde ich mir bewußt, daß nur vor Gott die gewaltigen Widerstände fallen können, die einen Menschen daran hindern, seine Fehler offen zuzugeben, sogar dem Arzt.

Man kann sich leicht vorstellen, was für ein ganz neues Licht eine solche Kenntnis des Menschen auf die Entstehungsgeschichte der Krankheiten, sogar der organischen, wirft. Denn der Mensch, Geist, Seele und Körper, ist eine Ganzheit. Was er in seinem Körper erlebt, entspricht dem, was er in seiner Seele, und auch dem, was er in seinem Geiste erlebt. Jedermann weiß, was man unter Körper versteht. Ich muß die Unterscheidung zwischen Seele und Geist klar legen. Die Seele, die $\psi\nu\chi\dot{\eta}$, ist der Gegenstand der Psychologie: Wille, Intelligenz, Gefühl, Moral, usw. Der Geist drückt sich in all diesem aus, und auch im Körper, aber er ist weder die Seele noch der Körper. Er gehört zur persönlichen Beziehung des Menschen zu Gott und gestaltet die Seele und den Körper kraft dieser Beziehung. Die Schwierigkeit, ihn zu erfassen, entspringt dem Umstande, daß man sich, wenn man von ihm reden will, derselben Sprache bedienen muß, in der man die Regungen der Seele ausdrückt. Seinem Wesen nach ist er nicht in Worte zu fassen und ist nur durch die innere Erfahrung zu erkennen. Man kann Psychologie treiben, sogar moralische und religiöse Psychologie, theologische Fragen erörtern, ohne dabei das Gebiet des Geistes zu berühren. Man gelangt erst dazu in der Begegnung mit Gott.

Nun sind diese drei Realitäten, der Körper, die Seele und der Geist, nicht etwa drei Elemente, die, nebeneinandergestellt, den Menschen ausmachen; sie sind nur drei Aspekte derselben Einheit, des Menschen. Carrel unterstreicht den Irrtum, der in einer mechanistischen Auffassung des Menschen besteht, die ihn gleichsam als eine Gesamtheit von Einzelstücken ansieht, deren Zusammensetzung eine komplizierte Maschine bildet. Vom ersten Augenblick an, wo er noch aus einer einfachen Zelle besteht, ist der Mensch bereits eine Einheit. Welches auch die spätere Differenzierung seiner Gewebe, seiner Funktionen und seiner Fähigkeiten sein mag, er bleibt eine Einheit.

So erscheint das so oft erörterte Problem der Beziehungen zwischen Seele und Körper als ein durch unsere Intelligenz künstlich erschaffenes. Diese unterscheidet willkürlich, weil ihre analytische Arbeit es erfordert, verschiedene Aspekte dieser Einheit Mensch, um nachher sich die Frage zu stellen, welches ihre gegenseitigen Beziehungen seien. Die philosophischen Theorien, die man darüber aufgestellt hat – die übrigens alle unbefriedigend sind –, nämlich materialistischer Monismus, spiritualistischer Monismus, Dualismus, stehen alle im Gegensatz zur christlichen Auffassung des Menschen, derjenigen der Inkarnation, «daß nämlich die menschliche Seele sich nur vollständig definieren läßt in ihrer Bezogenheit auf den Körper, den sie beseelt, und mit dem sie eine wirkliche und wesentliche Einheit bildet».[1] Es gibt keine Seele, sie sei denn in einem Körper, wo sie sich äußert und kundtut. Desgleichen gibt es auch keinen Körper, er sei denn von einer Seele belebt. Und ebenso wenig gibt es einen Geist, der nicht in einem Körper und in einer Seele eingeboren wäre, und es gibt nicht Körper und Seele ohne Geist, das heißt ohne persönliche Bezogenheit auf Gott.

Trotz unseres Bestrebens, in unseren Erforschungen des Menschen sachlich zu sein, können wir es nicht vermeiden, sie gegensätzlich auszulegen, je nach unseren Anschauungen. Der Arzt, der nur an die materiellen Faktoren glaubt, erforscht bei einem Tuberkulösen zum Beispiel die physischen Faktoren seiner Krankheit: Vererbung, Ansteckung, Zeichen von Brustfellentzündung usw. ... Er macht sich auf diese Weise eine körperliche Vorstellung von den Ursachen der Krankheit. Der Mediziner, der an die psychologischen Faktoren glaubt, fügt diesen Untersuchungen noch die Erforschung der Seele seines Kranken bei. Er stellt dadurch seelische Faktoren, psychische Komplexe fest und macht sich so eine vollständige Vorstel-

[1] A. D. Sertillanges. Saint Thomas. Paris, Alcan.

lung der Krankheitsentstehung. Der Arzt, der an den Geist glaubt, entdeckt, daß die geistige Entwicklung seines Patienten mit seiner psychischen und physischen Entwicklung zusammenhängt. Er konstatiert, daß physische und psychische Störungen eine Auswirkung der inneren Störungen in der persönlichen Beziehung des Menschen zu Gott sind.

Die physischen Probleme eines Lebens entsprechen seinen psychischen Problemen, und diese beiden Kategorien von Problemen entsprechen seinen geistigen Problemen. Man kann den Körper nicht behandeln, ohne auch die Seele und den Geist zu behandeln. Es gibt keine körperliche Erneuerung eines Lebens ohne ethische Erneuerung. Es gibt keine ethische Erneuerung ohne geistige Neuwerdung.

Somit erheischt die Erforschung eines Lebens außer einer geduldigen Anamnese eine eingehende körperliche, seelische und geistige Untersuchung. In der Praxis bediene ich mich bei jedem Kranken eines von mir zusammengestellten Fragebogens über den Allgemeinzustand; er enthält die erblichen und persönlichen Belastungen, die Untersuchung jedes einzelnen Organs, die Untersuchungen im Laboratorium, die psychologischen, anthropometrischen, physiognomonischen, graphologischen Aufzeichnungen usw., dazu die Geschichte der geistigen Entwicklung des Kranken. Diese Übersicht erleichtert die Gesamtuntersuchung jedes Patienten. So verfährt man meistens in den Spitälern, aber man verzichtet allzu leicht wieder darauf, um Zeit zu gewinnen.

Die Leibnizische Lehre vom Körper als Abbild der Seele kommt mir in der täglichen Praxis oft wieder in den Sinn. Wir bemerken fortwährend körperliche Haltungen, die wie Symbole der seelischen Haltung erscheinen. Dies bildet übrigens die Grundlage zu den Studien über menschliche Morphologie, von der später noch die Rede sein soll.

Da ist ein Töchterlein, Ginette. Wegen einer unbedeutenden Krankheit werde ich zu ihr gerufen und konstatiere eine ausgesprochene Wirbelsäulenverkrümmung, die übrigens der Schularzt bereits bemerkt hat. Er hat sie deshalb zu einem Orthopäden geschickt, der ihr ein Lederkorsett angefertigt hat. Röntgenbilder zeigten, daß keine Verletzung der Wirbelsäule vorlag. Der Arzt bedeutete ihr: «Du hältst dich schlecht; du mußt dich aufrichten; siehst du, wir müssen dir jetzt eine Apparatur anlegen, damit deine Lungen nicht noch mehr zusammengedrückt werden.»

Ich spreche dann mit der Mutter, denn mich beunruhigt die Frage: «Wie kommt es, daß dieses Kind sich so krumm hält?»

Ich erfahre, daß es zwischen den Eltern sehr schlimm steht. Der Vater macht daheim schreckliche Szenen. Nicht genug damit, daß er seine Wut an seiner Frau ausläßt, er mißhandelt auch seine Kinder. Und sein Töchterchen hat eine furchtbare Angst vor ihm. Sie wagt es nicht mehr, mit ihm zu reden, und zieht sich in ihren Winkel zurück wie ein zu Tode gehetztes Tier.

Da begriff ich mit einem Male, daß die Körperhaltung dieses Kindes nur der Reflex seiner durch die Angst bedingten seelischen Haltung war. Anstatt sich in jugendlicher Freude zu entfalten, mit erhobenem Kopf und frei atmenden Lungen, schrumpft es angstgeknickt zusammen. Betrachtet einmal die Leute im Leben und seht, wie sehr ihre Haltung, ihr Gang, ihre Art, hinzustehen und sich zu setzen, ihren Seelenzustand widerspiegeln.

Alle jene falschen Haltungen, jene Körper, die sich verbiegen, weil die Seelen verschlossen sind, haben einen größeren Einfluß auf die Gesundheit, auf die freie Betätigung der Atmungsorgane, auf die Lebensenergie und die körperliche Widerstandskraft, als wir denken. Aber sie werden nicht etwa einfach durch Lederkorsette, durch Ermahnungen oder durch Turnübungen verbessert; sie brauchen eine Heilkunde, die neben all dem die Lösung der Lebensprobleme verfolgt.

Die Arbeiten der Psychoanalytiker haben unzählige andere Darstellungen von dieser Projektion der Seele auf den Körper gegeben. Das ist der Sinn der Symptome bei den Neurosen. Eine hysterische Lähmung ist der Ausdruck einer Weigerung, im Leben weiterzugehen.

Ebenso sind Körper und Seele ein Symbol des Geistes, der Haltung des Menschen Gott gegenüber.

Während aber das Studium des Körpers und der Seele sich auf analytischen, technischen und sachlichen Wegen vollzieht, entzieht sich dasjenige des geistigen Wesens jeder äußerlichen Erforschung. Und darum ist dies der Schlüssel zur synthetischen Erkenntnis des Menschen.

Gott hat einen Plan für jeden Menschen. Nach diesem Plan zu leben, bedeutet das normale Leben des Menschen. Sich davon körperlich, ethisch oder geistig zu entfernen, das habe ich als Lebensfehler bezeichnet, die auf den Gesundheitszustand eine verhängnisvolle Rückwirkung haben. Die Aufgabe des Arztes besteht also darin, dem Menschen zu helfen, den Plan Gottes für sein Leben zu erkennen, damit er so sein normales Leben verwirklichen kann.

«Die materialistischen Lehren», schrieb Claude Bernard, «sind ein Irrtum, denn es besteht etwas wie ein im voraus gezeichnetes Bild von jedem Wesen, von jedem Organ ...»[1]

Bewußt oder unbewußt beurteilen wir stets die kleinsten Vorgänge in Beziehung auf einen Endzweck philosophischer Ordnung. In der bürgerlichen Gesellschaft ist dieser Endzweck das Vernünftige, die Nützlichkeit, die Behaglichkeit. In der normalen Gesellschaft wird es dann der Wille Gottes sein. Wenn die Medizin die Erforschung des Planes Gottes zum Hauptgegenstand für jedes Leben macht, so wird sie dazu beitragen, diese normale Gesellschaft aufzubauen.

Nun sind aber die Menschen sehr verschieden voneinander. Alle die, die seit Pythagoras sich bestrebt haben, das Leben der Menschen zu verbessern, haben diese Verschiedenheit zum Gegenstand ihrer Studien gehabt. Denn wenn Gott uns so ungleich erschaffen hat, so hat er zweifellos für jeden von uns einen andern Lebensplan. Wenn der Hammer des Schmieds dem des Tapezierers oder dem des Zimmermanns nicht gleicht, so liegt es eben darin, daß ihre Bestimmung verschieden ist. Aber der Mensch ist ein lebendiges Wesen, sodaß auch sein Temperament teilweise durch sein Verhalten bestimmt ist. So zeigt zum Beispiel ein Verdauungstypus deutliches Vorherrschen des Bauchsegmentes über die andern Körpersegmente. Wir können darin eine eingeborene Tendenz erblicken, die ihn zu gastronomischen Exzessen und zur Trägheit prädisponiert hat. Wir können darin ebenso gut die morphologischen Folgen seiner unmäßigen Eßlust und seiner Neigung zu sitzender Lebensweise erblicken.

So vermischen sich im Temperament Faktoren, die von Gott her stammen, mit solchen die aus Lebensfehlern entspringen. Wenn sich der Mensch in der Stille sammelt, unterscheidet er das, was in seinem Temperament von Gott her kommt und als solches angenommen werden muß, von dem, was von seinen Lebensfehlern herrührt und berichtigt werden muß.

Diese Gedanken haben mich zu Untersuchungen über die Temperamente geführt, auf die ich jetzt eintreten will. Ich erhebe keinen Anspruch, hier eigene Ansichten zu bringen; denn die statistischen Tatsachen, die ich bis jetzt zusammen getragen habe, sind noch zu unbedeutend. Ich werde mich damit begnügen, die hauptsächlichsten

[1] Claude Bernard. Leçons sur les phénomènes de la vie communs aux animaux et aux végétaux. Paris, Baillaire, 1879.

Klassifizierungen der Temperamente, die bis dahin gemacht worden sind, ihre Übereinstimmungen darzustellen und einige Bemerkungen anzubringen über ihre Anwendungsmöglichkeit in der Medizin des gesamten Menschen.

VI. KAPITEL

## Die Temperamente

Die Schwierigkeit einer Einteilung der Temperamente ist bei jeder biologischen Einteilung gleich. «Dies gab zu dem Ausspruch Anlaß», sagt Schreider, «daß der Gattungsbegriff zur Bequemlichkeit der Gelehrten geprägt worden sei und daß es in Wirklichkeit nur Einzelwesen gebe.»[1] Entweder verfällt man zu stark einem Schema, wobei man die unendliche Verschiedenheit der Menschen auf eine kleine Anzahl von Typen zurückführt, oder man läßt eine so große Zahl von Typen zu, daß die Einteilung praktisch unbrauchbar wird.

Schon Hippokrates war beeindruckt von dem Vorherrschen bestimmter Körpersegmente und hatte vier grundlegende Temperamente aufgestellt, die mit den vier «Elementen» der antiken Wissenschaft übereinstimmen:

Das cholerische Temperament (C) mit dem Vorherrschen des Muskel-Knochensystems und der Gliedmaßen in Bezug auf den Rumpf, das dem Element «Feuer» und dem Körpersaft Galle und dem vornehmlich motorischen Verhalten entspricht.

Das melancholische Temperament (M) mit dem Vorherrschen des Nervensystems und des Kopfsegmentes im Vergleich zum Rumpf, das dem Element «Erde» und dem Körpersaft der schwarzen Galle und dem vornehmlich sensitiven Verhalten entspricht.

Das sanguinische Temperament (S) mit dem Vorherrschen des Atmungs- und Zirkulationssystems und des Brustsegmentes, das dem Element «Luft» und dem Körpersaft Blut und dem vornehmlich expansiven Verhalten entspricht.

Endlich das phlegmatische Temperament (P) mit dem Vorherrschen des Verdauungssystems und des Bauchsegmentes, das dem Element «Wasser» und dem Körpersaft Lymphe und dem vornehmlich passiven Verhalten entspricht.

[1] Schreider. Les types humains. Paris, Hermann, Coll. Act. scient. et industr., Bd. 1. Les types somatiques, S. 7.

Diese Einteilung bleibt die beste, was immer man auch denken mag von der in jener Zeit geltenden Lehre von den «Elementen» und Körpersäften. Der Beweis dafür ist, daß zahlreiche Autoren mit ganz unbedeutenden Varianten ziemlich die gleichen Typen beschreiben.

Um nicht in allzu lange technische Ausführungen einzutreten, verweise ich den Leser auf die Arbeiten von Hallé, F. Thomas, de Giovanni, L. Rostan, Viola und seinen Schüler Pende, Allendy[1], Sigaud und seine Schüler Thooris[2] und Mac Auliffe[3], Biot[4], Carrel[5], Schreider[6], Corman[7] und Kretschmer[8].

Der Leser sieht, daß mit einigen Abstufungen alle diese Einteilungen größtenteils mit der hippokratischen übereinstimmen, oder doch nahezu, was deutlich darauf hinweist, daß sie der Wahrheit ziemlich nahe kommen.

Carton hat es unternommen, die Einteilung des Hippokrates wieder zu Ehren zu bringen; er belegte sie mit zahlreichen klinischen Beobachtungen, psychologischen und philosophischen Betrachtungen und morphologischen Untersuchungen. Ich kann den Leser nur auf sein Werk verweisen: Diagnose und Führung der Temperamente[9], sowie auch auf seine Abhandlung über die Naturheilkunde. Sein Verdienst ist es, den Betrachtungen der allgemeinen Morphologie, auf die ich gleich noch zurückkommen werde, eine Reihe klinischer Zeichen von jeder Temperamentsrichtung hinzugefügt zu haben, so daß die objektive Diagnose erleichtert wird. Er hat in gleicher Weise dafür die physiognomischen, chirologischen und graphologischen Angaben gemacht. Ich habe seit etwa drei Jahren diese Darlegungen systematisch geprüft, und für den Großteil der aufgestellten Punkte bestätigte meine Erfahrung die Cartons. Er hat übrigens für jede Grundrichtung des Temperaments nicht nur die physischen Zeichen, sondern auch die dominierenden Qualitäten, die häufigsten Mängel, auch die Berufe und Milieus, die zu ihnen passen, angegeben.

[1] Allendy. Les tempéraments. Paris, Vigot, 1922.
[2] A. Thooris. Médecine morphologique. Paris, Doin, 1937.
[3] L. Mac Auliffe. Les tempéraments. Paris, n. r. f.
[4] Biot. Le corps et l'âme. Chap. II. Paris, Plon.
[5] Carrel. L'homme, cet inconnu. Paris, Plon. – Der Mensch, das unbekannte Wesen. Deutsche Verlags-Anstalt, Stuttgart-Berlin.
[6] Schreider. Les types humains. Paris, Hermann, Coll. Aet. scient. et industr.
[7] Louis Corman. Visages et caractères. Paris, Plon, 1932.
[8] E. Kretschmer. La structure du corps et le caractère, Paris, Payot, 1930. Körperbau und Charakter. Berlin, Julius Springer, 1922.
[9] Paul Carton: Diagnostic et conduite des tempéraments. Brévannes, 1926.

So kommt es, daß für Carton der Choleriker (C) Bewegung und Märsche braucht, der Melancholiker (M) Gesellschaft und ein Ideal, der Sanguiniker (S) frische Luft und weiten Raum, der Phlegmatiker (P) Wasser und Einsamkeit. Er macht ihr gegensätzliches Verhalten klar, wenn er sagt, daß der C entscheidet, ausführt und mitreißt, während der M sucht, kombiniert und antreibt, der S erfindet, entdeckt und in Bewegung setzt und der P vergleicht, anpaßt und bremst. Der C unternimmt, der M ereifert sich, der S läßt sich hinreißen und der P verharrt. Der C organisiert, der M denkt, der S improvisiert und der P formuliert genau. Der C durchforscht, der M überprüft, der S schweift und der P betrachtet. Dem C kommt man bei durch Festigkeit, dem M durch Vernunftsgründe, dem S durch das Gefühl und dem P durch Milde. Der C braucht Einfügung, der M Ruhe, der S Maß und der P Antrieb ...[1]

Es ist eines der großen Verdienste Cartons, eine einfache Bezeichnung für die Grenzfälle erfunden zu haben. So ist ein CMSP, der für Carton einen vollkommenen männlichen Typus darstellt, ein Typus, der in erster Linie die Tendenzen eines Cholerikers aufweist, weniger betont die Tendenzen des Melancholikers, noch weniger deutlich die Tendenzen des Sanguinikers und in bescheidenem Maß (aber nicht fehlend) diejenigen des Phlegmatikers. Der weibliche Typus dagegen ist für Carton der MPCS.

So vereinigt zum Beispiel auch der CS die Entschlußkraft des C mit dem Schwung des S. Es wird dies ein Chef voll Initiative und Autorität sein. Aber seine Gefahr wird der Absolutismus und die Impulsivität sein; es wird ihm an Überlegung (M) und Geduld (P) fehlen. Ich könnte die Beispiele vervielfachen; die klinischen Fälle, die ich später anführe, sollen diese allgemeinen Betrachtungen praktisch illustrieren.

Der Hauptirrtum von Carton scheint mir der zu sein, daß er unter der gleichen Bezeichnung M den Intellektuellen und den Sensitiven nicht auseinander hält. Beide erscheinen in der Praxis als sehr verschieden. Der wirklich abstrakte, kalte Intellektuelle ist absolut nicht sensibel, während der sensible M, den Carton als prädisponiert für intellektuelle Arbeit bezeichnet, es häufig nicht ist. Mir scheint, daß der Intellektuelle der Kombination CM entspricht, und der Sensible, der Künstler, der Kombination SM oder PM.

Noch muß ich einige Angaben über die morphologischen Merkmale des Temperamentes machen. Die Maße, die ich systematisch

[1] Paul Carton, S. 30. ib.

nach Carton anwende, sind: das Gewicht, der Leibesumfang, die Spannweite der Arme, die Rumpfhöhe, die Höhe der Brustbeingabelung, diejenige der Basis des Xiphoidfortsatzes, die Armlänge, die Kraft am Dynamometer, der Brustumfang, die Kopfdurchmesser und der Halsumfang.

Diese Messungen ermöglichen es, die Hauptbeziehungen zwischen den Körpersegmenten herzustellen: beim Mann ist die Spannweite der Arme durchschnittlich um 4 cm größer als die Körperhöhe (bei der Frau um 1 cm). Die untere Gliedmaße beträgt fünfundachtzig Prozent des Rumpfes, Kopf- und Bauchsegment sind gleich groß und 12 cm länger als der Thorax.

Eine größere Spannweite der Arme ist ein Zeichen von Ausdauer. Beim Choleriker sind die Gliedmaßen länger, beim Melancholiker der Kopf, beim Sanguiniker der Thorax, beim Phlegmatiker der Bauch.

Alle diese Zeichen und Verhältnisse verlangen, wohlverstanden, eine kritische Deutung, auf deren Einzelheiten ich hier nicht eintreten kann.

Das Gesicht anderseits gibt wertvolle Hinweise für die Bestimmung des Temperamentes. Das obere Gesichtssegment, oberhalb der Nasenwurzel, überwiegt bei den M, das mittlere Segment, Nase und Wangen bei den S, das untere Segment bei den P, und das Gleichmaß der drei Segmente deutet auf ein Temperament C hin. Dieses letztere hat ein rechteckiges oder viereckiges Gesicht, der M ein dreieckiges mit oberer Grundlinie, der S ein sechseckiges und der P ein ovales Gesicht.

Der Gesichtsausdruck ist unruhig beim M, hart beim C, lebhaft beim S und weich beim P usw.

In gleicher Weise gibt auch die Hand zahlreiche Anhaltspunkte, wie etwa die Handlinien, die von den gewohnheitsmäßigen Gebärden abhängen. Das Verhältnis der Finger zum Handteller entspricht deutlich demjenigen des Gesichts zum Schädel[1].

Der P hat eine dicke, massige Hand, weich und unmodelliert, der S hat eine fleischige Hand mit stark entwickeltem Daumenballen, der M hat eine lange dreieckige Hand mit knotigen Fingern, und der C eine rechteckige Hand mit dicken Fingern und viereckigen Beeren. Das Fingerendglied des P ist stark nach rückwärts krümmbar.

Schließlich bringt noch die Graphologie wertvolle Angaben, die ich hier nicht entwickeln kann; denn es ist zwecklos, es nur in solcher Kürze zu tun.

[1] L. Corman, loc. cit., S. 153.

Alle diese Untersuchungen beruhen auf der Tatsache, daß unser Verhalten, unsere Gesten, unsere Gewohnheiten und unser Gemütszustand eine andauernde Rückwirkung auf unsern Körper haben, den sie gewissermaßen formen. Und umgekehrt hat unsere Morphologie ebenfalls einigen Einfluß auf unser Verhalten. Ich habe dies weiter oben angedeutet bei der Symbolik der Seele im Körper.

Dies alles trifft für die ausgeprägten Typen zu, und Mac Auliffe betont mit Recht die Schönheit der eindeutigen Typen, die «uns Sicherheit verleihen über die Zuverlässigkeit ihrer Konstruktion»[1]. Indessen begegnet man in der Praxis häufiger den komplexen, ja selbst widersprechenden Typen wie zum Beispiel einem runden Körper mit flacher Hand. Diese morphologischen Gegensätzlichkeiten deuten auf einen innern Kampf zwischen den sich widersprechenden Tendenzen. Ich erinnere mich an eine junge Frau, deren Befunde paradox waren. Ihre Natur, statt wie ein Fluß ihrem regulären Lauf zu folgen, schien sich an den Hindernissen zu brechen, gleich einem Wildbach an seinen Verbauungen. Die eingehende Untersuchung ihres Lebens bestätigte diese Annahme.

Das Studium der Temperamente eröffnet interessante Ausblicke, die man die Heilkunde für Gesunde nennen könnte. «Vorbeugen ist besser als heilen», hört man immer wieder sagen. Und dennoch sehen die Ärzte selten Gesunde. Denn die meisten Menschen suchen sie erst auf, wenn sie Angst haben: Angst vor Krankheit, Gebrechlichkeit oder Tod. Ich habe in den letzten Jahren eine wachsende Zahl Gesunder zu mir kommen sehen. Das Motiv ihrer Konsultation war ein ganz anderes. Aus Liebe zu Gott, aus dem Wunsch, ihm zu gehorchen und ihre besten Kräfte und ihre Gaben ihm zur Verfügung zu stellen, versuchten sie, sich besser kennen zu lernen, um ihr Leben, ihr Verhalten, ihre Ernährung und ihre Ruhezeit nach seinem Plan besser einzuteilen. Es ist eine Freude für den Arzt, einem solchen Gesunden helfen zu können, seine Gesundheit und seine soziale Leistung noch zu erhöhen! Es heißt dies, wenn ich so sagen darf, ihm helfen, eine zweckmäßige Gesundheit aufzubauen; nicht eine Gesundheit, um nicht krank zu werden, sondern eine Gesundheit, um besser dienen zu können. Es ist auch eine Freude für den Arzt, hie und da einen gut gebauten Menschen voller Möglichkeiten anzutreffen; während unserer Studien und in der Praxis sehen wir fast nie einen normalen Menschen.

Michael nenne ich einen von denen, die ich in den letzten Jahren

---

[1] Mac Auliffe, loc. cit., S. 87.

untersucht habe. Er ist der Typus des «Schnelligkeitsathleten». Michael hat eine Spannweite der Arme, die seine Körperlänge um 9 cm übertrifft, einen Skelettindex von 96. Er ist der schmale, harmonische, langlinige Typus. Der normale Mensch ist schön. Dieser qualitative Begriff der Schönheit ist die medizinisch-soziale Norm des Altertums gewesen. Als die Wissenschaft analytisch zu werden begann, hat sie in den Laboratoriumszahlen die quantitativen Normen der Gesundheit gesucht. Ein Mensch, der diese zweckmäßige Gesundheit findet, die ihm die Lösung seiner Lebensprobleme und die geistige Entfaltung bringt, ist schön, welchem morphologischen Typus er auch immer angehöre. Mac Auliffe hält mit Recht daran fest: Schönheit sei ein Zeichen von Gesundheit.

Michael zeigt ein harmonisches Temperament: CMSP, der männliche Typus von Carton. Er hat sein Leben Gott geweiht und führt ein abenteuerreiches Wanderleben in seinem Dienst. Einen Menschen zu ermutigen, indem man ihm den Reichtum seiner Gaben zeigt, damit er sie fruchtbringend anwendet, ist ebenso wichtig, wie seine Fehler zu korrigieren.

Eine interessante Einzelheit, auf die sowohl Carton als auch Thooris und Mac Auliffe immer wieder hinweisen, ist die Entwicklung des Kindes: im Säuglingsalter ist das Kind fast nur eine Verdauungsröhre, unempfindlich für die Dinge der Außenwelt; dies ist das Verdauungsalter oder P. In der zweiten Hälfte der Kindheit entwickelt sich der Thorax, das ist das Atmungsalter oder S. Im Jünglingsalter, dem undankbaren Alter, verlängern sich die Gliedmaßen; das ist das Muskelalter oder C. Endlich erwachsen, findet der Mensch seine völlige Hirnentwicklung und seine soziale Entfaltung; das ist das Hirnalter oder M.

In gleicher Weise sind der P und das Kleinkind hauptsächlich Verdauungsstörungen unterworfen, der S und das Kind den Erkrankungen der Atmungswege, «lymphatischen Schwellungen» usw. der C und der Jüngling den Knochen- und Gelenkerkrankungen, schließlich der M und der Erwachsene den Nervenerkrankungen. Der S verlegt seine Sorgen auf das Zirkulationssystem und verursacht einen zu hohen Blutdruck, während der M an nervösen Depressionen leidet, der C an Rheumatismus und der P an Verdauungsstörungen.

Die S, sagt Hippokrates, sind «mehr krank im Frühling», die M «mehr im Herbst». Bei den C «verursachen große Temperaturwechsel zum warmen Wetter in den verschiedenen Jahreszeiten viele Krankheiten». Und die P «sind während des Winters und des Frühlings den

Krankheiten mehr ausgesetzt ..., im Greisenalter und schon vorher sind sie gebrechlich»[1].

«Man fällt nach der Seite, nach der man sich neigt», sagt Peter, und Mac Auliffe fügt hinzu: «Das Studium des Temperaments gibt uns genaue Auskunft über unser Schicksal, unsere Fähigkeiten und über unsere Schwächen.»[2]

Cartesius schreibt daher: «Der Geist hängt so stark vom Temperament und der Veranlagung der Körperorgane ab, daß man, wenn es je möglich wäre, irgend ein Mittel zu finden, das die Menschen insgesamt weiser und geschickter machen würde, als sie bisher gewesen sind, dieses meines Erachtens in der Medizin suchen müßte.»[3]

Aber es würde in diesem Buche zu weit führen, wenn ich an Hand der technischen Fortschritte durch die Wechselbeziehungen zahlreicher Fälle zeigen wollte, was das Studium der Temperamente für die tägliche medizinische Praxis mit sich bringt. Ich verweise auf die Arbeiten der Autoren, die ich zitiert habe. Die Ausblicke, die sie auf die Probleme der sozial Untauglichen gewähren, sind von allgemeinerem Interesse.

Jede Zivilisation schafft sich eine Wertskala für die vier Haupttendenzen der Temperamente. Während die beschauliche und affektive Passivität des P die indische Zivilisation charakterisiert, während das schöpferische und künstlerische Genie SM die griechische Zivilisation beherrschte, stellt in unserer abendländischen Zivilisation der C den Normaltypus, der Tatmensch den vorbildlichen Typus dar. Er hat der weißen Rasse die Vorherrschaft gebracht, dem Handel, der Industrie, der Technik, der wissenschaftlichen Anwendung, der kolonialen Ausdehnung und der übertriebenen sozialen Organisation ihre Entfaltung.

Der Choleriker, der energisch und autoritär ist, der wenig erfindet, aber vieles verwirklicht, ohne Sinn für feine Abstufung und ohne Zartgefühl, der aber schematisiert und vereinheitlicht, dem Milde und Gemüt abgehen, der aber ein unermüdliches Leben führt, ebenso streng gegen sich selber wie gegen die andern, der die Quantität und die Schnelligkeit der Qualität und der Gründlichkeit vorzieht, fühlt sich vollkommen wohl in dieser technischen Zivilisation. Er hat die Kommandostellen des politischen, ökonomischen und sogar des

---

[1] Paul Carton. L'essentiel de la doctrine d'Hippocrate. Brévannes, 1933, S. 58-59.
[2] Mac Auliffe, loc. cit. S. 269.
[3] R. Biot. loc. cit. S. 130.

intellektuellen Lebens inne und diktiert der sozialen Maschine das beschleunigte Tempo.

Daher rekrutieren sich auch in der Gesellschaft die sozial Untauglichen aus den Sensiblen, den Künstlern, den Phlegmatikern. Die Choleriker geben den Ton an, und die gewissenhaften, aber passiven Phlegmatiker stehen da, als wären sie Mißratene.

Aber, wenn Gott die Menschen verschieden geschaffen hat, so sollte auch jeder in der Gesellschaft seinen gleichwertigen Platz haben, und die gegenwärtige Krise unserer Zivilisation beweist, daß diese Erhöhung des Tatmenschen zum Rang der sozialen Norm nur in eine Sackgasse führen kann. So viele Anstrengungen, so viel Aufregung, so viel Gleichschaltung und Organisation führen schließlich nur zu politischen, ökonomischen und psychologischen Krisen, wie sie die Welt noch nie erlebt hat.

Die schöpferische Phantasie, das ruhig frohe Denken, das künstlerische Schaffen, die Anmut des Lebens, das Herz und die Seele sind erwürgt worden in diesem Jagen nach Verwirklichung und intensiver Produktion. Und die Menschheit weiß nichts mehr anzufangen mit soviel materiellem Reichtum und mit so vielen Erzeugnissen ihrer Tätigkeit. Sie leidet an Unfruchtbarkeit inmitten ihrer Speicher. Sie hat den Gewinn gesucht und hat die Verkaufsmöglichkeit verloren; denn in einer Zivilisation, in der Geschäftigkeit und technischer Fortschritt zur Norm geworden sind, da herrscht das Geld, da ist der materielle Ertrag der einzige Maßstab.

Und die Nervenkliniken bevölkern sich mit künstlerischen, sanften und mit intuitiven Naturen, die zerschlagen wurden im Lebenskampf, die nicht fähig sind, dem beschleunigten Rhythmus der Tatmenschen zu folgen, die unfähig sind, ihr Brot zu verdienen, weil sie den Verletzungen ihrer Empfindsamkeit erliegen; sie sind niedergehalten durch das Bewußtsein ihrer Minderwertigkeit und durch das Gefühl ihrer sozialen Unbrauchbarkeit, sie sind entmutigt und zweifeln an sich selbst. Denn, ist der Phlegmatiker passiv, so ist er doch keineswegs unempfindlich, ganz im Gegenteil. Aber seine Empfindsamkeit äußert sich nicht in nervösen, lebhaften Reaktionen; sie wendet sich, wenn ich so sagen kann, nach innen, nagt an ihm und führt ihn zur Schwermut. So äußert sich bei einem C die Empfindsamkeit in Herrschsucht, bei einem S in Zorn, bei einem M in einer Krise, während bei einem P Depression entsteht. Hier ein Beispiel dafür.

Wenn es einen Organismus gibt, der unsere abendländische Zivilisation charakterisiert, so ist es wohl die moderne Fabrik, wo man erfinderisch und unnachgiebig sein muß, um Erfolg zu haben, wo es mehr auf die Schnelligkeit der standardisierten Arbeit ankommt als auf ihre Qualität, wo der unermüdliche Mann herrscht, der sein Familienleben, sein moralisches und künstlerisches Leben seiner Arbeitsleidenschaft opfert, wo der finanzielle Ertrag der höchste Maßstab ist, wo die Mitarbeiter jahrelang miteinander arbeiten können, ohne Zeit zu finden, sich als Menschen kennen zu lernen.

Wir nennen René einen Fabrikingenieur. Er zeigt ein Temperament PMS mit völliger Abwesenheit der cholerischen Tendenz: Also das umgekehrte des männlichen Typus von Carton. Armspannweite um 4 cm kleiner als die Körperlänge, also kurzarmig. Starkes Vorherrschen des Bauchsegmentes gegenüber dem Kopf- und Brustsegment, und des unteren Gesichtsteiles, Schlaffheit der Gelenke (starke Dorsalflexionsmöglichkeit der Phalangen und weibliche Hyperextensionsmöglichkeit im Ellbogen), zarte, blasse, kalte Haut, starker Vagotonus, breite und weiche Hände, kurzer Daumen, sanfter Gesichtsausdruck, langsame Bewegungen, mächtiger Appetit, Neigung zur Behaglichkeit und zur Ruhe, Abscheu vor dem Kampfe, weibliche Zärtlichkeit, Liebe zu Kindern und zu ihren Spielen, gewissenhaft bis zum Skrupel, gehemmt, wenn man ihn drängen will, usw. ... Er entspricht ziemlich genau dem achten Typus von Corman, dem Typus «Luna».

Dieser Mann leidet bis zum Krankwerden unter dem rasenden Fabrikbetrieb. Wenn er ein technisches Problem zu lösen hat, studiert er es methodisch bis in alle Einzelheiten durch, vollzieht mit peinlicher Genauigkeit alle, auch die langweiligsten Messungen und ist nicht imstande, sich nur oberflächlich darüber zu äußern. Er hat glänzende Studien gemacht. Denn die Phlegmatiker sind gute Schüler, gefügig und gewissenhaft. Aber sie sind verloren im Getümmel des Lebens. René hat eine Akademikerseele in einer Atmosphäre der Tatkräftigen. Denn die neuzeitliche Fabrik kümmert sich wenig um akademische Tugenden und zieht die gerissenen Könner vor, die eine schwere Aufgabe rasch bewältigen, ohne sich in Einzelheiten zu verlieren.

Nun beginnt René an sich selber und an seinen Fähigkeiten zu zweifeln. Er verschließt sich, flüchtet ins Traumland, verliert seine Zeit, verliert sie um so mehr, als er mit seinem Arbeitsprogramm im Rückstand ist. Von den Einfachen ist er geschätzt, so von den Arbeitern, die ihn um Hilfe angehen, wenn eine Schwierigkeit auftaucht; sie sind sicher, verstanden zu werden, geduldige und wohlwollende Hilfe zu finden und durch seine methodischen Erklärungen von ihm belehrt zu werden, ohne daß er sie je seine Überlegenheit an Bildung fühlen läßt. Ich befaßte mich nun behutsam und gründlich mit ihm, gewann ihn lieb, sah seine Arbeitsprogramme einzeln mit ihm durch, um ihm zu helfen, das Wesentliche vom Unwesentlichen zu unterscheiden, und konnte ihm zum Bewußtsein bringen, daß er wirkliche Dienste leistete, eine Erkenntnis, die seine berufliche Leistungsfähigkeit und sein Selbstvertrauen erhöhte. Aber es ist einleuchtend, daß die Lösung eines solchen psychologischen Problems eng verbunden ist mit der Lösung des Problems der industriellen Zivilisation überhaupt. Ich denke an die unheilvollen Folgen, die der Vorzug der Quantität gegenüber der Qualität für die Industrie gebracht hat. Um aus der heutigen Krise herauszukommen, hat die Fabrik ganz besonders Männer nötig wie René, auf die man für eine gewissenhafte Arbeit unbedingt zählen kann, mit Herzenseigenschaften, die die Atmosphäre einer Werkstatt umwandeln können. Aber im Gefühl des Unvermögens, ihre soziale Aufgabe zu erfüllen, werden solche Temperamente krank, unfähig, sich anzupassen, unglücklich und unproduktiv.

Bekanntlich unterscheiden die Psychologen zwei Formen von Gedanken: der logische, klare oder aperzeptive Gedanke und der intuitive, durch freie Assoziation entstandene oder der sphärische Gedanke. Der Choleriker kennt nur den logischen Gedanken, die konkrete und bestimmte Wirklichkeit. Die rechnende Zivilisation, in der die Welt seit drei Jahrhunderten steckt, ist krank und arm an schöpferischer Phantasie. Alles, was wirklich schöpferisch im Menschen ist, die Intuition, die Kunst, das Geistige, gehört zum sphärischen Gedanken und entspringt aus ihm; daher die Verachtung für die Kunst und für das Geistige, die unsere Zivilisation kennzeichnet. Kretschmer selbst, der so stark die Bedeutung des sphärischen Gedankens für das schöpferische Schaffen betont, spricht von einer religiösen Auffassung der Welt, die aus einer vergangenen «Epoche der Götter und Helden» stammt. Er rühmt den in einer «wissenschaftlichen Auffassung» erreichten Fortschritt, eine Auffassung, die durch die «nationale und internationale Organisation» charakterisiert ist. Wenn man sich den Zustand der heutigen Welt ansieht, so kann man an den Vorteilen dieses Fortschrittes zweifeln. Da die Menschen den Sinn für Gott verloren haben, so haben sie auch den Sinn für ihre Verschiedenartigkeit und für ihre geistigen Reichtümer verloren. In einer Gesellschaft, in der Gott seinen Platz wieder einnehmen wird, werden die C sicher die Dienste leisten, die man von ihrem schaffenden Wirklichkeitssinn erwarten darf, die M aber werden die Früchte ihrer Feinfühligkeit, die S die ihrer Phantasie und die P die ihrer gewissenhaften Natur hervorbringen.

So ist das Temperament etwas Gegebenes, das, wie alles, was der Mensch besitzt, an sich weder gut noch böse ist; jedes Temperament birgt seine Gefahren: die Herrschsucht für den Choleriker, den Geist der Verneinung oder die Genußsucht für den Phlegmatiker, den Trug oder den Traum für den Sanguiniker, die Selbstsucht für den Melancholiker. Und jedes Temperament trägt auch seine Schätze in sich.

Wenn wir die Temperamente studieren, so tun wir es, um uns und das, was Gott von uns erwartet, besser zu erkennen. Wir tun es, um dieses Temperament Gott zu unterstellen und es ihm zu weihen, damit er es nach seinem Plan gebrauche.

Die Künstler sind gekennzeichnet durch die Temperamente PSM oder PMS, die die Neigung zum passiven Träumen beim Vorherrschen des P mit der Neigung zum Phantasieren beim Vorherrschen des S vereinigen, wie auch mit der Empfindsamkeit beim Vorherrschen des M, bei völligem Fehlen des Temperamentes C, das heißt mit der Unfähigkeit, sich einer Tatgemeinschaft einzugliedern.

Diese Künstler wären zu anderen Zeiten, wie etwa in der Renaissance, als eine Elite der Menschheit geschätzt worden; jetzt sind sie nur noch Gestrandete, gequält von ihrer Sehnsucht nach Frieden und nach schöpferischer Gestaltung, die ihnen die heutige Gesellschaft versagt.

Im letzten Jahrhundert hatten sie noch ihren Platz in den Traumwinkeln der Künstlerbuden und konnten noch ihrer Bestimmung leben, obgleich sie halb verhungerten. Aber je mehr die Gesellschaft in der Technik, im Utilitarismus, in der Schnelligkeit und in der Standardisierung fortschreitet, desto mehr werden sie erdrückt.

Ein Maler bat mich, seine beiden Söhne zu untersuchen. Als ich ihm mitteilte, daß ich beim zweiten wie beim ersten die charakteristischen Merkmale eines künstlerischen Temperamentes fand, murmelte er mit nachdenklicher Miene: «Ach! auch er ist eine Künstlernatur. Was sollen wir mit ihm anfangen?»

Diese Äußerung ließ mich den Irrtum unserer Zivilisation ermessen. Die reichsten Perioden in der Geschichte waren die, in denen die Künstler als eine Elite geschätzt wurden. Heute ist das utilitaristische Vorurteil unserer unfruchtbaren Zivilisation so tief in unser Wesen eingedrungen, daß selbst ein Maler enttäuscht scheint, wenn er vernimmt, daß seine beiden Söhne Künstler sind. Ich stellte mir vor, mit welchem Beben der Freude und des Stolzes ein Maler der Renaissance oder ein Bildhauer des antiken Griechenlands die gleiche Feststellung entgegengenommen hätte!

Das kartesianische Zeitalter mit seiner berühmten Hypothese, daß das, was durch die Vernunft beweisbar, allein Norm gebend für das Denken ist, hat die Kunst, wie das geistige Leben, auf die Stufe eines sozialen Luxus herabgewürdigt. Die Künstler selbst sind durchdrungen von der Idee, daß sie ein überflüssiges Räderwerk in der Gesellschaft sind. Sie haben das Vertrauen in ihre Mission verloren und haben ein Gefühl der Minderwertigkeit gegenüber der Geschäftswelt und dem Kreis der Intellektuellen.

Aber das künstlerische Genie ist wie ein innerer Dämon, der, wenn er sich nicht in einem fruchtbaren Werk äußern kann, die Seele zernagt. Darum findet man soviele Künstler unter den sozial Untauglichen der Gesellschaft, die sich an die Psychiater wenden. Ich denke an eine liebe Kranke, in deren Behandlung ich eines Tages auf einen «toten Punkt» geraten war. Sie hatte Klarheit geschaffen in ihrem Innern, begriff alles, was ihr seelisches Verhalten gefälscht hatte; aber diese Klarheit genügte nicht, um ihr Mut zum Leben und zum Kämpfen zu geben. Da dachte ich, daß ihr eine Berufung fehle, ein wirksamer Antrieb zur Arbeit. Ich wußte, daß sie malte und daß ein Maler ihre zaghaften Versuche gesehen hatte; so suchte ich diesen auf. Auf mein Befragen antwortete der Künstler ohne Zögern: «Sie hat nicht nur Talent, sie ist genial. Indessen wagte ich nicht, es ihr zu sagen, weil sie ja krank war.» Ich entgegnete: «Es macht ohne Zweifel den Anschein, daß sie krank ist, weil sie wohl in sich, wenn auch unklar, einen nicht zum Ausdruck kommenden Geist spürt, den man durch Anerkennung zur Entfaltung bringen könnte.» Seither gibt ihr dieser Maler Stunden, und ihre seelische Kräftigung geht Hand in Hand mit der Entfaltung ihres Talents. Ihre erste Studie war eine «Verkündigung», jene biblische Szene, in der eine Frau ihre schöpferische Berufung von Gott empfing.

Zur selben Zeit behandelte ich einen Dichter, dessen bewegtes Innenleben in nicht aufgeführten, für einen Arzt aber fesselnden Theaterstücken Ausdruck fand. Ebenso behandelte ich ein Mädchen, das seine ganze Seele in kindliche Lieder legte, die es keinem Lehrer zu zeigen wagte, ferner einen Architekten.

Nennen wir den letzteren Emil. Es gibt zwei Seiten im Leben eines Architekten. Die Seite des Künstlers, der einen Rahmen für das Leben der Menschen skizziert, ausdenkt und schafft; einen Rahmen, der auf diese Menschen einen unbewußten, aber weitgehenden Einfluß haben wird. Und dann die kaufmännische Seite des Baumeisters, der die Unternehmer leiten, der die Aufträge der Konkurrenz entreißen und auf die Fristen drücken muß.

Emil zeigt ein typisches PSM-Temperament. Er vereinigt in sich die Empfindlichkeit des Künstlers mit der Passivität der Sinnlichkeit seines phlegmatischen Haupttemperamentes. Auch leidet er an Selbstvergiftung aus gestörter Verdauungs- und Lebertätigkeit infolge seiner allzu genießerischen Lebensweise; er sucht dort einen Trost für seine Schlappen im Geschäftsleben. Denn er wird von den geriebenen Schlauköpfen übers Ohr gehauen, herumgezerrt von den ungeduldig drängenden Leuten und ist durch seine Minderwertigkeitsgefühle im Kampf ums Dasein gehemmt. Er hat ein weiches Herz wie eine Frau und ein sehr großes Liebesbedürfnis. Emil ist schwach, ein wenig selbstsüchtig und peinlich genau. Er hätte in einer friedlicheren Zeit leben sollen, wo die Künstler geschätzter waren. Er heiratete eine starke und entschlossene Frau, die ihm zu helfen glaubt, indem sie ihn ermahnt und anspornt, was ihn aber nur noch mehr lähmt. Er macht religiöse Erfahrungen, aber sie bleiben unbestimmt und sentimental, ohne Beziehung zu seinem praktischen Leben.

Carton schrieb, daß die Phlegmatiker durch Freundlichkeit und durch Liebe gewonnen werden müssen. Dies gelang mir stets. Will man ihren Ehrgeiz anfachen, sie zur Anstrengung ermahnen, ihnen ihre Gleichgültigkeit vorwerfen, dann entmutigt man sie noch mehr und ist weit entfernt, sie aufzumuntern. Wenn man sie ins Herz schließt – und das ist nicht schwer –, dann sind sie sehr anhänglich; wenn man Geduld, Liebe, Vertrauen hat, dann erlebt man, daß sie wieder Selbstvertrauen gewinnen und die Schwierigkeiten überwinden, die sie lähmten. Diese praktischen Siege, selbst die kleinsten, tragen mehr dazu bei, ihnen Mut zu machen, als alle Liegekuren und alle Ratschläge.

Im Zusammenhang mit Emils Geschichte habe ich auf das religiöse Erlebnis in seinen Beziehungen zum Temperament angespielt. Ich kann es nicht unterlassen, eingehender darauf zurückzukommen, wegen der häufigen Unklarheiten, die in dieser Beziehung bestehen. Viele Leute glauben, daß es Temperamente gibt, die religiöser sind als andere. In der Tat interessieren sich schüchterne, unsachliche, gewissenhaft ängstliche und im Kampf ums Dasein unterlegene Seelen eher für «religiöse Fragen» als große Kerle, die sachlich und stark sind. Aber gerade jene verlieren sich allzu oft in ihren religiösen Diskussionen und in ihren moralischen Gewissensbissen, ohne das entscheidende religiöse Erlebnis zu machen, das ihre Haltung im Leben umwandeln würde. Man kann sein ganzes Leben lang über Theologie diskutieren, ohne eine Begegnung mit Jesus Christus zu erleben. Man kann diese Erfahrung auch machen, ohne durch seine Vorliebe für geistige Dinge dafür irgendwie prädisponiert zu sein.

Es genügt, das Evangelium aufzuschlagen, um zu sehen, daß diejenigen, die in der Begegnung mit Christus eine entscheidende Umwandlung erlebten, den verschiedensten Temperamenten angehörten: Schüchterne oder Impulsive, Demütige oder Stolze, Realisten oder Intellektuelle. Neben ihnen sind Menschen von allen Temperamenten – und unter ihnen gerade viele für religiöse Diskussionen begeisterte Theologen – mit Christus in Berührung gekommen, ohne daß etwas Entscheidendes geschah. Sie haben die gleichen Dinge gesehen und gehört, ohne sie vom Gebiet des Geistes ins praktische Leben zu übertragen. Wenn ich also in diesem Buche die medizinische Wichtigkeit einer wirklichen christlichen Entscheidung betone, so hüte ich mich davor, sie mit einer sentimentalen Vorliebe für das Religiöse zu verwechseln.

Ebenso könnte man auf den ersten Blick glauben, daß das Bekennen für einen Extravertierten leichter sei, als für einen Introvertierten. Der erstere, leutselig, verbindlich, teilt sich leicht und ausgiebig mit. Er sagt: «Ich verheimliche nichts, ich bin nur allzu offen». Aber diese Offenheit ist mehr Schein als Tiefe und führt ihn zu keinem religiösen Erlebnis, solange er nicht von dieser Flut von vertraulichen Mitteilungen übergeht zum dünnen Rinnsal der echten Bekenntnisse. Das Problem des menschlichen Herzens ist dasselbe für jedermann und hängt nicht vom Charakter ab. Der Weg Christi ist nicht leichter für die einen als für die andern. Er ist für alle schwer.

Ebenso verwechselt man auch den Glauben mit dem Optimismus. Ich bin von Natur Optimist, meine Frau Pessimist. Ich bin zuversichtlich, sie ängstlich. Lange Zeit machte ich ihr den Pessimismus zum Vorwurf als Mangel an Glauben. Und ich rühmte mich meines Optimismus, als ob er in meinem Glauben begründet sei und nicht in meinen natürlichen Charakteranlagen. Eines Tages, als wir beide einen großen Glaubensakt zu vollbringen hatten, wurde mir in der Stille der Mangel an Ehrlichkeit bewußt, weil ich eine Vermengung von Glauben und Optimismus zu meinen Gunsten aufrecht erhielt. In Wirklichkeit aber fiel mir der feste Glaube ebenso schwer wie meiner Frau. So half ich ihr viel besser, ihren natürlichen Pessimismus durch den Glauben zu überwinden, als dadurch, daß ich ihr meinen sorglosen Optimismus gegenüberstellte. Von dem Augenblick an begriff ich auch, was mein christliches Zeugnis für die ängstlichen, mißtrauischen und pessimistischen Naturen so unfruchtbar machte. Denn, solange sie spüren, daß in meinem Reden über den Glauben mehr natürlicher Optimismus steckt als wirklicher Glaube, denken sie, das alles sei gut und recht für zuversichtliche Menschen, aber nicht für sie.

Also soll uns das Studium der Temperamente dazu führen, gemäß unserer Eigennatur zu leben, und die Talente, die Gott uns verliehen hat, zu pflegen, anstatt, neidisch auf die Gaben der andern, uns mit ihnen zu vergleichen und zu verzagen, weil wir ihnen nicht ebenbürtig sind. Gott hat die gleiche Liebe für jeden und weiß genau, daß kein Mensch mehr wert ist als der andere.

Ich denke an einen jungen Mann vom Temperament PC, dessen Geschwister größtenteils Sanguiniker waren. Seine Langsamkeit und seine Passivität waren betont durch die Minderwertigkeitsgefühle, welche die mehr äußerlichen Eigenschaften seiner Geschwister in ihm hervorriefen. Wenn jedoch der Sanguiniker viel erfinderischer ist, glänzender, unternehmungsfreudiger und mitteilsamer, auch mehr Platz einnimmt, so ist dafür ein PC fähig, eine zwar bescheidenere aber ausdauerndere und tiefgründigere Arbeit zu leisten.

Natürlich ist dieses gegenseitige Vergleichen am häufigsten und am gefährlichsten zwischen Ehegatten. Denn es führt zu einer immer stärkeren Betonung der dominierenden Eigenschaften des Temperamentes und kann bis zu einer sogenannten «Unverträglichkeit der Gemüter» kommen. Man erlaube mir, um mich verständlich zu machen, hier noch meine persönliche Erfahrung anzubringen. Ist doch dieses psychologische Phänomen nicht ausschließlich das Monopol von Ehepaaren, die in Schwierigkeiten sind, es findet sich selbst im glücklichsten Heim. Je ängstlicher sich meine Frau zeigte, desto mehr trug ich meine Zuversicht zur Schau, um ein Gegengewicht zu ihren Befürchtungen zu schaffen; ja, ich übertrieb sie sogar, um meine eigenen Befürchtungen zu verbergen, aus Angst, die ihrigen zu verstärken. Aber je zuversichtlicher ich mich zeigte, desto mehr gab meine Frau ihren Befürchtungen Ausdruck, um zu verhindern, daß ich in eine unverzeihliche Sorglosigkeit verfalle. Je mehr Ermahnungen sie den Kindern gab, desto mehr schwieg ich; und je mehr ich schwieg, desto mehr ermahnte sie. Eines Tages, als sie mir mein Schweigen vorwarf, wurde mir in der Stille bewußt, daß mein Verhalten, anstatt von dem Suchen nach Gottes Willen geleitet zu sein, von meinem natürlichen Temperament geführt war und von meinem Bestreben, ein Gegengewicht zum Temperament meiner Frau zu schaffen. Es gab keine Möglichkeit, den sich fortwährend verschlimmernden Teufelskreis zu durchbrechen, als durch eine Änderung in meinem Verhalten. Ich merkte auch, daß meine Frau, sobald ich meine Verantwortung den Kindern gegenüber mehr zu Herzen nahm, die ihrige viel leichter tragen konnte. Die ärztliche Erfahrung hat mich gelehrt, daß es kein Heim gibt, das diesem Gesetz des Gegengewichts zwischen Ehegatten entgeht, daß es sich unter tausend verschiedenen Gesichtspunkten zeigt: Gesprächigkeit und Schweigen, Mitteilsamkeit und Zurückhaltung, Optimismus und Pessimismus, Intellektualismus und Materialismus, Lebhaftigkeit und Milde, Gesellschaftsleben und Zurückgezogenheit, Formalismus und Phantasie; auch daß es am Ursprung von unzähligen Eheproblemen steht oder sie nährt und zu den unentwirrbarsten ehelichen Zerrüttungen führen kann.

Unter allen Lebensproblemen, die ich hier geschildert habe, gibt es keines, das für die körperliche und seelische Gesundheit der Menschheit größere Bedeutung hätte, als das der Ehekonflikte.

VII. KAPITEL

*Konflikte*

Ich erinnere mich, daß eines Tages, zur Zeit, da ich in Paris der Sprechstunde Professor Laubrys beiwohnte, dieser uns eine geschiedene Frau vorführte, die an funktionellen Störungen des Herzens litt. Er hatte die Bemerkung gemacht: «Eine Frau hat immer einen Grund, nervös zu sein: ist sie nicht verheiratet, so möchte sie heiraten; ist sie verheiratet, so möchte sie sich scheiden lassen; ist sie geschieden, so ist es noch schlimmer ...» Unter dieser Form des Witzes brachte der große Kliniker seine traurige Erfahrung vom menschlichen Schicksal zum Ausdruck: Die bestangeordneten Behandlungen werden durch ungelöste Lebensprobleme immer wieder in Frage gestellt.

Zur Aufnahme in ein Erholungsheim habe ich eben eine noch junge Frau untersucht, die sich in einem Zustand allgemeiner Schwäche befand. Auf meine Frage nach den eventuellen seelischen Ursachen all ihrer Leiden, antwortete sie ohne Zögern: «Ich habe mich scheiden lassen, und seitdem geht es mir gesundheitlich nicht mehr gut». Sie wurde leberkrank, sie mußte an der Gallenblase operiert werden, und an der operierten Stelle entstand ein Narbenbruch. Dieser zieht seinerseits andere Störungen nach sich. Dann folgen mehrere Nervenentzündungen.

Ein Mädchen, das ich hier Paula nennen will, weist vegetative Störungen auf. Die Untersuchung zeigt keine organische Schädigung, und ich kann die Mutter, die sich um die Gesundheit ihres Kindes Sorgen macht, beruhigen.

Es ist ein gewöhnlicher, medizinisch uninteressanter Fall. Aber gerade diese Fälle bilden einen beträchtlichen Teil der Kundschaft des praktizierenden Arztes. Die Eltern Paulas sind geschieden. Die Mutter, der die Kinder anvertraut worden sind, ist sehr nervös, und das ist begreiflich.

Paula leidet ganz einfach unter der Scheidung ihrer Eltern, die sie beide liebt, und bereits haben sich, trotz ihres jugendlichen Alters, funktionelle Störungen bei ihr eingestellt. Überdies hat die Mutter ihr verwundetes Liebebedürfnis auf die Kinder übertragen. Sie möchte sie in selbstsüchtiger Liebe für sich besitzen, was deren Entfaltung beeinträchtigt.

Die Stadt Genf mit ihren 125 000 Einwohnern zählt 5000 Kinder geschiedener Ehen. Sie leiden zweifellos alle in ihrem Körper-, Nerven- und Gemütszustand unter der Scheidung ihrer Eltern und unter allen daraus entspringenden Folgen. Wieviele Ärzte können überhaupt nicht wirksam gegen die Zunahme der Ehescheidungen kämpfen, weil sie selbst geschieden sind. Die Hoffnung, psychologische Schwierigkeiten durch Ehescheidung lösen zu können, ist ein Trug. Die Zahl der Psychopathen ist nie so groß gewesen wie gerade jetzt, wo die Scheidungen überhand nehmen.

Während am Anfang des Jahrhunderts in der Schweiz auf fünfundachtzig Ehen eine Scheidung kam, fiel im Jahre 1936 eine auf zehn und letztes Jahr (1939) eine Scheidung auf vier Eheschließungen.

Und auf eine ausgesprochene Scheidung fallen unzählige Paare, die in Scheidung begriffen sind, deren Prozeß monatelang ihre Gesundheit schädigt, der Prozeß mit seinen Rückwirkungen auf die Kinder, mit seinen Sitzungen, die den Versöhnungsversuchen dienen, mit den Akten der Anwälte und den Fahndungen durch die Detektive.

Und auf ein in Scheidung stehendes Paar kommen erst recht unzählige, die in einem schweren ehelichen Konflikt stehen oder nebeneinander leben, fremd und feind, oder gleichgültig, nur noch durch eine vage Sorge um die Kinder von der offiziellen Scheidung abgehalten; und wieviele andere noch, die, ohne wahre Übereinstimmung und ohne letztes Vertrauen zueinander, in Verärgerung, Bitterkeit oder stumpfer Entsagung dahinleben!

Dann stehen hinter den Eheproblemen die Sexualprobleme. Zwischen den beiden besteht eine verhängnisvolle Wechselwirkung. Die Geschlechtsprobleme sind nicht, wie viele Leute glauben, Probleme für sich, die sich durch eine psychologische Spezialbehandlung lösen lassen. Sie sind ein Spiegelbild der Lebensprobleme des Individuums. Weil es keine Haltung im Normalleben gefunden hat, kann es auch die Harmonie auf dem feinsten Gebiete des Geistes, der Seele und des Leibes nicht finden. Weil sein Geschlechtsleben falsch ist, so ist auch seine Stellung in der Familie und in der Gesellschaft falsch. Daher haben die allgemeinen ehelichen Schwierigkeiten ihre verhängnisvolle Rückwirkung auf die sexuelle Harmonie und die sexuellen Schwierigkeiten auf das Eheleben und auf die Kinder.

Das geschlechtliche Geheimnis ist im allgemeinen der erste Faktor, der das restlose Vertrauen zwischen Kindern und Eltern erschüttert und der zum ersten Mal eine tiefe, innere Kluft zwischen ihnen aufbricht. Weil sie in den meisten Fällen die Lösung ihrer eigenen sexuellen Schwierigkeiten nicht gefunden haben, geraten die Eltern vor ihren Kindern über diesen Punkt in Verlegenheit und sind nicht imstande, ihnen eine gesunde, geschlechtliche Erziehung zu geben. Dieses völlige Schweigen der Erwachsenen liefert das Kind jeder ungesunden Neugier, einer schwächenden Selbstbefleckung oder sogar frühzeitigen geschlechtlichen Ausschweifungen aus. Und so verpfuschen Jugendliche für immer ihr Glück, weil der Anfang ihres Geschlechtslebens unrichtig war. Oder es herrscht ein formalistischer Sittlichkeitseifer, der die ganze Geschlechtlichkeit als eine Sünde hinstellt und seine göttliche Seite verschweigt; er ruft eine Unzahl hartnäckiger Komplexe hervor, führt Jugendliche in einen unfruchtbaren und qualvollen Kampf gegen die Unreinheit, einen Kampf, der sie ebensosehr aufreibt wie die sexuellen Ausschweifungen und der ihr Selbstvertrauen untergräbt.

Und dann kommen alle Unverheirateten, die nie zur Entfaltung gelangen, weil sie sich mit ihrer Ehelosigkeit nie abgefunden haben, während andere, verheiratet oder nicht, ihre Gesundheit in geschlechtlichen Exzessen zu Grunde richten. Ein ganzes Leben lang werden so die physischen und moralischen Widerstände geschwächt durch wirklichkeitsfremde Phantasien, durch ungesunde Lektüre, durch die sexuelle Begierde, durch das Doppelleben so vieler Verheirateter, die sich mit dem Verbergenmüssen um das Erlebnis erhöhter Spannkraft aus einem wahren, harmonischen Geschlechtsleben bringen. Wenn man die Erfahrung des Arztes hat, so weiß man, wie klein die Zahl der Männer und Frauen ist, denen eine wirkliche, geschlechtliche Entfaltung die physischen und psychischen Kräfte verleiht, die diese zu spenden vermag.

Und dann die Geschlechtskrankheiten mit ihren später auftretenden Verwicklungen, und zwar nicht nur für den Kranken selber, sondern auch für seine Nachkommen und für sein ganzes Geschlecht. Und dann die Abtreibung samt ihren physischen und psychischen Komplikationen; nicht zu reden von den eigentlichen geschlechtlichen Entartungen. Alle diese Dinge haben eine unberechenbare Auswirkung auf die Gesundheit.

Alle diese Dinge finden ihre Lösung nur auf geistigem Gebiet, was ich etwas später darlegen möchte. Für den Augenblick will ich auf Grund meiner ärztlichen Erfahrung noch gewisse Seiten der Eheprobleme hervorheben. Viele Leute meinen, man müsse in Gegenwart eines in Konflikt geratenen Ehepaars das beidseitige Unrecht erörternd abwägen und gleichsam den Konflikt als Schiedsrichter beurteilen. Die Beteiligten drängen sie übrigens dazu, indem sie ihnen ihre Leiden schildern und an ihr Gerechtigkeitsgefühl appellieren.

Und wenn dann Freunde und Verwandte kommen und für einen Teil Partei ergreifen und ihm sagen, daß sie an seiner Stelle ein solches Unglück nicht ertragen würden, so verschlimmern sie nur noch den Fall. Ich komme im Gegenteil mehr und mehr zur Einsicht, daß es unmöglich ist, einen Ehekonflikt gerecht zu entscheiden, weil sowohl der eine wie der andere Beteiligte, sofern man sich wirklich bemüht, ihn zu verstehen, gleicherweise recht hat. Ihre Beschwerden sind immer durchaus begründet. Und man müßte bis ins Endlose dem einen vorwerfen, was der andere uns über sein Betragen mitgeteilt hat, und umgekehrt. Aber diese Klagen sind gewöhnlich verschiedener Art. In den weitaus meisten Fällen hat einer der Ehegatten das formale Recht für sich. Er hat seine Frau nicht hintergangen. Er macht keine Seitensprünge. Er ist von allen geachtet. Er gibt seiner Frau alles, was sie braucht, um glücklich zu sein. Er hat sogar oft ihre beleidigenden Ausfälle überhört, und wenn er sich nun dagegen verwahrt, so geschieht es jetzt aus Grundsatz, der Kinder wegen und sogar deshalb, weil seine Langmut eine moralische Mitschuld bedeuten würde. Wenn man aber seine Frau anhört, so besteht sein Unrecht darin, immer recht zu haben. Sie erstickt in dieser gesellschaftlichen Wohlanständigkeit, neben diesem ledernen Manne, der ihr alles gibt, nur nicht das, was sie zum Leben braucht, das Gefühl, verstanden zu werden und wirklich geliebt zu sein.

Die Konflikte zwischen den Völkern bieten ein ganz ähnliches Bild. Dort sind auch die Starken und Reichen für das Recht und werfen im Namen gerechter Prinzipien den andern vor, durch ihre maßlosen Ansprüche den Frieden zu stören. Aber die andern appellieren vom Recht an die Billigkeit und protestieren gegen dieses Recht, das den Weg zum Leben versperrt und das sie zu brechen gezwungen sind, um nicht zu ersticken.

Zwischen den Gliedern einer Familie hat man ebenso viel Mühe, sich zu verstehen, wie zwischen den Völkern.

Der Ehekonflikt ist noch schwieriger, wenn die Frau die Oberhand hat, und ich verstehe unter diesem Ausdruck nicht nur die selbständig auftretende, sondern auch die tugendsame. Unter den Ehepaaren, die sich in den letzten Jahren an mich wandten, könnte ich eine beträchtliche Zahl anführen, die, mit einigen Abweichungen, sich in den großen Linien gleichen.

Eine willensstarke Frau, die allen Hindernissen trotzt, erleidet jegliches Ungemach, beklagt sich in einem fort, behauptet stets, am Ende ihrer Kräfte zu sein, aber sie dirigiert trotzdem den Betrieb und dazu einen schwachen, unschlüssigen, verschlossenen, halb erdrückten, willenlosen Mann, der durch sein Versagen die Schwierigkeiten noch vermehrt, die sich ihrerseits wieder auf das Eheproblem auswirken. Und alle diese Frauen sagen – und sind dabei aufrichtig –: «Nichts wäre mir lieber, als vor meinem Manne zurückzutreten». Und alle diese Männer behaupten, sie hätten nie genug Vertrauen gespürt, um offen zu sein und selbstsicher aufzutreten. Sie mehren die Niederlagen, die Verletzungen der ehelichen Treue, die finanziellen Verfehlungen, die Schulden, das Spielen, das Trinken und das Faulenzen. Und wenn sie ihrer Frau ein Geständnis ablegen, so antwortet sie ihnen: «Wenn du mir doch wenigstens das alles gleich eingestanden hättest, so hätte ich dir helfen können.» Und gerade weil sie wissen, daß ihre Geständnisse immer mit Vorwürfen entgegengenommen werden, gerade weil ihre Frau immer sagt: «Mach es wie ich, sei treu, beherrscht, ordentlich, vernünftig», wagen sie es nicht, ihre Niederlagen zu gestehen und geraten immer tiefer hinein.

So kommt es, daß diese starken Frauen in einem fort die Schwierigkeiten auf sich nehmen müssen, die die Verfehlungen ihres Mannes nach sich ziehen, daß sie an seiner Stelle Schritte unternehmen, Schulden decken, alles an die Hand nehmen müssen, sodaß ihr Leben zu einer ununterbrochenen Kette von Leiden wird.

Der Apostel Paulus hat darauf hingewiesen, wie schwer es den Starken fällt, die Schwachen zu verstehen.

Es braucht dazu ein Wunder Gottes. Ich habe es in einer genügend großen Zahl von Familien sich vollziehen sehen, um hier behaupten zu dürfen, daß Gott eine Lösung hat für alle diese Konflikte. Aber ich habe auch genügend Mißerfolge erlebt, um die Schwierigkeit nicht zu unterschätzen und um zu wissen, daß es ohne ein Wunder Gottes keine Antwort gibt auf einen solchen ehelichen Teufelskreis.

Lea soll hier eine dieser starken Frauen heißen: energisches Temperament, eiserner Wille, unbezähmbare Lebhaftigkeit, vielseitiger Lebensdrang, autoritärer und unabhängiger Geist. Schon früh hat sie sich von ihrer an Formen und Traditionen gebundenen, strenge Grundsätze wahrenden Familie frei gemacht, und aus Widerspruchsgeist hat sie sich leichtsinnig mit einem schwachen und sentimentalen, jungen Mann verheiratet, gegen den Rat ihrer Eltern, die «ungünstige Erkundigungen» über ihn eingezogen hatten.

Nun wollte sie aber nicht, daß man sagen könne, sie habe falsch gehandelt; sie verbarg den Eltern lange Zeit die Schwierigkeiten, denen sie wegen der Schwächen und Lügen ihres Mannes begegnen mußte: innere Schwierigkeiten, äußere Schwierigkeiten, Bankrott und schließlich Verhaftung ihres Mannes.

Aber nun hat Lea nach einem religiösen Erlebnis ihren eigenen Fehler eingesehen. Es wurde ihr klar, daß sie ihren Mann erdrückt hatte. Sie bat ihn um Verzeihung und versprach, ihm auf andere Art zu helfen. Daraus entsprang ein ganz neues, außerordentliches Vertrauen und große Freude. Eine Zeitlang glaubte ich, der Sieg sei endgültig. Aber die Umgebung der Frau legte ihr ihre neue Einstellung als «Schwäche» aus. Und nach allem gelangte das Paar doch nicht zu jener wahren, geistigen Gemeinschaft, die allein die Überwindung aller Hindernisse hätte gewährleisten können.

Wenn ich den Mann frage, warum er durch neue Lügen neue Verfehlungen zu verheimlichen gesucht habe, so ist es wieder seine «Angst vor der Frau», die er als Entschuldigung vorbringt.

Wenn ich einen solchen Fall anführe, der mit der Scheidung und dem Wegzug des Mannes endete, so möchte ich damit deutlich zeigen, daß unser Glaube kein naives Dafürhalten ist, daß wir uns keiner Illusion hingeben in Bezug auf den niederdrückenden Determinismus der verhängnisvollen psychologischen Zirkelschlüsse die ich hier zur Sprache bringe. Es ist keine Kleinigkeit, diese zu sprengen. Es braucht dazu eine außerordentlich reiche, tiefe und anhaltende religiöse Erfahrung. Wir begnügen uns allzu oft mit einer unzulänglichen religiösen Erfahrung, und in allen Mißerfolgen, wie hier in Leas Ehe, empfand ich ein lebhaftes Gefühl persönlicher Mitverantwortung. Wenn ich genug Glauben, genug Wagemut, genügend Liebe gehabt hätte, um diesem Paar zu helfen, sein geistiges Auferstehungserlebnis auch tatsächlich ins Leben umzusetzen, so wäre die Scheidung sicherlich vermieden worden, und zugleich hätten die Ehegatten einander wirklich helfen können, ihre «Stärke» oder ihre «Schwäche» zu überwinden.

Ich habe übrigens, leider, viele Frauen und Männer gesehen, die nach einem tiefen religiösen Erlebnis in ihrem Neophyteneifer von einem so starken Wunsch beseelt waren, ihr Ehepartner möchte doch ja den gleichen Weg einschlagen, daß ihr Drängen gerade zum Hindernis wurde. So lange man jemandem zeigen will, was für Fehler er hat und wie diese durch eine geistige Entscheidung gebessert werden könnten, nimmt man ihm gegenüber eine kritische und überhebliche Haltung ein, die ihn eher abstößt als anzieht.

Erst wenn zwei Ehegatten sich vor Gott sammeln, finden sie das Geheimnis einer wahren Harmonie; sie erleben nämlich, daß die Verschiedenheit ihrer Temperamente, ihrer Auffassungen, ihrer Neigungen ihr Zusammenleben bereichert, statt es zu gefährden. Es handelt sich jetzt nicht mehr darum, daß einer dem andern seinen Willen aufdrängt oder daß der andere sich unterzieht um des lieben Friedens willen. Es geht vielmehr darum, gemeinsam den Plan Gottes zu suchen, der allein die Entfaltung eines jeden sichern kann.

Bei jeder Diskussion zwischen Ehegatten liegen scheinbare Gründe vor: grundsätzliche Verschiedenheiten, Meinungsdifferenzen, gegensätzliche Ideale und Neigungen. Aber hinter diesen scheinbaren Gründen stehen die wirklichen: Lieblosigkeit, Empfindlichkeit, Angst, Eifersucht, Ichsucht, Unreinheit, Mangel an Offenheit. Daher kann ruhig behauptet werden, daß es keine eigentlichen Eheprobleme gibt, sondern nur Probleme des Einzelnen. Wenn jeder der beiden Ehegatten in der Stille vor Gott seine eigenen Verfehlungen zu erkennen sucht, seine Sünde einsieht und den andern dafür um Verzeihung bittet, so ist kein Eheproblem mehr da. Jeder lernt die Sprache des andern sprechen, wenn ich so sagen darf, lernt, dem andern gleichsam entgegenzugehen. Man vermeidet jene kleinen, harten Worte, die man sagt, wenn man recht hat, aber eigentlich nur sagt, um weh zu tun. Man findet vor allem das volle, gegenseitige Vertrauen wieder, weil man in der gemeinsamen Stille vor Gott wieder lernt, absolut offen und ehrlich gegeneinander zu sein.

Diese Ehrlichkeit ist sehr schwer. Wenn man sich einander völlig erschließt, wenn man sich gegenseitig alle geheimen Gedanken gesteht, so scheint es stets, als ob man auf immer das Vertrauen des Ehegatten verlöre. Nun tritt aber gerade das Gegenteil ein. Die Gemeinschaft, die auf einer vollständigen Durchsichtigkeit beruht, ist bedeutend fester als die, die man durch kluge Vorbehalte glaubt bewahren zu können. Nur um diesen Preis leben Mann und Frau nicht mehr als Fremde nebeneinander, treten aus ihrer seelischen Vereinsamung heraus und finden die gesunde Atmosphäre für ihr Innenleben.

Unter dieser Bedingung nur können sehr verschieden geartete Ehegatten ihre Gaben ergänzend vereinen, statt sie gegeneinander auszuspielen.

Wir haben hier den Fall eines Mannes, den wir Viktor nennen. Er hat jenes rechteckige Gesicht der tüchtigen Verwaltungsbeamten, Typus Terra, vom Temperament CP; er ist von unerschütterlicher Ruhe, von einer unverwüstlichen, ausgeglichenen Gemütsstimmung; er ist langsam, methodisch, abstrakt und allgemein. Er verfügt über eine widerstandsfähige Gesundheit, eine starke Vitalität und ist zu bedeutenden körperlichen Kraftanstrengungen fähig. Dabei ist er gewissenhaft und rührig, aber es fällt ihm schwer, in seinem Beruf mit den andern Menschen Fühlung zu bekommen.

Seine Frau, die ich Viktoria nenne, ist ganz das Gegenteil: phantasievoll, einfühlend, empfindsam, wetterwendisch und leidenschaftlich. Sie weint wegen einer Lappalie, begeistert sich auch, findet das Wort, welches das Eis bricht, und macht, daß jeder sich wohl fühlt und fällt aus begeistertem Aufschwung wieder in mutlose Stimmung. Sie hat eine zarte Gesundheit, eine kleine Lebenskraft, ist rasch erschöpft, schon am Morgen sehr müde und sucht Belebung im Kaffeetrinken. Morphologie des Typus M. Beim Messen des Blutdrucks erscheint die Druckkurve wie die eines Kindes mit ganz kleinen Druckschwankungen.

Schon ihre Kindheit und ihre Jugend waren durch dieses unaufhörliche «Auf und Ab» ihrer impulsiven Natur gekennzeichnet. Eine Liebesenttäuschung hatte auf die achtzehnjährige bei ihrer so empfindsamen Natur eine tiefe Nachwirkung. Kurz darauf verheiratete sie sich, vornehmlich aus Angst, ledig zu bleiben, wenn sie diese zweite Gelegenheit verpasse.

Es fiel ihr sehr schwer, die so ganz anders geartete Natur ihres Mannes anzunehmen. Sein ausgeglichener Charakter kam ihr vor wie Mittelmäßigkeit, und sie schämte sich ihrer wechselnden Gemütsstimmungen. Sie verlangte vom Leben mehr Romantik, mehr Leidenschaft.

Auch Viktor fiel es schwer, das zarte und unstete Temperament seiner Frau zu verstehen und anzunehmen. Da er nicht wußte, wie er sie nehmen sollte und voll Minderwertigkeitsgefühle war, was Verstand, Begabung und Gemüt anbelangt, geriet er in eine immer tiefere Teilnahmlosigkeit, die sie als Selbstsucht auslegte.

Aber nach mehreren Jahren, in denen die gegenseitigen Anpassungsschwierigkeiten ihre nachteilige Wirkung auf Viktors Gemüt und auf die Gesundheit seiner Frau ausgeübt hatten, haben sie in einer tiefen geistigen Gemeinschaft den Weg der Lösung gefunden. Denn im Grunde sind sie wie geschaffen, um sich zu ergänzen: sie, Viktoria, um anzuregen, er, Viktor, um zu verwirklichen. Das Bewußtsein, einander zu verstehen und zu fördern, belebt ihre Liebe und bereichert die Beiden, die mit so außerordentlich verschiedenen Gaben ausgestattet sind.

Eine restlos geeinte Ehe ist immer ein Wunder. Gott allein kann es schaffen. Es braucht dazu ein Beharren im Glauben.

Ich werde dringend zu einer jungen Frau gerufen, deren Mann schon bei mir in Behandlung war. Ich will sie Cäcilie nennen. Sie ist in höchster Aufregung, und die Abwartsfrau, die sie vor meiner Ankunft nicht allein lassen konnte, flüsterte mir ins Ohr: «Sie hat sich das Leben nehmen wollen; man hat aber den Gasgeruch noch rechtzeitig bemerkt und sie dabei überrascht. Hoffentlich ist es nicht so schlimm; aber sie ist sehr unglücklich. Schon so lange hat sie unter ihrem Manne zu leiden ...» Ich blieb dann allein bei diesem Häufchen Elend. Sie beruhigte sich allmählich und wiederholte unermüdlich mit eintöniger Stimme: «Warum hat man mich nicht sterben lassen? Das nächste Mal wird es mir schon gelingen ...»

Ich spürte, daß ich dieser jungen Frau etwas anderes als Medikamente oder gut gemeinte Worte der Ermahnung, des Tadels oder des Trostes geben müsse. Ich wußte ja fast nichts von ihr, außer, daß sie fremder Herkunft, katholisch und unglücklich war, und ich Genfer, protestantisch und in günstigen Verhältnissen. Aber, nicht wahr, darum ging es jetzt nicht. Es ging um ihr Leben, um dieses armselige Leben, das sie sich hatte nehmen wollen, weil es ihr unerträglich geworden war.

Sie schien jedoch wenig geneigt, sich erschließen und mir ihre Nöte mitteilen zu wollen. Das Ausfragen in dieser Stunde hätte sie nur noch mehr verschlossen. «Es gibt eine andere Lösung als den Tod», sagte ich ruhig zu ihr. «Ich kenne die Einzelheiten Ihres Jammers nicht; aber ich weiß, sie können, wie sie auch sein mögen, sich in Freude verwandeln. Gott hat eine Antwort auf alle Leiden, für alle Männer, für alle Frauen und für jede Lage.»

Nach und nach beteiligte sie sich etwas mehr an unserm Gespräch. Voll Staunen sah sie mich an; ihre Augen wurden lebhafter. Aber sie sagte, daß das alles nicht für sie sei. Dann sprach ich zu ihr vom Kreuz. Ich erklärte ihr, daß der Weg zu Christus darin bestehe, alles anzunehmen, alles zu ertragen, alles zu erdulden und dabei ohne Aufhören weiter zu lieben, weiter zu verzeihen und noch obendrein, mitten in den schlimmsten Ungerechtigkeiten, seine eigenen Verfehlungen zu suchen. Ich verbarg ihr nicht, daß es ein Weg der Schmerzen sei, versicherte sie aber, daß alle, die ihn mutig bis ans Ende gehen, die Freude finden.

Wir sprachen lange zusammen. Als ich die Kranke verließ, trat die Abwartsfrau wieder ein und fragte mich, was ich ihr wohl gesagt habe, um eine solche Veränderung bewirkt zu haben. Ein mattes Lächeln, noch voll Traurigkeit, überflog das Gesicht der jungen Frau.

Dieses Gesicht war, wie auch der ganze übrige Körper, durch eine polymorphe Dermatose entstellt, deren Natur, trotz Eingreifens des Spezialisten, nie bestimmt werden konnte, was uns wohl berechtigt anzunehmen, daß sie mit den seelischen Leiden der Kranken im Zusammenhang stand.

Aber die weitere Behandlung der Hautkrankheit bot Gelegenheit zu neuen Gesprächen und zu neuen geistigen Fortschritten. Seit Jahren hatte Cäcilie sich von der Kirche entfremdet. Durch ihre Heirat mit einem Protestanten verlor sie ihre bis dahin kindliche Frömmigkeit. Gott bedeutete nichts mehr in ihrem Leben, und es war ihr auch nicht in den Sinn gekommen, sich an ihn zu wenden in all ihren Enttäuschungen und Auflehnungen.

Als die Hautkrankheit geheilt war, drückte sie mir ihr Bedauern darüber aus, daß mit dem Abschluß der Behandlung auch unsere religiösen Gespräche ein Ende nähmen. Sie befürchtete einen Rückschritt auf dem neuen Wege, den sie bereits eingeschlagen hatte. Da bat ich eine christliche Freundin, sie aufzusuchen. Einige Wochen später übergab Cäcilie ihr Leben Gott. Und ich hörte sie selbst der tiefen Freude Ausdruck geben, die jetzt ihr Herz erfüllte.

Nun aber folgten Monate schwerster Prüfung. Das Verhältnis der Ehegatten hatte sich nicht gebessert. Ich muß sogar sagen, es war schlimmer. Dem Mann schien es sehr bequem, eine Frau zu haben, die bereit war, alles zu ertragen, alles anzunehmen und ihn doch weiter zu lieben. Seine Haltung ihr gegenüber erinnerte mich an das Spiel der Katze mit der Maus. Er verließ sie immer wieder und kehrte wieder zu ihr zurück, ohne ein Wort der Entschuldigung; er nützte sie aus und ließ sie dann von neuem im Stich. Trotz ihrer Gemeinschaft mit Gott erlebte die arme Frau mehr Leid als Freude.

Fünfzehn Monate vergingen so, ohne daß die stille Ergebung der Gattin den Mann zu erweichen schien.

Aber eines Tages begegnete dieser einem meiner Freunde, der über das Geschehene auf dem Laufenden war. Tag der göttlichen Vorsehung! Der Ehemann hatte in seiner Tasche das Schriftstück, das er eben seinem Advokaten bringen wollte, um das Scheidungsverfahren einzuleiten. Sie kamen ins Gespräch, und aus dem Gespräch wurde eine lange Unterredung. Noch am gleichen Tage wurde das Schriftstück verbrannt.

Einige Tage später, es war Samstag vor Ostern, befand ich mich mit Cäcilie und ihrem Mann in einer kleinen, waadtländischen Kirche, um dort der Trauung eines befreundeten Paares beizuwohnen. Ein Blumenhändler hatte etwas Sinnvolles zum Schmuck der Kirche ausgedacht. Er hatte in der Mitte des Altars einen Weinstock mit seinen Reben aufgestellt und rings herum Kirschblütenzweige von wunderbarer Wirkung angebracht. Im Verlauf des Gottesdienstes las eine Familienmutter das 13. Kapitel des ersten Briefes des Paulus an die Korinther, wo der Apostel von der Liebe spricht, die alles erträgt, die alles glaubt, die alles hofft, die alles erduldet ...

Als ich die Kirche verließ, fand ich auf schmaler Bergstraße Cäcilie und ihren Mann. Arm in Arm gingen sie strahlend ihres Wegs. Der Mann sagte zu mir: «Für uns ist wirklich das Osterfest angebrochen, die Auferstehung unseres Heims und unseres Glücks. Wir haben diese Trauung erlebt, als ob es unsere wäre. Ohne Gott hatten wir unser Heim erbaut, und jetzt hat Gott es neu aufgerichtet.»

Was ich hier von den Ehekonflikten gesagt habe, gilt selbstverständlich auch für alle anderen Konflikte, die einzelne Menschen und ganze Gruppen trennen. Da stehen voran die Konflikte zwischen Eltern und Kindern. Aus einer beträchtlichen Zahl klinischer Beobachtungen erkennt man die bedeutende Rolle, die ein solcher Kindheitskomplex ein ganzes Leben hindurch spielt und nicht etwa nur in psychologischer Hinsicht. Das Bedürfnis, ihre Unabhängigkeit gegen allzu autoritäre Eltern zu verteidigen, ihre Freiheit zu behaupten gegenüber dem Druck allzu formalistischer und philiströser Eltern, auch das Bedürfnis, die Wachsamkeit allzu eifersüchtiger Eltern zu täuschen, kann die Kinder zu den schlimmsten Irrungen auf dem Gebiet der Ernährung, der Sittlichkeit und des sozialen Lebens führen. Andere sind Opfer der sektiererischen Anschauungen ihrer Eltern auf dem Gebiet der Ernährung, der Askese usw. ... Man wird in diesem Buch mehrere Fälle finden, in denen ein Konflikt zwischen Eltern und Kindern ein ganzes Leben beherrscht. Fast immer ist es die Folge der ungelösten Lebensprobleme der Eltern.

Und dann kommen die Konflikte zwischen Brüdern und Schwestern, die Eifersuchtsszenen, die Gefühle der Minderwertigkeit einer bevorzugten Schwester gegenüber. Und später die Konflikte zwischen Menschengruppen, Erbschaftszwiste, Streitigkeiten ohne Ende, die während Jahrzehnten zwei Parteien in einer Familie einander entgegenstellen; sie verzehren die besten Kräfte von Männern und Frauen, die sich darin auflehnen, aufreiben und zu Grunde richten.

Wir haben da eine Patientin, Arlette. Sie hat eine Entzündung des rechten Nervus radialis. Ich suche nach den Ursachen ihrer Krankheit. Die Vorgeschichte weist keine Symptome auf. Keine Übermüdung, höchstens zu vieles Stricken, was die Lokalisierung im Arm begünstigt haben könnte, keine Feuchtigkeit in der Wohnung, keine Vergiftungserscheinungen, weder aus innerer noch aus äußerer Ursache. «Haben Sie etwa Sorgen?» Sie bricht in Tränen aus. Seit fünf Jahren steht sie wegen einer kleinen Geldaffäre in scharfem Konflikt mit den Töchtern ihres Mannes, die sie erzogen hat, und die sie zärtlich liebt. Sie ist buchstäblich aufgerieben durch diesen Konflikt. Er verfolgt sie Tag und Nacht.

Die Leute ihrer Umgebung halten sie davon ab, den ersten Schritt zu einer Versöhnung zu tun. Mit Nachdruck bringt man ihr die Verfehlungen ihrer Stieftöchter in Erinnerung, und man hält ihr den geringsten Annäherungsversuch als eine Verletzung der Gerechtigkeit, als eine Belohnung der Boshaftigkeit, als einen Akt der Schwäche vor. Bei alledem leidet sie am meisten.

Ich verordne ihr natürlich die entsprechenden Medikamente, aber ich zeige ihr gleichzeitig, daß das Christentum darin besteht, zu verzeihen, sogar denjenigen, die sich nicht demütigen, und daß das Wandeln auf den Spuren von Christus uns nicht erniedrigt, sondern vielmehr erhöht. Sie verläßt mich, entschlossen, den ersten Schritt zu tun, der zur Versöhnung führen soll.

Oft ist es auch ein schwacher Mann, der sich bald von seiner Mutter, bald von seiner Frau beeinflussen läßt, die dann beide um seinetwillen in einen Geltungskonflikt geraten. Ich denke eben an einen Mann, der zu mir kam und sich als Opfer eines solchen Konfliktes betrachtete. Bald mußte er einsehen, wie sehr er selbst für diesen Zustand verantwortlich war durch seine Schwäche, durch seine negative Einstellung, durch sein Mitleid mit sich selbst, wodurch er diesen Konflikt der Machtbedürfnisse auf sich zog. Sein Selbstmitleid beeinträchtigte seine Liebe zur Mutter, während gerade nur diese Liebe die Mutter hätte gewinnen können.

Den Konflikt zwischen einem Kind und ungerechten Lehrern und Erzieherinnen habe ich noch gar nicht erwähnt. Ich kann übrigens nicht alle Konflikte aufzählen, die an einem Leben nagen. Es gibt Konflikte der Arbeit, nicht nur zwischen Brotherren und Arbeitern, sondern noch viel häufiger zwischen Werkführern und Arbeitern, zwischen eifersüchtigen Arbeitern, zwischen Geschäftsführern als Konkurrenten. Und dazu alle sozialen, politischen und internationalen Konflikte. Ich brauche gerade heute ihre verhängnisvollen Folgen auf das Leben und die Gesundheit von Tausenden von Männern, Frauen und Kindern nicht zu unterstreichen. Auch dort kann, wie in der Familie, allein eine Rückkehr zu Gott wahre Lösungen bringen, Versöhnungen zwischen Arbeitgebern und Arbeitnehmern, zwischen Konkurrenten, zwischen politischen Gegnern, zwischen Nationen und zwischen Rassen. Es würde den Rahmen dieses Buches übersteigen, wenn ich solche Beispiele, die mir bekannt sind, anführen wollte.

VIII. KAPITEL

*Flucht*

Der Leser wird in den Fällen, die ich bis dahin angeführt, bemerkt haben, daß die Lebensprobleme ineinander greifen wie die Ringe einer Kette; daß zum Beispiel ein Ehekonflikt Auflehnung, Sichgehenlassen, Trunksucht und Lüge nach sich zieht. Denn, wenn ein

Mensch sich nicht stark genug fühlt, wenn er an der Lösung eines Hauptproblems seines Lebens verzweifelt, so sucht er unwillkürlich seine Niederlage durch eine Flucht zu verschleiern. Diese Flucht bedeutet ihrerseits ein neues Problem, das die Neuordnung seines Lebens in Frage stellt. Manchmal ist er sich dessen bewußt. Meistens aber erfolgt diese Flucht unbewußt. Um die bedeutsame Rolle zu zeigen, die diese Fluchten im Leben und in der Gesundheit der Menschen spielen, will ich in diesem und den folgenden Kapiteln einige davon etwas ausführlicher schildern.

Da ist in erster Linie die Flucht in den Traum. Das wirkliche Leben ist hart. Es verletzt fortwährend unsere Empfindlichkeit. Die Flucht wird eine umso größere Versuchung, je empfindlicher man ist. Man flieht, um seine Empfindlichkeit zu schützen, um dem sie verletzenden Lebenskampf zu entgehen. Der Traum ist ein ganz nahes Land, in das man jederzeit fliehen kann, weit weg von dieser schmerzlichen Wirklichkeit. Dieses Träumen nimmt oft die Gestalt eines wahren Romans an, einer episodenreichen Geschichte, die ein Mensch sich selbst erzählt, die er sich immer wiederholt und die seine seelischen Kräfte beansprucht. Es ist ein verborgener Schatz, dem der Mensch das Beste seines Herzens schenkt. Es ist ein tröstendes Entgelt für die grausame Wirklichkeit. Der Träumende schmiedet sich ein Leben, in dem er immer nur Siege davon trägt, die seine Niederlagen im wirklichen Leben kompensieren, wo er die schöne Rolle spielt, wo er geliebt, geachtet und verstanden wird, wo er befiehlt oder sich sogar opfert.

Wohlverstanden trifft meine Kritik nicht die Phantasie, die in einer Dichterseele schöpferisch sein kann. Nein, der Traum, von dem ich spreche, ist der unfruchtbare, unschöpferische Traum. Er ermüdet, statt zu erquicken. Er vergrößert noch die Kluft zwischen Ideal und Wirklichkeit. Auf den Flügeln des Traumes entfliehen wir umso leichter, je mittelmäßiger uns die Wirklichkeit erscheint; und die Wirklichkeit erscheint uns umso mittelmäßiger, je mehr wir sie mit einem Traumideal vergleichen. So ergibt sich ein Zwiespalt der Persönlichkeit, geteilt zwischen einem unerlebten Traum und einer abstoßenden Wirklichkeit. Die Folgen davon sind nicht nur seelischer Natur: ich könnte viele Personen nennen, die jahrelang zu den Mühen des Tages lange Stunden der Nachtwache fügen, in denen sie fieberhaft ein intimes Tagebuch schreiben, das niemand je lesen wird, dessen Hefte sich in einem Geheimschrank anhäufen und die in einem Leben nur toter Ballast sind.

Hieher gehört auch die Flucht in die Vergangenheit. Viele Menschen haben den Blick fortwährend nach rückwärts gerichtet. Sie erleben dort von neuem ihr goldenes Zeitalter, jene ferne Zeit, da sie glücklicher waren und Siege und Freuden kannten. Auf diese Weise entgehen sie den Gegenwartsproblemen, die sie nicht mehr zu lösen versuchen und kosten so die Freuden der Vergangenheit.

Es handelt sich jedoch nicht immer um Freuden. Ungestilltes Sehnen und innere Vorwürfe können eine ebenso gefährliche Flucht in die Vergangenheit sein. Die übergewissenhaften Seelen, die immer wieder zurückkehren, die sich in einer düsteren Analyse der Vergangenheit gefallen, leben in einer ebenso bedenklichen Unwirklichkeit wie diejenigen, die dauernd in ihren Lichtseiten verweilen. Wer so den Schwerpunkt seines Lebens nach rückwärts verlegt, verstößt gegen die Gesetze des Lebens, das ein Vorwärtsschreiten bedeutet. So wird das Dasein unfruchtbar, untauglich, seine Probleme zu lösen.

Und dann die Flucht in die Zukunft. In die Zukunft fliehen, immer neue Pläne schmieden, ist eine andere Form der Flucht in den Traum, eine andere Art, der Gegenwart und ihren Unvollkommenheiten zu entrinnen. Aufs Äußerste getrieben, wird aus ihr das, was man Ideenflucht nennt. Die Gedanken folgen sich so rasch und so überstürzt, daß sie ihre Wirkung verlieren und zu keinem zusammenhängenden Handeln mehr führen.

Was mich betrifft, so hatte ich eine Neigung, in der Zukunft zu leben. Ich machte immer neue Pläne, die mir immer schöner vorkamen als das, was mich gerade beschäftigte. Meine Frau dagegen lebte in der Vergangenheit. So genoß sie z. B. eine Reise erst ganz nach ihrer Rückkehr, wenn sie sozusagen sicher war, daß kein unvorhergesehenes Ereignis diese mehr verderben konnte. Zum Glück sind wir einander in der Gegenwart begegnet, um wirklich zusammenzuleben.

Mit Gott leben heißt, die Gegenwartsstunde, die er uns schenkt, erleben, unser ganzes Herz in das legen, was er in dieser Stunde von uns erwartet und ihm Vergangenheit und Zukunft anheimstellen, die beide ihm gehören.

Ich möchte jetzt von einem Fall berichten, der uns zeigt, daß sogar die Unfallmedizin gelegentlich von den Lebensproblemen berührt werden kann. In zahlreichen Unglücksfällen trägt der Alkoholismus die Verantwortung. Die Rolle dieses Faktors springt in die Augen.

Im vorliegenden Falle aber handelt es sich um eine feinere psychologische Ursache.

Freud erinnert daran, daß die Römer es unterließen, ein Vorhaben auszuführen, wenn sie beim Verlassen ihres Hauses einen Fehltritt getan hatten, denn sie sahen darin ein schlimmes Vorzeichen. Er behauptet mit Recht, daß dieser angebliche Aberglaube eine tiefe Erkenntnis der Gesetze des Unbewußten verdecke. Denn ein Fehltritt oder eine ungeschickte Gebärde bekundet nicht nur einen aus innerem Konflikt entsprungenen Zustand der Zerstreutheit oder einen Mangel an Selbstbeherrschung, sondern verrät sehr oft eine verborgene Sperrung des Unbewußten gegen das Vorhaben des Bewußten; er bedeutet einen symbolischen Akt, eine Sabotage an der bewußten Handlung durch das Unbewußte, das sich dagegen auflehnt[1].

Nennen wir Oktavian einen jungen, willensschwachen Phlegmatiker, der durch die in seiner Familie herrschende Autorität und Kälte in seiner Entwicklung gehemmt wurde. Am Abend zu Hause liest der Vater seine Zeitung, die Mutter strickt, jeder sitzt in seiner Ecke, und die Stunden vergehen so, ohne daß auch nur einer ein Wort mit dem andern spricht. Vergeblich sucht Oktavian ein Eingehen auf sein Liebebedürfnis.

Er ist in ein großes Unternehmen eingetreten und schließt sich dem ersten Menschen an, der es versteht, ihn durch herzliche Worte zu gewinnen. Dieser ältere Kollege, ein Homosexueller, findet in ihm ein wehrloses Opfer. Von da an beginnt eine immer stärkere Hörigkeit. Von seinem großen Freund beherrscht, entfernt sich Oktavian immer mehr von seinen Eltern und wird aus diesem Grunde immer schwächer in seinem Widerstand.

An allen freien Tagen läßt er sich zu Spazierfahrten auf dem Motorrad verleiten, die er nur allzu gerne ausschlagen möchte. Die Verständnislosigkeit der Eltern, die ihn schonungslos ausschelten, bringt ihn immer tiefer unter den wachsenden Einfluß seines Beherrschers.

Eines Tages hat der innere Konflikt seinen Höhepunkt erreicht. Auf der Rückfahrt vom Ausflug hält Oktavian die Lenkstange und sein Freund sitzt hinten. In einem Moment der Unsicherheit, ohne recht zu wissen wie und warum, fährt er gegen einen Baum am Straßenrand, wie wenn er von diesem Hindernis angezogen worden wäre.

Der symbolische Charakter des Unfalls ist offensichtlich. In einer moralischen Sackgasse gefangen, gequält von dem ohnmächtigen

---

[1] Sigm. Freud. Die Psychopathologie des Alltags.

Wunsch, sich des tyrannischen Freundes zu entledigen, wird Oktavian durch sein Unterbewußtsein verraten, das hier eine plötzliche Gewaltlösung findet: eine Flucht.

Der Unfall, wenn auch ernst, hat doch keine tödliche Folge und erfüllt seinen Zweck: er bietet die so lange schon erwartete Gelegenheit, die Wiederaufnahme der sonntäglichen Ausflüge endgültig abzusagen und den Bruch zwischen den beiden Freunden herbeizuführen.

Damit ist nun aber eine moralische Lösung immer noch nicht gefunden. Ein grimmiger Haß entbrennt an Stelle der gefährlichen Freundschaft zwischen den beiden Arbeitskollegen. Dieser täglich sich erneuernde Kampf wirkt nicht weniger zerstörend auf die Persönlichkeit Oktavians, der nun bald das Opfer von Zwangsvorstellungen, von Selbstmordgedanken wird und sich immer mehr verschließt. Er leidet an Herzklopfen, Schlaflosigkeit und zunehmender Schwäche. Ein Arzt spricht von einem überanstrengten «Sportherz», macht ihm stärkende Einspritzungen und verordnet ihm Ruhe.

In diesem Zustand wird der junge Mann zu mir geschickt. Ich spreche mit ihm über ein Leben ohne Heimlichkeiten. Ich erzähle ihm, wie man vor Gott vollständig klar werden kann über sich selber und sich ihm anvertrauen darf ohne Furcht, nicht verstanden zu werden.

Vom dritten Besuche an ist das Vertrauensverhältnis zwischen ihm und mir tief genug, daß er mir seinen ganzen Jammer erzählen kann. Er ist keineswegs homosexuell veranlagt, und gerade darum wurde zweifellos die psychologische und moralische Lage erschwert. Ein Homosexueller hätte wahrscheinlich die Bindung leichter ertragen, weil er ihr seine Zustimmung gegeben hätte. Oktavian ist seit kurzem verheiratet, liebt seine Frau, und nur sein Geheimnis hat ihn in die Depression getrieben.

Von diesem Tag an bessert sich seine Gesundheit rasch, er lächelt wieder, und in seine Augen kehrt ein Glanz zurück. Er hat jetzt keine Angst mehr vor seinem früheren Freund und kann seine Stelle im gleichen Büro wieder einnehmen. Jede Feindseligkeit ist verschwunden. Er findet ihm gegenüber wieder eine natürliche Einstellung. Das ist das Merkmal der baldigen Gesundung. Es war mir aufgefallen, daß er vollständig im Klaren war über die Bedeutung seines Motorradunfalles. Schon bei der ersten Besprechung hatte er den Vorfall nachdrücklich hervorgehoben, aber erst später begriff ich dessen tieferen Sinn.

Hätte er Gott früher gefunden, so hätte sein Unbewußtes ihm diesen Unfall ersparen können, der ja dann doch keine wirkliche Lösung gebracht hatte.

Ich werde zu einem Mann gerufen, der eine schmerzhafte Unterleibskrise durchmacht. Im Vorzimmer sagt mir seine Frau: «Ich habe Sie heimlich rufen lassen; er will nämlich keinen Arzt sehen.» Ich konstatiere einen nicht leicht reponiblen Leistenbruch. Aber meine Aufmerksamkeit ist durch die Angst vor dem Arzt geweckt worden, auf die seine Frau mich hingewiesen hat, und ich beginne mit beiden Eheleuten ein ernsteres Gespräch. Sie verstehen einander nicht und führen ein furchtbares Leben. Der klägliche Nervenzustand des einen wie des andern bildet einen Teil des Konfliktes, und der Konflikt wiederum verschlimmert ihren Nervenzustand. Im Verlauf eines heftigen ehelichen Auftrittes nämlich hat der Mann seinen Bruch «bekommen». Ich überweise ihn dem Chirurgen, damit er ihn davon befreie; aber meine Aufgabe ist damit noch nicht erledigt. Ich muß versuchen, das ganze Vertrauen der Eheleute zu gewinnen, um ihnen zu helfen, ihren Ehekonflikt zu lösen.

Man kann sich denken, was ich alles von der Flucht in die Krankheit schreiben könnte. Die Erscheinung ist allzu bekannt und gewöhnlich, als daß ich mich lange dabei aufhalten müßte. Keiner entgeht ihr. Wie oft habe ich in stillem Nachdenken versucht, den tiefen Grund einer plötzlichen Anwandlung von Müdigkeit, eines Kopfwehs oder einer Verdauungsstörung zu ermitteln und habe dabei entdeckt, daß mein Unterbewußtsein mir einen Streich spielte: eine Widerwärtigkeit, eine Enttäuschung hatten mir meine Arbeitslust vergällt, ein schwieriger Brief, das Klären eines verzwickten Falles, ein unangenehmer Schritt genügten, um mich zu lähmen, und mein Unterbewußtsein gab mir einen plausiblen Vorwand, diese Dinge aufzuschieben. Alle funktionellen Störungen und erst recht alle Neurosen können so einen verborgenen Sinn von Flucht in die Krankheit offenbaren. Wohlverstanden das will nicht heißen, daß die Krankheit deshalb nur «eingebildet» sei, und man begeht gegenüber diesen Kranken eine bedenkliche Ungerechtigkeit, wenn man ihnen vorwirft, daß sie ihre Leiden selbst erfinden, um sich eine bequeme Zuflucht zu sichern. Das Gefühl, nicht verstanden zu werden, der Eindruck, daß man ihre Übel, unter denen sie so sehr leiden, nicht ernst nimmt, verhindert diese Patienten, aus ihrem unbewußten Schlupfwinkel hervorzukommen. Denn, um sich aus dieser kleinen

Schutzhütte, die man sich gegen die Stürme des Lebens errichtet hat, hervorzuwagen, muß man sich verstanden, geliebt und unterstützt wissen.

Wie der Traum die Elemente verwendet, die er aus dem vorangegangenen Tag geschöpft hat, um eine sinnvolle Geschichte zu bilden, so verwendet das Unbewußte die vorhandenen funktionellen Störungen, um eine Krankheit zu bilden, deren tieferer Sinn eine Flucht bedeutet. Und weil sie eben eine Flucht ist, fixiert sie sich als Krankheit und tritt bei jedem Hindernis von neuem auf. Wieviele Frauen bekommen eine Migräne, so oft sie eine Einladung in die ihr feindlich gesinnte Familie ihres Mannes erhalten!

Wenn man den Kranken hilft, in ihren Kindheitserinnerungen offen und ehrlich die ersten Spuren ihrer funktionellen Störungen aufzusuchen, so kommt vielen von ihnen folgende Tatsache in den Sinn: ihre Eltern, die ihnen gewöhnlich wenig Zärtlichkeit zeigten, überhäuften sie plötzlich damit, wenn sie krank waren. Darum erschien ihnen das Kranksein bald angenehmer als die Gesundheit. Und halb bewußt betonten sie ihre kleinsten Beschwerden, um jene Liebesbezeugungen zu erschleichen, nach denen sie hungerten. Oder aber die Krankheit konnte allein das Machtwort der Eltern im Schach halten und sie so von unliebsamen Schulstunden, Besuchen und Obliegenheiten befreien, die diese unerbittlich von ihnen verlangten.

Es ist sehr schwer, immer gerecht zu sein gegen die Patienten, deren Krankheit jenen Fluchtcharakter zu tragen scheint. Im allgemeinen nimmt die Umgebung ihnen gegenüber eine bald allzu harte, bald allzu weiche Haltung ein. Beide sind unrichtig. Und ihre Leiden verschlimmern sich unter dem schwächlichen Mitleid wie unter barscher Zurechtweisung. Es entsteht in Wirklichkeit ein großer innerer Aufruhr, hervorgerufen durch diese Fluchtgewohnheit: ein Konflikt zwischen der Neigung zur Flucht und dem Wunsch, nicht mehr zu fliehen.

Eine meiner früheren Patientinnen schreibt mir folgendes:

«Da ich gezwungen war, im Bett zu liegen und dadurch während Monaten von andern abhängig zu sein infolge eines schweren Unfalls, wurde mir bewußt, wie gefährlich es für mich wäre, wenn ich so untätig daliegen würde. Es ist nämlich so: kaum ist man in der Klinik, so ändert sich die geistige Verfassung; ohne es zu merken, hält man sich für das Zentrum aller Dinge, ja der ganzen Welt. Jetzt heißt es: mein Unfall, meine Ärzte, meine Krankenschwester, meine Einspritzungen, meine Toilette, meine Mahlzeiten, meine Verdauung, mein Thermometer. So wird alles allmählich ausschließlich und von höchster Wichtigkeit. Dann kommt mein Fall ... einzig in seiner Art. Und bald dreht sich alles nur noch um meine durch die Ereignisse geschaffenen Besitztümer; ich werde geradezu eine Interessantheit. Meine Besucher bestärken mich vollends in diesem Glauben.

Im Bewußtsein dieser kläglichen Geistesverfassung entschloß ich mich eines schönen Morgens, meine Einstellung vollständig zu ändern und aus mir herauszukommen, koste es, was es wolle. Die Gelegenheit bot sich bald. Im Nachbarzimmer lag ein Schwerkranker, dessen Stöhnen und Klagen ich oft gehört hatte, sodaß ich entschlossen war, ein anderes Zimmer zu verlangen. Aber an jenem Morgen lautete mein Entschluß anders. Ich wollte kein Bündel selbstsüchtiger Wünsche mehr sein, sondern ein lebendiges Wesen mit einer schwingenden Seele und einem teilnehmenden Herzen.

Mein Zimmer war voller Blumen. Meine Blumen, ein wahrer Garten! Noch am Vorabend hatte ich einen hübschen Zyklamenstock geschenkt bekommen. Ganz sachte kam mir der Gedanke, daß wohl im Zimmer nebenan keine Blumen stehen; denn nie hörte ich dort Besuche eintreten. Ich bat also die Schwester, den Stock dem armen, einsamen Kranken hinüberzubringen. «Ja», sagte sie zu mir, «es ist ein Großväterchen. Er hat nur einen Sohn, der ihn von Zeit zu Zeit besucht. Blumen hat er keine.»

Die Blumen freuten ihn; er meinte, ich sei eine Bekannte und ließ mir danken. Von da an fühlte ich mich innerlich gedrängt, für ihn zu beten.

Seinen Husten bemerkte ich kaum mehr, er störte mich auch nicht mehr. Wenn ich ihn stöhnen hörte, bat ich Gott, er möge ihm seine Schmerzen lindern. Wenige Tage später hörte ich nichts mehr und erkundigte mich nach ihm. Wie eine Lampe war er erloschen. Die Schwester hatte neben dem Kopf des Alten die Zyklamen aufgestellt, die ein wenig Liebe in sein Zimmer gebracht hatten.

Das Hauptvergnügen in der Klinik sind die Klingeln; am Morgen bilden sie ein wahres Glockenspiel. Der Kranke mit den langsamen Reflexen drückt lange auf den Knopf; die Nervöse, die schlecht geschlafen hat, läutet gleich zwei- oder dreimal, um sicher zu sein, daß man rasch erscheint; und dann der feine, kurze Klingelton, der nicht stören möchte, oder das ungeduldig herrische Schellen. Nach kurzer Zeit erkennt man schon am Glockenzeichen den Patienten, der auf den Knopf drückt. Und dann das Läutwerk des Operationssaales: beharrlich, andauernd, ernst; es ruft die Pflegerin auf ihren Posten, den Kranken und alle andern, die bei der Operation assistieren. Es will sagen: «Der Saal ist bereit, man wartet auf euch, laßt den Arzt nicht warten.»

Dann kommt das Rollen des Wagens mit den Gummirädern, den man zum Aufzug führt, die filzgedämpften Schritte, die Flüsterstimmen. Man sieht im Garten die auf alles gefaßten Verwandten in angstvoller Erwartung auf und ab gehen.

In einem solchen Moment begann dann jeweilen für mich eine neue Verantwortung: für den Chirurgen zu beten, daß Gott ihm Klarheit gebe und seine Hand sicher führe, für den Kranken, daß Gott ihm Vertrauen und innere Ruhe schenke, für die Verwandten im Garten, daß sie Hoffnung haben. Alles das bedeutet auch etwas. Und während dieser Zeit hatten mein Schmerz, mein Arzt, meine Spritze und so manche andern persönlichen Dinge keinen Platz mehr in meinem Denken. Mein Herz war froh, ich hatte das Gefühl erfüllter Pflicht und die Gewißheit, daß Gott meine Gebete erhören werde. Ich vergaß aber nicht hinzuzufügen: «Der Wille Gottes geschehe, der die Liebe ist und besser als ich weiß, was jedem heilsam ist.»

Ein anderer verhängnisvoller Kreislauf tritt bei allen denen ein, die sich angewöhnt haben, Medikamente einzunehmen, und die dann deren Sklaven werden. Und oft bilden das Heilmittel, die Behandlung, die Klinik und die Luftkur solche Fluchten. Wohlverstanden, ich möchte hier die medikamentöse Therapie, die Physiotherapie und die Psychotherapie nicht herabsetzen. Es ist wiederum eine Flucht, wenn man ihre wertvollen Dienste verschmäht.

Aber die Therapie kann zur Gefahr werden, sobald sie in der Bekämpfung der Symptome es ermöglicht, sich dem tapferen Aufsuchen der Lebensfehler mit denen man brechen sollte, zu entziehen.

Ein Erschöpfter, der aus Ehrgeiz oder aus Angst ein gehetztes Leben führt, verlangt vom Arzt ein Stärkungsmittel, als ob eine Arznei eine weise Ökonomie seiner Kräfte ersetzen könnte. Ein Nervöser, der, in schwerem Konflikt mit der Familie, den Schlaf verloren hat, verlangt vom Arzt ein Schlafmittel.

Der Mensch hat ein so großes Bedürfnis nach Religion, daß er sich eine andere schafft, wenn man ihm die wahre raubt. Es gibt auch eine Religion des Arzneimittels, und sie gehört nicht zu den Harmlosesten. Es ist überraschend zu sehen, wieviele starke Geister in den Schwierigkeiten des Lebens jedes Ansuchen an die Kraft Gottes als den Rest einer überlebten Vergangenheit von sich weisen, ihre Hoffnung auf Hilfe aber an irgend ein Heilmittel hängen, weil dieses für sie das Erzeugnis des wissenschaftlichen Fortschritts darstellt. Dadurch, daß man den Menschen immer wieder gesagt hat, daß dieser Fortschritt unbegrenzt sei und daß er dereinst alle Krankheiten überwinden würde, hat man in ihnen die trügerische Hoffnung entfacht, daß sie dank der Wissenschaft ungestraft weiterfahren könnten, in den schlimmsten Ausschweifungen zu leben. Es ist wahrlich Zeit, sie daran zu erinnern, daß die Gesundheit ein Gut ist, das man nicht so leicht erkaufen kann.

Trousseau, einer der größten französischen Kliniker, schrieb: «So läßt sich ein Arzt gegen seinen Willen verleiten, Heilmittel zu verschreiben. Ich habe nichts dagegen, wenn der Arzt letzten Endes Beruhigungsmedizin ausübt, wenn er sich damit begnügt, das Gemüt einer hilfeflehenden Mutter zu beschwichtigen, und dabei seine Stellung wahrt, was ja immer erlaubt ist. Aber wenn dieser Arzt ein Mittel verabreicht, und der Kranke, der nach drei oder vier Tagen wieder gesund geworden ist, nun diesem Mittel seine Heilung zuschreibt, an der es eigentlich keinen Anteil hat, so bin ich nicht mehr einverstanden ...[1]»

Diese Skepsis Trousseaus in Bezug auf die Therapie ist im Grunde die der meisten Ärzte. Sie glauben viel weniger an die Heilmittel als das Publikum, die Krankenschwestern und die Apotheker. Wieviele Ärzte nehmen, wenn sie selber krank sind, so viele Heilmittel ein, wie sie ihren Patienten verschreiben?

Ich hüte mich, das Verschreiben von Medikamenten mit der Erneuerung des Lebens in Gegensatz zu bringen. Aber jedenfalls ist das erstere leichter als das zweite und kann diese nicht ersetzen.

Viele Mediziner haben den Mißbrauch der pharmazeutischen Reklame hervorgehoben. Abgesehen von der unmittelbaren Reklame beim großen Publikum ist die, die bei der Ärzteschaft selbst gemacht wird, unglaublich. Man findet über dieses Kapitel im Buch von Vincent «Einer menschlichen Medizin entgegen»[2] vorzügliche Bemerkungen. Mein Lehrer, Prof. Roch, hat vor zehn Jahren eine Statistik der Zusendungen, die er im Verlauf von drei Monaten erhalten hatte, aufgestellt. Sie ergab zwanzig verschiedene Kleingeschenke (Bleistifte, Notizblöcke, Kalender etc.), hundertundein Musterfläschchen, zwanzig Briefe, sechsundneunzig Gratiszeitschriften und dreihundertdreiundsechzig Kataloge, Reklameblätter, Karten und Broschüren. Man stelle sich die Verlegenheit vor, wenn er alle «Mustergutscheine»,

---

[1] René Dumesnil. L'âme du médecin. Paris, Plon. coll. «Présences», S. 88.
[2] A. Vincent. Vers une médecine humaine. Coll. Esprit, Paris, Aubier.

die diesen Sendungen beigelegt waren, hätte zurückschicken wollen. «Das alles», fügte er hinzu, «muß sehr viel kosten, viel mehr, dünkt mich, als die Spezialmittel wert sind, die ich während irgend eines Quartals meiner Praxis zu verschreiben verleitet wurde».[1]

Die kantonale genferische Schülerversicherungskasse verzeichnet für das Jahr 1937 für Apothekerkosten eine Mehrausgabe von viertausend Franken gegenüber dem Vorjahre 1936, trotzdem die Kosten für ärztliche Honorare im selben Zeitabschnitt um beinahe achtzehntausend Franken abgenommen haben. Diese pharmazeutischen Kosten stellten eine Erhöhung von 51% dar im Vergleich zu denjenigen von 1925!

Ich bin kürzlich in einer Gratiszeitschrift, die mir eine der geachtetsten Fabriken pharmazeutischer Produkte zusandte, auf einen Artikel über die Behandlung des Juckens gestoßen. Der Verfasser schlug darin den Ärzten nicht weniger als vierzig Erzeugnisse seiner Firma vor. Er fügte allerdings etwas naiv hinzu: «Die Zahl der therapeutischen Methoden ist vielleicht etwas beunruhigend ...»

Mit diesen wenigen Bemerkungen beabsichtige ich nicht etwa, den Gebrauch der Heilmittel zu verurteilen. Ich selbst verschreibe solche und bin überzeugt, daß gewisse Naturärzte, von ihrem polemischen Geist hingerissen, zu weit gehen, wenn sie die Hilfsmittel der Apothekerkunst so schroff ablehnen. Aber die begabtesten Therapeuten, die ihren medizinischen Stoff am besten beherrschen, haben immer wieder Protest erhoben gegen den offensichtlichen Mißbrauch der Drogen, der in unserer Zeit so überhand nimmt, und zwar ganz abgesehen von der eigentlichen Toxikomanie. Dieser Mißbrauch ist nichts anderes als eine Folge des wissenschaftlichen Heidentums, des moralischen Niedergangs unserer heutigen Welt und des verblaßten Berufsideals bei einer großen Zahl von Ärzten.

Der Mißbrauch der Medikamente führt uns zu dem der Reizmittel; ihr Gebrauch ist immer eine Flucht. Es sind natürlicherweise die Nervösen, die in diesem Stimulans für ihre Not in den Schwierigkeiten des Lebens eine trügerische Kompensation suchen. Manchmal ist die Armut der Grund; denn eine Tasse schwarzen Kaffees täuscht leicht über die Schwächezustände hinweg, die der Unterernährung entspringen. Und bald wird die Gewöhnung an Reizmittel zum verhängnisvollen Bedürfnis und verdirbt den Geschmack für die normale Ernährung. Es kann so weit kommen, daß gewisse Kranke fast

---

[1] M. Roch. Trois mois de réclame pharmaceutique. Revue médicale de la Suisse romande, 25. März 1931. S. 243.

nichts anderes mehr zu sich nehmen. Ich kenne ein nervöses Mädchen, das sich mit seinem Vater überworfen hat, das fast ausschließlich von Schwarztee lebt, den es vom Morgen bis zum Abend trinkt. Natürlich ist es immer krank, trotz der Bemühungen der Ärzte. Wenn sie ihnen ihre schädigende Gewohnheit nicht eingesteht, so geschieht dies aus Furcht, sie könnten es ihr verbieten, und sie zweifelt daran, genug Kraft zu haben, um darauf zu verzichten.

Ich brauche wohl kaum ausführlich von den schlimmeren Vergiftungen durch Rauschgifte zu sprechen; ihr Einfluß auf die Gesundheit ist allgemein bekannt.

Nicht anders steht es mit dem Alkoholismus. Ich könnte die statistischen Angaben vermehren, die man in den Schriften der alkoholgegnerischen Vereine findet. Man weiß, welche Rolle er in Bezug auf die geistige Verfassung unserer Bevölkerung spielt. Er bewirkt faktisch, daß beinahe ein Viertel der in unsere psychiatrischen Kliniken aufgenommenen Männer und mehr als ein Viertel der Psychopathen, die dort eintreten, von Trinkern stammen. Noch größer ist das Verhältnis bei den Epileptikern.

In der internen Medizin spielt der Alkohol eine nicht weniger wichtige Rolle. «Ein Drittel unserer Kranken», schreibt Prof. Roch, auf Grund einer Untersuchung, die er in seiner Praxis in Genf durchgeführt hat, «wären nicht ins Krankenhaus eingeliefert worden, wenn sie nicht Alkoholiker gewesen wären.» Denn der Alkohol «bereitet das Lager» für viele Krankheiten, von den Unfällen gar nicht zu reden!

Wir erwähnen schließlich noch den Einfluß des Alkohols auf den sittlichen Stand der Bevölkerung: in Genf waren siebenunddreißig Prozent der in zehn Jahren ausgesprochenen Ehescheidungen durch Alkoholismus verursacht. Mehr als dreißig Prozent der jugendlichen, in schweizerische Korrektionshäuser eingewiesenen Verbrecher waren Kinder von Alkoholikern.

Wenn auch die Trunksucht zurückgeht, so hat sich der mondäne Alkoholismus, besonders unter den Frauen der sogenannten besseren Gesellschaft, sehr entwickelt.

Das alles ist zur Genüge bekannt; ich brauche mich dabei nicht aufzuhalten.

Eine Patientin hat Störungen der Menopause mit basedowschem Krankheitsbild. Ich behandle sie mit Dijodthyrosin, verfolge aber gleichzeitig meine Forschungen nach ihrer seelischen Verfassung. Ihre ganze Kindheit war von den Szenen der väterlichen Trunksucht überschattet. Alle ihre Brüder und Schwestern sind nervös. Ihr eigenes Eheleben ist ebenfalls vergiftet durch die Trunksucht ihres Mannes mit den üblichen Folgen materieller Not und moralischer Konflikte.

Ich sehe mir den Ehemann an: Vollblütigkeit, erhöhter Blutdruck, mächtige Leber, eine leichte Glykosurie und systolisches Aortengeräusch. Natürlich verbiete ich ihm den Alkohol und schreibe ihm fast ausschließlich vegetarische Kost vor. Aber ich weiß wohl, daß diese Vorschriften kaum erfolgreich sein werden, wenn ich mich auf diese negative Seite meiner Aufgabe beschränke. Ich muß sein Vertrauen zu gewinnen suchen, mich für seine Familie und seinen Beruf interessieren, ihm helfen, wieder etwas Selbstvertrauen zu gewinnen und die Gemütswerte wieder zu finden, die in ihm schlummern. Bald wird es anders mit ihm. Der Ehekonflikt wird gelöst, und die basedowschen Symptome bei seiner Frau bessern sich rasch.

Der Alkoholismus ist kein primäres Problem, wenn ich so sagen darf, sondern ein sekundäres, eine Flucht, ein Kompensationsversuch für geheime Nöte. Darum läßt er sich durch moralische Vorstellungen kaum beseitigen. Die Rettungswerke, die einigen Erfolg im Kampf gegen ihn haben, wie das Blaue Kreuz, die Heilsarmee, die Guttempler usw. haben zum Ziel die Erneuerung der gesamten menschlichen Persönlichkeit und eine positive Neueinstellung zum Leben.

Eines Tages kam ein Fräulein in meine Sprechstunde. Ohne weiteres schilderte sie mir das Problem ihres Lebens. Sie war Lehrerin in Amerika und hatte, um sich von einer unbedeutenden Krankheit zu erholen, auf den Rat eines Arztes angefangen, Portwein zu trinken, um ihren Mut neu zu beleben. Diese Neigung zum Trunk war in ihrem Leben immer stärker geworden, bis sie zu einer sklavischen Sucht wurde, der sie sich nicht mehr zu entwinden vermochte. Was mich interessierte, war weniger das Problem der Trunksucht an sich, als vielmehr der Grund, warum sie zu trinken angefangen hatte. Es gibt viele Leute, die während einer Erholungszeit etwas Alkohol genießen, die aber deshalb noch nicht trunksüchtig werden.

Wir hatten zwei lange Gespräche miteinander, die aber resultatlos verliefen. Ich war sogar ziemlich entmutigt. Ich hatte jedoch das Gefühl, ich müsse sie noch ein drittes Mal empfangen, und bereitete mich auf diese letzte Aussprache in einer mindestens einstündigen stillen Sammlung vor. Ich war unruhig, denn ich sah nichts Klares vor mir. Sie kam, und nach einer halbstündigen Unterhaltung waren wir immer noch in einer völligen Ungewißheit. Da schlug ich ihr vor, uns vor Gott still zu sammeln. In der Stille traf ein Wort plötzlich lebhaft meinen Geist. Ich sprach es aus; es lautete: «Ihre Mutter». Von ihr hatten wir noch nie zusammen gesprochen. Sie schien sehr erstaunt und sagte mir, ihre Mutter sei eine untadelige, fromme Frau, der sie nichts vorzuwerfen habe. Damit wars zu Ende; wir verabschiedeten uns. Ich war enttäuscht.

Aber noch am selben Abend wurde ich ans Telephon gerufen. «Jetzt hab ich's!» sagte sie mir, und bei meinem Erstaunen fügte sie hinzu: «Als ich bei Ihnen die Treppe hinunterging, entstand in mir plötzlich eine Klarheit wie ein gewaltiger Riß. Ich erkannte, daß ich meiner Mutter immer gram war darüber, daß sie eine Heilige war; denn ihre Frömmigkeit beschämte mich. Ich habe eingesehen, daß ich Lehrerin geworden war, nur um ins Ausland zu kommen und um mich von diesem Vorbild zu trennen, dessen Nähe mir unerträglich war. Dort in Amerika genügte der atlantische Ozean nicht, mich von meiner Mutter zu trennen, und unbewußt habe ich eine moralische Kluft zwischen ihr und mir geschaffen durch das Trinken ... Jetzt bin ich heimgegangen, bin meiner Mutter um den Hals gefallen und habe sie für alles um Verzeihung gebeten. Nun bin ich von meiner Leidenschaft für den Portwein frei geworden.»

Was oben vom Alkoholismus gesagt wurde, könnte von allen Leidenschaften gesagt werden. Sie sind ein sichtbares Symptom von Lebensproblemen moralischer Ordnung: Minderwertigkeitsgefühle, Schüchternheit, Trägheit, geschlechtliche Schwierigkeiten, Versagen des Willens. Man kann eben einem Menschen nicht helfen, sich von seinen Leidenschaften zu befreien, ohne bis zu ihren verborgenen Ursachen zurückzugehen.

Das ist nicht leicht! Viele Ärzte könnten die Geschichte jener Hazardspieler erzählen, die das Opfer der Erziehung zu genießerischem und üppigem Leben wurden. Für den Lebenskampf schlecht vorbereitet, unfähig, sich einer geordneten Arbeit zu unterziehen, suchen sie ihre Minderwertigkeitsgefühle zu kompensieren durch die Achtung, die man erwirbt, wenn man Geld springen läßt und mit Eleganz der Mode folgt.

Darum verprassen sie auch rasch ihr väterliches Erbe und erleben bald darauf jene Stunden materieller Not, die ihre trügerische Sucht nach leichtem Gewinn im Spiel noch erhöht.

Sie geben dann immer mehr aus beim Spiel, werden immer unfähiger zur Arbeit, machen Schulden, erträumen immer stärker eine glückliche Wendung des Schicksals und versinken in seelische Vereinsamung, die ihre letzten Willensregungen vollends untergräbt.

Nicht unerwähnt sollen die Fluchten sein, die man die edlen nennen könnte; man entflieht nämlich nicht nur in die Leidenschaften. Oft stellen unsere besten Leistungen nichts als eine Flucht dar.
Ich denke an die Kunst. Ich denke an die Wissenschaft. Ich kenne Männer der Wissenschaft, die sich mit bewundernswürdiger Gewissenhaftigkeit und mit Erfolg ihrer Arbeit hingeben. Und doch bedeutet diese Arbeit eine Flucht, eine Kompensation für ein unglückliches Familienleben, in dem sie versagt haben. Ich denke an einen Mann, der mir vor kurzem sagte, daß sein Leben erst dann beginne, wenn er sich von seinem Haus in sein Malatelier begebe, und daß es wieder aufhöre, wie ausgeschaltet, wenn er die Türe seiner Werkstatt wieder schließe. Wieviele Werkstätten und Laboratorien sind so eine Welt für sich, eine Zuflucht, wo man die Wirklichkeit zu vergessen sucht, die man beim Verlassen wieder findet und für die man keine Lösung gefunden hat!

Dem schönsten Berufe kann eine Flucht zu Grunde liegen. Da wird eine nie überwundene, tiefe Liebesenttäuschung der wirkliche Grund zu einem Beruf der Aufopferung in wunderbarer, sozialer Tätigkeit. Aber dieser Beruf trägt in sich selber immer eine gewisse Bitterkeit, weil sein Ursprung weniger in einer positiven Berufung als in einer Flucht liegt, in dem Versuch, die Niederlage zu vergessen.

Ich kann diese Aufzählung nicht schließen, ohne von der verwirrendsten aller Fluchten zu reden, von der Flucht in die Religion. Auch das religiöse Leben kann eine Flucht bedeuten: Flucht in eine kleine, mystische Einsiedelei, in ein Eiland fernab von der Welt, wo man sich verbirgt, um der Welt und ihren Wunden zu entfliehen, um sich in untätiger Einsamkeit zu gefallen, unfruchtbar und ohne Kontakt mit der Wirklichkeit: Flucht in eine betriebsame oder intellektuelle Religion. Ich weiß, mit wieviel Selbstgefallen ich mich an theologischen Diskussionen beteiligte, die meinem Geiste mehr schmeichelten als die praktischen und konkreten Probleme meines Lebens.

Vor uns steht eine nervöse Kranke, aufgeregt, die hastig und ungehemmt spricht, die ganze Seiten mit Notizen bedeckt hat, um ja nichts von dem zu vergessen, was sie mich fragen will, die sich immerfort analysiert, sich in hundert Betätigungen aufreibt und an allerlei Übeln leidet. Nennen wir sie Ariane.

Von Kindheit an haben Minderwertigkeitsgefühle sie mürrisch, eifersüchtig, ruhelos und eigenwillig gemacht. Sie hatte ihren Vater vor dem zwanzigsten Lebensjahr verloren und hat die durch diesen Todesfall eingetretenen finanziellen Schwierigkeiten auf sich nehmen müssen, auch das von ihm geführte Geschäft, von dem sie nichts verstand. Eine tiefe Enttäuschung verschlimmerte noch die durch diese verschiedenen Umstände und durch manches andere verursachte Erregung.

Vor einigen Jahren hat sie eine Bekehrung erlebt, eine wirkliche und tiefe Bekehrung, die ihr vor allem die Lösung geschlechtlicher Schwierigkeiten brachte.

Aber sie übertrug dann auf den christlichen Dienst, den diese Bekehrung ihr eröffnete, ihr Bedürfnis nach fieberhafter Tätigkeit, die eine psychologische Flucht darstellt. Sie fügt ihrem schon ohnehin ausgefüllten Leben einen ganzen Betrieb religiöser Versammlungen, religiöser Aussprachen hinzu, was sie nicht ruhiger macht. Ihre Mutter wirft ihr vor, daß sie sich sehr ermüde, und sie findet, ihre Mutter habe kein Verständnis für ihre christliche Berufung. Ich bin sicher weit davon entfernt, die Wirkungen ihres Eifers zu verkennen; sie war tatsächlich ein Werkzeug Gottes für viele. Und doch entwertet ihre nervöse, unstete Art ihr religiöses Zeugnis. Sie spürt es und leidet darunter. Deshalb analysiert und beunruhigt sie sich noch viel mehr.

Das tief erlebte Christentum ist sehr realistisch. Bei Ariane aber besteht eine Kluft zwischen Traum und Wirklichkeit, zwischen ihrem Tätigkeitsdrang und den unmittelbaren Problemen ihres Lebens: ihrer Familie, ihrer Arbeit. Damit, daß sie bis in die materiellsten Dinge ihres Lebens Ordnung brachte, daß sie durch den Glauben eine Disziplin der Arbeit fand, ein lebendiges Interesse an ihrem Beruf, damit hat sie einen geistigen Sieg errungen, der größer ist als alles, was sie durch ihre frühere, religiöse Betriebsamkeit erreicht hatte.

Lange habe ich über Ariane mit dem sie behandelnden Arzt gesprochen, der, von einem lebendigen Glauben erfüllt, ihr durch viele Strudel und Schwierigkeiten in dieser harten Schule der Wirklichkeit immer wieder weiter half. Sie hat auf viele Tätigkeiten, wo sie sich früher unentbehrlich glaubte, verzichtet; sie hat Fortbildungskurse in ihrem Fach besucht; sie hat ein ganz neues Interesse für ihr Geschäft gewonnen, hat sich mit Konkurrenten versöhnt und so eine Besserung ihres nervösen Zustandes erlebt.

## IX. KAPITEL

### *Überanstrengung und Trägheit*

Von Betriebsamkeit war eben die Rede. Das führt mich zu einem Lebensproblem, das in der Medizin die größte Rolle spielt, nämlich das der Überanstrengung. Jeder weiß davon. Man sucht die Schuld im Weltgeschehen. Gesellschaft, Ausschüsse, Hilfswerke, Versammlungen, Neugründungen, alle diese Dinge folgen sich in rasendem Tempo. Die Probleme tauchen immer wieder vor denselben Instanzen auf, und diese schicken sie einander gegenseitig wieder zu, ohne wahre Lösung, weil man rasch und oberflächlich arbeitet. Und dann kommt der Lärm, die Zeitung, der Rundfunk, die Geschwindigkeit, die unsere Zeitgenossen mitreißt und sie beherrscht. Infolge dieser ganzen Unruhe, die den modernen, abendländischen Menschen aufwühlt, ist ihm der Sinn für die innere Beschaulichkeit, für den gereiften Gedanken, für die überlegte Tat verloren gegangen. Aber diese ganze Erregung ist auch eine Flucht, mit der er sich selbst die Unruhe des Herzens, seine geistige Leere, seine Niederlagen und seinen Aufruhr verbirgt.

Ein diszipliniertes Leben auf allen Gebieten ist eine der Hauptbedingungen für körperliche und seelische Gesundheit. Jeden Tag hat es der Arzt mit solchen zu tun, die erschöpft und vom Leben, das sie führen, beinahe erdrückt sind. Sie erklären ihm meistens, daß sie daran nichts ändern können und meinen wirklich, daß ihre Überanstrengung den Umständen zuzuschreiben sei, während sie mit ihren inneren Problemen zusammenhängt. Aus Ehrgeiz, aus Angst vor der Zukunft, aus Geldgier, aus Eifersucht und aus dem Gefühl sozialer Ungerechtigkeit regen sich die Menschen auf, überbürden sich, schaffen sich tausend unnötige Pflichten, wachen halbe Nächte, schlafen zu wenig, gönnen sich keine Ferien oder machen einen schlechten Gebrauch davon. Immer in geistiger Spannung, finden sie nachts keinen Schlaf und werden dann am Tag bei der Arbeit umso rascher müde.

Es besteht offenbar auf psychischem und auf physiologischem Gebiet, wie in dem der Materie, ein Trägheitsgesetz: einerseits kann ein Überlasteter lange den Schein der Gesundheit wahren, trotzdem die Waage des Gleichgewichts seiner Kräfte deutlich einen negativen Ausschlag verzeichnet; und umgekehrt verspürt ein Erschöpfter, der sich bereits auf dem Wege der Erholung befindet, die Besserung nicht sofort. Er behält den trügerischen Anschein der Erschöpfung und der Ermüdbarkeit, der zum Teil vom zerstörten Selbstvertrauen herrührt. Es vollzieht sich gleichsam eine Verzögerung des Verfalltermins, und zwar nach beiden Richtungen. Es ist ebenso schwer, einem Aufgeregten begreiflich zu machen, daß die Kräfte, über die er noch zu verfügen glaubt, nur noch eine Fassade darstellen, als ihm begreiflich zu machen, daß, wenn er «erledigt» ist, er sich bereits etwas betätigen könnte, trotzdem er sich noch erschöpft «fühlt». Das ist zweifellos eine der mechanischen Erscheinungen der zykloiden Zustände, die bei den Nervösen so häufig sind. Ihre wechselnden Phasen erinnern an den Abfluß eines Saughebers, der nichts abgibt, so lange er sich füllt, der sich aber, sobald er voll ist, plötzlich entleert.

Wir haben eine Kranke vor uns, erregbar, von geringer Vitalität, eine Künstlernatur, die periodische Depressionen durchmacht. Nennen wir sie Franziska. Sie mutet sich eine übermäßige Arbeitslast zu, die ihre bescheidene Lebenskraft nicht zu tragen vermag. Die Ärzte haben ihr geraten, ein weniger ermüdendes Leben zu führen, haben sie zu Ruhekuren angehalten, ohne jedoch eine geregelte Lebensführung bei ihr zu erreichen, was ja die Hauptsache gewesen wäre.

Sie erklärt mir, das sei unmöglich. Ihre Aufgabe ist beträchtlich. Sie steht an der Spitze eines großen Hotelbetriebes, ist immer voll beschäftigt, empfängt die Kundschaft, überwacht das Personal, ist bei allen Anlässen zugegen, am Abend die Letzte und morgens früh auf. Sie muß doch ihrem Mann zur Seite stehen. Wenn man aber näher zusieht, erfährt man, daß dieser einen solchen Einsatz von ihr nicht verlangt. Tatsächlich verbringt sie Stunden damit, von der Küche zur Glätterei, vom Portier zur Waschküche zu eilen, planlos, ohne Notwendigkeit, kurz, in stetem «Rundlauf».

Woher diese ungehemmte Betriebsamkeit? Dies wurde mir verständlich, nachdem Franziska mir ihr Leben erzählt hatte. Einen Teil ihrer Nervosität verdankt sie dem Leid ihrer Kindheit, das vom Ehestreit ihrer Eltern und dann von deren Scheidung herrührt. Jedem von ihnen in Liebe zugetan, fühlte sie sich zwischen beiden hin und her gerissen. Sie empfing viel zu wenig Liebe, nach der ihre empfindsame Natur doch so sehr hungerte; denn sie wünschte der Zärtlichkeit von beiden zugleich teilhaftig zu werden. Folgende Einzelheit zeigt das deutlich: Beim Herannahen von Weihnacht und Neujahr empfindet Franziska jedesmal eine lebhafte Angst. Diese Festtage sind für sie ein wahres Leiden, und das Schenken macht ihr gar keine Freude, während sie es doch sonst bei jeder andern Gelegenheit so gerne tut. Ich frage natürlich, ob dies zusammenhängt mit einem Auflehnen gegen das dahineilende Leben, gegen das Älterwerden, das diese Feste zum Bewußtsein bringen. Sie verneint es, fügt aber sofort hinzu: «Ich spüre jetzt, daß es mir peinlich war, wenn andere Kinder Familienfeste feierten, während ich die Trennung meiner Eltern besonders bedrückend empfand zu einer Zeit, wo ich sie gerne vereinigt gesehen hätte.»

Wir berühren nun, meines Erachtens, den Hauptgrund der Überlastung dieser Patientin. Sie hat sich früh verlobt, wohl deshalb, um endlich in der Liebe jenen Halt zu finden, der ihr bis dahin so gefehlt hatte. Während der Zeit ihrer Verlobung verloren ihre Eltern ihr Vermögen. Dem Verlobten dies mitteilen zu müssen, war für ihr empfindsames Gemüt eine peinliche, aufregende Sache. Sie war gerührt, daß er die Angelegenheit so großmütig aufnahm und ihr darum nur noch mehr Liebe bezeugte. Aber sie hatte doch das unbestimmte Gefühl, als habe sie ihn irgendwie geschädigt. Von diesem Tag an hatte in ihrem Herzen ein gewaltiges Minderwertigkeitsgefühl Platz gegriffen: ihrem Verlobten dankte sie ja alles. Noch heute hat Franziska den Eindruck, nichts Eigenes zu haben, das sie nicht ihrem Gatten verdankt. Ein Bedürfnis, durch Arbeitseifer und Arbeitseinsatz den Edelmut ihres Mannes zu vergelten, beherrschte ihr ganzes Leben. Je freigebiger er gegen sie war, desto mehr bestrebte sie sich, ihm ihre Dankbarkeit durch eifrige Tätigkeit zu beweisen. Die finanzielle Ungleichheit zwischen ihr und ihrem Mann, die sie im Grunde nie hatte verwinden können, hatte ihr seelisches Empfinden auf eine materielle Hingabe an ihren Mann gerichtet, die sich vornehmlich durch aufopfernde Arbeit auswirkte; sie suchte gleichsam fortwährend eine fleißige Angestellte zu sein, ohne zu erkennen, daß sie ihm ihre Anhänglichkeit ganz anders bezeugen könnte, nämlich durch eine geistige Mitarbeit.

Der Beweis dafür ist, daß sie es außerhalb ihrer Arbeit beinahe unbehaglich fand, mit ihrem Gatten allein zu sein, und daß sie, wenn sie mit ihm reiste, irgend eine Verwandte oder Freundin einlud, trotzdem er gewünscht hätte, mit ihr allein zu sein.

Man kann sich meine Verordnung denken: eine kleine «Hochzeitsreise» der beiden alten Eheleute, auf der sie sich in aller Gemütsruhe über die verborgenen Tiefen ihrer Seele aussprechen können, auf der sie sich alles sagen, was sie sich seit zwanzig Jahren nie gesagt hatten; sie würden dabei entdecken, wie sehr sie sich in Wirklichkeit doch liebten und wie einfach sie sich dies beweisen konnten, ohne daß Franziska sich deswegen überarbeiten mußte.

Die Eigenliebe spielt nämlich eine große Rolle in all diesen Problemen der Übermüdung.

«Wenn man wünscht, daß eine Kuh gute Milch gibt», sagte ein Arzt,« dann verlangt man von ihr keine andere Tätigkeit als zu fressen und auszuruhen im Anblick der vorüberrollenden Züge». Wieviele junge Mütter sind während der Zeit des Stillens nicht imstande, auch nur die geringste Einschränkung ihrer fieberhaften Arbeit vorzunehmen. Nach kurzer Zeit schon hören sie auf, ihr Kind zu stillen, «weil sie nicht mehr genug Milch haben», während doch der Plan Gottes sicherlich darin bestanden hätte, daß sie sich völlig ihrem Berufe als nährende Mutter widmen sollten. Ich denke an eine junge Frau, die sich sehr gefreut hatte, ein erstes Kindchen zu haben. Als wir zusammen die Neueinteilung ihres Lebens besprachen, bemerkte sie bald, daß es eigentlich ihr Hausfrauenstolz und nicht die fälschlich ihrem Manne unterschobenen Ansprüche waren, die sie daran hinderten, den fieberhaften Eifer etwas zu mäßigen, den sie in die untadelige Instandhaltung ihres Hauses legte. Ein Mädchen anzustellen, wäre zu kostspielig gewesen; aber da war es wieder ihr Stolz, der es ihr nicht zuließ, die Hilfe der Mutter anzurufen, trotzdem diese dazu ganz bereit gewesen wäre.

Ebenso bekannt ist auch die drückende Schulüberlastung, die manche ehrgeizige Eltern ihren Kindern zumuten, sogar in einem Alter, wo ein Teil ihrer Kräfte den Leibesübungen und den geheimnisvollen und zarten Vorgängen des Wachstums vorbehalten bleiben sollte. Aus Eigenliebe zwingen sie sie zu Studien, für die sie nicht taugen, oder überladen ihren Wochenplan mit Privatstunden, z. B. in Musik, für die sie gar keine Befähigung haben.

Wieviele Jugendliche setzen ihre Gesundheit aufs Spiel, indem sie Stunden des Schlafes ihrer Lesewut opfern! Und wieviele Leute verbringen mit der Lektüre unzähliger Zeitungen und Romane, mit geheimen Eigenbrödeleien, mit unnützem und endlosem Geschwätz, Stunden, die zu aufbauender Arbeit für Leib und Seele verwendet werden könnten!

Größer, als man gemeinhin annimmt, ist die Zahl der intellektuellen und geistigen Feinschmecker, das heißt von Menschen, die unbeherrscht selbst die besten Dinge übertreiben. Ich denke eben an einen Freund, mit dem ich während Monaten Gedankenaustausch pflegte. Er war ein Jude. Er suchte Christus. Aber unsere langen Diskussionen führten zu nichts. Eines Tages kam er wieder und sagte mir, er habe nun Christus gefunden. Er war einem christlichen Freund begegnet, der ihm ganz einfach gesagt hatte, er sei nur ein intellektueller Genießer. Nachdem er in sich gegangen, hatte er plötzlich begriffen, daß seine endlosen religiösen Diskussionen, so interessant sie auch sein mochten, nur eine Art Unmäßigkeit waren, die ihm den Weg zur Bekehrung versperrten.

Viele Erzieher, Ärzte und Eltern habe ich gegen die Auswüchse des Sportes reden hören, denen sich die Jugendlichen heute hingeben. Aber nach den Ergebnissen zu urteilen, scheinen ihre Ermahnungen keinen großen Einfluß zu haben. Es verhält sich auf diesem Gebiete wie bei allen Problemen der Disziplinlosigkeit: die Mahnungen und Ratschläge, die man andern gibt, bleiben wirkungslos. Wirkliche Erneuerungen in der Welt werden nur Menschen bringen, die durch persönliche Selbstüberwindung ihr eigenes Leben erneuern.

Ich habe viele Jugendliche gesehen, die ihren sportlichen Übertreibungen abgesagt haben, nicht unter dem Zwang der Eltern oder des Arztes, sondern als Folge einer persönlichen religiösen Erfahrung. Wenn ein junger Mensch sich entschließt, sein Leben in den Dienst Jesu Christi zu stellen und in stiller Sammlung vor Gott zu erkennen sucht, was in seinem Leben anders werden muß, so erkennt er die tiefen Triebfedern, die unbewußt seine Leidenschaften beherrschen. Er bemerkt zum Beispiel, daß das Streben nach sportlichen Auszeichnungen eine Sehnsucht nach Heldentum verbarg, die nun ihre wahre Befriedigung in einem Gott geweihten und vom Geist gelenkten Leben finden wird.

Wir nennen Elisabeth ein Mädchen, das erblich stark belastet ist, von sanguinisch-cholerischem Temperament, und das wegen seiner Gichtschmerzen zu mir kommt. Wir finden zusammen mehrere Punkte, in ihrer Lebensweise, in ihrer Ernährung, in Bezug auf ihre Wohnung, die zu nahe am See liegt, usw...., die der Änderung bedürfen. Aber wie wir uns stille sammeln, sagt sie mir, sie wisse schon lange sehr gut, daß sie sich in Skiwettläufen überanstrenge. Sie sieht auch den Grund dafür in einem Bedürfnis, ihren Brüdern nicht nachzustehen, die Skikanonen sind und die sich dessen fortwährend ihr gegenüber rühmen. Da sie innerlich frei geworden ist, sieht sie jetzt, daß sie von nun an keine Angst mehr haben wird wegen ihrer geringeren sportlichen Fähigkeiten ihren Brüdern gegenüber und nun Ski fahren kann in einem ihrer Gesundheit zuträglichen und nicht mehr schädlichen Maße.

Folgendes schreibt mir ein Medizinstudent:

«Zwischen zwölf und sechzehn Jahren hatte ich dreimal Brustfellentzündung. Ich fühlte mich meinen Kameraden gegenüber nicht gleichwertig. Zum Ausgleich wollte ich zeigen, daß ich doch ziemlich stark sei, und da ich ein guter Sportsmann war, versuchte ich, es im Sport zu beweisen. Das war schuld an meinem letzten Rückfall, einer Brustfellentzündung mit Erguß... Nach mehreren Kuren wurde ich etwas vernünftiger. Aber immer wieder verfiel ich in einen übermäßigen Sportbetrieb, und zwar immer zum Ausgleich meiner Minderwertigkeitsgefühle den andern gegenüber. Rückfälle, die meiner mangelnden Disziplin zuzuschreiben sind, haben erst aufgehört, als ich mein Leben Gott hingab. Von da an war es von ihm geführt und nicht mehr von meinem Ehrgeiz.»

In meiner Tätigkeit als Hausarzt fiel mir auf, wieviele Frauen sich zu Sklaven ihrer Familien machen, aus Angst vor Vorwürfen oder aus gefühlsmäßiger Nachgiebigkeit. Sehr oft wissen die Männer nicht, was die Arbeit im Haushalt bedeutet, und ihre Frauen verstehen es nicht, ihnen zu erklären, wie ihr Tag ausgefüllt ist. Wenn die Männer heimkommen nach den Bürostunden, die nicht immer ermüdend sind, denken sie nicht daran, ihren Frauen zu helfen, und lassen sich bedienen. Der Fehler liegt ebensosehr bei ihrer Frau als bei ihnen. Frauen fühlen sich gerne unentbehrlich. Als Erste am Morgen, als Letzte am Abend, ist ihre Aufgabe unbestimmt und nie fertig. Aus Gefühlsschwäche verwöhnen sie ihre Söhne, machen die Betten ihrer großen Töchter, die dann später untüchtig im Leben stehen werden, wenn sie es nie gelernt haben, ihre Umgebung zu entlasten.

Da ist vor mir eine Patientin. Sie ist, wenn ich so sagen darf, das Opfer ihrer allzu blühenden Gesundheit. Nennen wir sie Laura. Sanguinisches Temperament, rastlos tätig, leitet sie alles im Haus und in der Familie, gibt sich mit Eifer aus in allerlei Werken, ohne sich je zu schonen, und ist nimmer müde; sie ist über 60 Jahre alt geworden, fast ohne je einen Arzt gebraucht zu haben. Sie hat nie an ihre Gesundheit gedacht, an ihre Ernährungsweise, an die fliehenden Jahre, die verlangt hätten, daß sie ihre Segel ein wenig einziehe. Heute noch hat ihre Familie die größte Mühe, sie dazu zu bewegen, mich aufzusuchen. Der Gedanke, sich pflegen zu müssen, erscheint ihr wie eine Demütigung.

Ein seelischer Faktor hat sich in diesem leichten und glücklichen Leben eingestellt. Seit zwei Jahren beschäftigen sie ernste Sorgen hinsichtlich eines Sohnes.

Dann haben sich Angstzustände und Krisen von paroxysmaler Tachykardie wie Warnungszeichen eingestellt. Sie zeigt Vollblütigkeit, Lebervergrößerung und hohen Blutdruck.

Es handelt sich jetzt bei ihr darum, sich die Mahnung zu Herzen zu nehmen, mit ihrer Gesundheit künftig haushälterisch umzugehen, ihre Ernährung zu regeln, ihre Tätigkeit einzuschränken und regelmäßig zu fasten. All dies verlangt eine große innere Wandlung bei einem Menschen voll Lebenskraft, der im Grunde stolz war auf seine Gesundheit. Die Vorschriften genügen nicht, wenn nicht eine tiefe innere Zustimmung erfolgt. Der Glaube allein vermag der mütterlichen Angst die nötige Entspannung zu bringen, um die Sorgen, die der Sohn ihr verursacht, besser ertragen zu können.

Denn die Müdigkeit rührt nicht nur von dem her, was man tut, sondern auch von der Art, wie man es tut. Wer seine Arbeit nur in wildem Eifer, mit einer inneren Spannung, die eine geheime Angst vor der Zukunft verrät, im Gefühl der Minderwertigkeit oder der Auflehnung verrichtet, der verbraucht zehnmal mehr Kraft, als die Arbeit eigentlich erheischt. Eine meiner Patientinnen, die aus Sparsamkeitsgründen auf ihre Tramkarte verzichten mußte, kam in die Sprechstunde, weil das Zufußgehen sie erschöpfte. Als ich mit Fragen in sie drang, bemerkte ich, daß sie von inneren Problemen und von Menschenfurcht geplagt, mit gesenktem Kopfe ging, ja beinahe lief, gespannt, ohne Blick für die Umwelt, ohne Naturgenuß, ohne richtiges Atemholen, während doch gerade diese Augenblicke des Marsches für sie eine wahre Entspannung zwischen den Arbeitsstunden hätten sein können.

Es gibt noch viele andere psychische Ursachen der Müdigkeit: die Scham, die so viele Leute empfinden, zuzugeben, daß sie müde und ruhebedürftig sind, ein Leid, in das man sich nicht schicken kann, ein unaufgedeckter psychischer Komplex, ein Konflikt, der das Leben vergiftet und die Kräfte untergräbt; dazu alle schon aufgezählten physischen Ursachen, unrichtige Ernährung, Vergiftung, Verstopfung oder eine Berufstätigkeit, die dem Temperament nicht angepaßt ist.

Natürlich muß man bei Bleichsucht Eisen geben, Leber bei perniziöser Anämie, Nebennierenextrakte oder Schilddrüsenpräparate bei endokrinen Erkrankungen, Kalzium bei Verminderung der Mineralsubstanzen und einem Übermüdeten Ferien. Aber das kann uns nicht der Aufgabe entheben, sorgfältig die Lebensprobleme aufzusuchen, auf die fast jede Müdigkeit hinweist.

Man vergißt allzu oft, daß das Leben wie ein großes Kontobuch ist, mit seinem «Soll und Haben», mit seinen Einnahmen und Ausgaben. Die Müdigkeit ist das Defizit in der Bilanz, das entweder von ungenügenden Einnahmen herrührt oder von einem Zuviel an Ausgaben. Kein Stärkungsmittel kann uns von der Hauptaufgabe dispensieren, ein neues Gleichgewicht in der Bilanz der Kräfte sicherzustellen.

Die Schwächlichen, die Rekonvaleszenten, die chronisch Kranken, die Greise müssen sich darein schicken, ihre Kräfteausgaben nach dem Verhältnis ihrer bescheidenen Einnahmen einzuschränken.

Das will nicht sagen, daß ein von Gott gelenktes Leben frei von Müdigkeit sein müsse. Christus selbst hat die Müdigkeit gekannt, auch Paulus und so viele andere Männer der Bibel. Gott kann uns zu Aufgaben berufen, die unsere Kräfte übersteigen. Der Sinn des Kreuzes kann darin liegen. Ein ermüdeter Mensch muß sich aber prüfen, ob er müde ist aus Gehorsam gegen Gott oder aus Ungehorsam.

Christus selbst ist vor den äußersten Erschöpfungen der Leidenszeit nach Cäsaräa-Philippi gegangen, um sich mit seinen Jüngern auszuruhen. Rechtzeitig ausruhen und richtig ausruhen ist eine Grundbedingung gesunder Lebensführung.

Eines morgens, nach Wochen lebhafter geistiger Tätigkeit, fühlte ich mich müde. Während meine Frau und ich eine stille Zeit der Sammlung zusammen hatten, kam mir der Gedanke, daß, wenn es Gottes Wille sei, daß ich mich ausruhe, er es mir leicht zeigen könnte. Kurz darauf begegnete ich einem amerikanischen Kollegen. Er sagte mir, daß ihm zur selben Zeit der Gedanke gekommen sei, uns den Rat zu geben, drei Tage Ferien zu machen. Eine Stunde später fuhren wir im Auto weg ...

Sich unter Gottes Führung ausruhen ist die erste Bedingung für eine wirklich ersprießliche Ruhe. Jeder kennt die Fehler, die die Menschen in dieser Beziehung begehen. Wieviele ermüden sich in den Ferien mehr als im ganzen übrigen Jahr, laufen von einem Museum zum andern, besichtigen Städte, erklimmen rastlos Bergspitzen, fressen unzählige Kilometer, bleiben bis in die Morgenstunden in Spiel- und Tanzlokalen und geben sich tausend feinschmeckerischen Unmäßigkeiten hin!

In einem kürzlich erschienenen Artikel brandmarkt Dr. Boigey von Vittel[1] «die Schäden und pathologischen Nachteile der Hochzeitsreise, wie sie planlos von Leuten ausgeführt wird, die sich ohnehin schon durch unaufhörliche Opfer an Venus bedrückt fühlen.»

Carton spricht von einem Plan Gottes für das normale Leben des Menschen und formuliert dort das, was er das Gesetz der «drei Ruhepausen» nennt. Zuerst die jährliche Ruhe nach dem Beispiel der Na-

---

[1] Monde Médical 1939, S. 622.

tur, die im Winter ruht. Dabei kommt einem die Überlegung, daß die Winterferien günstiger sind als die Sommerferien. In der Zeit, da wir einen Teil der Sonnenwärme entbehren müssen, sind zweifellos einige Wochen in den Bergen, im Schnee mit seinen starken ultravioletten Strahlungen die besten Ferien. Und vielleicht wird einst der Tag kommen, da unsere Schulbehörden dies begreifen werden. Schon Hippokrates empfahl, Tätigkeit und Ernährung im Winter herabzusetzen, – er schrieb sogar eine einzige Tagesmahlzeit vor! – um sich dem Gesetz der Natur anzupassen.

Dann die wöchentliche Ruhe, die die Bibel vorschreibt; auch hier braucht man die Verfehlungen zahlloser Menschen, die sich am Sonntag mehr ermüden als während der ganzen Woche, nicht mehr hervorzuheben. Endlich die Ruhe der Nacht, die Christus betont hat, und die unsere Zivilisation mit der Vervollkommnung des künstlichen Lichtes so stark zurückgedrängt hat.

Viele Menschen werden, wenn sie vor allem nach dem Willen Gottes trachten, dahin geführt, ihre Gewohnheiten in Bezug auf das Schlafengehen und Aufstehen zu ändern. Unzählige Schlaflose haben ihren Schlaf einfach darum verloren, weil sie jahrelang, von ihrem Tätigkeitsdrang und ihren Leidenschaften mitgerissen, unvernünftig spät zu Bett gegangen sind. Es besteht, was den Schlaf anbelangt, ein den Ärzten wohlbekannter Teufelskreis: die, die nicht genug schlafen, sind müde, und die Müden können nicht mehr schlafen. Je müder sie sind, desto weniger schlafen sie; je weniger sie schlafen, desto müder werden sie. Der Schlaf kann sich erst wieder durch eine neue Selbsterziehung einstellen; denn der Gebrauch von Schlafmitteln führt seinerseits einen andern verhängnisvollen, noch unlösbareren Kreislauf mit sich. Die Gewöhnung ist so stark, daß man ohne Mittel überhaupt nicht mehr schlafen kann.

Ich brauche wohl nicht besonders hervorzuheben, welche Rolle die Sorgen, die innern und äußern Konflikte, die Versuchungen zur Unreinheit, die Angst und der Ehrgeiz in dieser Frage des Schlafes spielen.

Ich erinnere mich noch meiner Verwunderung und sogar meiner Entrüstung als Arzt, als ich vor einigen Jahren eine Dame sagen hörte, die Schlaflosigkeit sei ein Symptom der Sünde. Meine Erfahrung der letzten Jahre hat mich erkennen lassen, wieviel Wahres in einer solchen Behauptung liegt. Natürlich gibt es Ausnahmen, auch ist die Beziehung nicht immer eine unmittelbare, und es wäre falsch, daraus folgern zu wollen, daß ein Mensch mit gesundem Schlaf weniger sündig ist als der an Schlaflosigkeit leidende. Aber zahllos sind heute die Kranken, die ich den Schlaf wieder finden sah infolge der Wandlungen, die ihre Hingabe an Jesus Christus in ihrem Leben mit sich gebracht hat.

Die Qualität des Schlafes hat sich ebenfalls gehoben. Einer von jenen Schlaflosen schreibt mir folgendes: «Trotzdem ich weniger schlafe, ruhe ich doch besser aus; denn meine Nächte sind absolut still, seitdem mein Leben ganz Gott gehört. Ich schlafe ungefähr sieben Stunden, oft weniger. Ich habe gelernt, nachmittags zu schlafen, wenn ich dazu einen Augenblick finde. Ich bin überzeugt, daß Gott uns Weisungen gibt für unser gesamtes körperliches Leben, sofern wir uns ihm völlig anvertrauen.»

Die Verdauungsorgane brauchen auch eine tägliche Ruhepause. «In jedem Alter», schreibt Thooris, «soll die Nacht eine Zeit der Ruhe sein für den Magen wie für den Muskel.»

Wenn man sich zu ersprießlicher Morgenandacht sammeln will, so ist es wichtig, diese Sammlung durch die Geistesverfassung vorzubereiten, in der man zur Ruhe geht. Oft, vom Schwung des Tages mitgerissen, von der abendlichen Sympathikotonie verleitet, führt man unnötigerweise gehaltlose Gespräche weiter, begleitet einen Freund wieder heim, gibt sich noch Beschäftigungen hin, welche ihren Platz im Tagesprogramm hätten finden sollen, oder vertieft sich in ungesunde Lektüren oder selbstsüchtige Träumereien.

Ob es sich nun um die Nacht handle oder um jene kurzen Ruhepausen, die so manche Leute, wenn sie daran denken wollten, in ihren Tageslauf einschalten könnten, jedenfalls ist das Ausruhen eine Hauptbedingung der körperlichen und seelischen Entspannung. Nur wenige Menschen verstehen es, sich auszuruhen ohne jede Beschäftigung, in völliger Entspannung der Muskeln und in einer wahrhaften Gelöstheit des Geistes. Noch weniger verstehen es die Leute, sich ihrer Sorgen und ihrer verborgenen Quälgeister zu entledigen. Viele scheinen dies gar nicht zu wollen und beschäftigen sich innerlich noch damit in unbewußtem Wohlgefallen.

Überraschend ist die Erfahrung, welch unerwartete Ruhe und Entspannung es mit sich bringt, wenn wir uns einmal gründlich mit jemand über alle Besorgnisse und inneren Vorwürfe, die unsere Seele belasten, aussprechen können.

Der Flucht in die Betriebsamkeit steht die andere gegenüber, die Flucht in die Teilnahmlosigkeit, in die Verschlossenheit, in die Verneinung und in die Trägheit.

Die Trägheit ist in der Medizin von großer Bedeutung. Viele Leute, die äußerlich sehr geschäftig scheinen, sind oft träge, weil sie sich nur für das einsetzen, was ihnen beliebt. Während sie sich zum Beispiel einer anspannenden geistigen Tätigkeit widmen, vernachlässigen sie aus Trägheit jede körperliche Übung.

Die Trägheit hindert so viele Menschen daran, früh aufzustehen, um noch Zeit zu finden, sich vor der Tagesarbeit zu sammeln und diese mit Lust und Freude aufzunehmen. Es ist einfach die Trägheit, die so viele in einem verwilderten, eingeengten, weltfernen Leben zurückhält, ohne jenen dauernden sozialen Austausch, der zum Grundgesetz des menschlichen Lebens gehört.

Der Mangel an Leibesübung ist einer der häufigsten Fehler im physischen Leben. Seine Folgen für die Gesundheit sind wohl bekannt: Dickleibigkeit, Blutfülle der Menschen mit sitzender Lebensweise.

Das alles ist so selbstverständlich, daß ich mich hier nicht über Dinge verbreiten will, die man in allen Büchern der Naturärzte findet, über die Wichtigkeit des Turnens, des Atmens, – welches, richtig angewandt, eine der größten Kraftquellen für den geschwächten Organismus bedeutet – der Sonnen-, Luft- und Wasserbäder. Ich beschränke mich hier darauf zu wiederholen, daß das Gehen und die Gartenarbeit die besten und auch die natürlichsten körperlichen Übungen sind und die Naturverbundenheit erhalten. Wieviele Kranke hätten, statt jeder andern Behandlung, nötig, die Stadt zu verlassen, um sich auf dem Land anzusiedeln, ein Gärtchen zu hegen, dessen Früchte und Gemüse zu genießen und ihre Ausgänge zu Fuß zu machen.

Es gibt Nervöse aus Übermüdung, jene Aufgeregten, Unsteten, immer Müden und doch immer Betriebsamen, die eine Fieberatmosphäre um sich verbreiten, der sie dann selbst wieder erliegen. Aber es gibt auch Nervöse aus Untätigkeit. Durch irgend eine Angst gehemmt, erdrückt durch ihre Frau oder durch ihren Mann oder durch den elterlichen Willen in ihrem Beruf gehindert, scheinen sie gleichsam von ihrem eigenen Lebensdrang vergiftet, den sie nicht in einem nützlichen Werk ausgeben können und der sie innerlich verzehrt. Sie sind wie in geschlossenem Kreislauf blockiert, und man muß ihnen das Tor öffnen, das in die Welt führt. Nicht durch Ausruhen bekämpft man ihre Nervosität, sondern damit, daß man ihrem Leben Inhalt und Sinn gibt und sie in eine Arbeit einreiht.

Sie erinnern mich an jene Lokomotiven in den Bahnhöfen; weil sie ihren Dampf nicht nützen können, müssen sie ihn mit starkem

Zischen entweichen lassen. Ihre funktionellen Störungen sind Ventilreaktionen, in denen sie ihre unbenutzten Kräfte verpuffen. Ich habe vor meinen Augen die Krankheitsgeschichte einer Patientin voll Lebenskraft, die zahlreiche funktionelle Störungen hatte: Dysmenorrhöe, Anzeichen von Demineralisation, Akrozyanose und Störungen des Verdauungstraktes. Sie war impulsiv, unbeherrscht, sprunghaft und unfähig, eine Sache planmäßig mit Ausdauer durchzuführen. Sie arbeitete als Dilettantin, ihren Launen gemäß, und führte ein ziemlich unnützes Leben, das in keinem Verhältnis zu ihren körperlichen Kräften und ihren geistigen Begabungen stand.

Das Leben unserer Vorfahren war hart. Die Zivilisation hat es uns leicht gemacht, aber nicht zum Vorteil für unsere Gesundheit.

Ich nenne Boris einen jungen Mann mit funktionellen Störungen, die sich in Angstzuständen, Erstickungsgefühl, akuten Schwächeanfällen mit leichten katatonen Erscheinungen zeigten, den ein Kollege mir zuweist, weil er eine seelische Ursache für all diese nervösen Störungen vermutet. Ich finde bei ihm das Temperament PSM und ein schwankendes neuro-vegetatives Krankheitsbild mit verlangsamtem Puls von achtundfünfzig und – so paradox es klingen mag – mit einem leichten Exophthalmus, wobei auch das Graefesche Zeichen positiv ist.

Seinem Temperament nach ist er im ganzen genommen eher eine passive Natur, die jeder Anstrengung ausgewichen ist. Da er einziges Kind reicher Eltern war und von seiner Mutter ziemlich verwöhnt wurde, hat seine Erziehung diesen Hang, sich gehen zu lassen, natürlich nicht gebessert. Er hatte allerlei Schwierigkeiten in der Schule und läßt sich daher nicht lange bitten, seine Studien zu unterbrechen und in das Geschäft seines Vaters einzutreten. Aber auch dort begeistert ihn die Arbeit nicht, und er betrachtet gerne seine Neigung zum Träumen als eine geistige Überlegenheit. Er verachtet den Kaufmannsstand, der ihm immerhin ein bequemes Leben verschafft hat. Diese Verachtung ist übrigens der Widerschein seiner ablehnenden Haltung seinem Vater gegenüber, der natürlich die Autorität darstellt, welcher sich seine verschlossene, unabhängige und lässige Natur widersetzt. Er spürt das Unbehagen eines solchen Lebens ohne wahren Willenseinsatz, wird von Minderwertigkeitsgefühlen beherrscht, was ihn leider seelisch noch mehr von seinen Eltern trennt.

Tatsächlich brachten eine wirkliche religiöse Disziplin und eine Annäherung an seinen Vater bald eine wunderbare Besserung seiner nervösen Störungen. Er stand jetzt morgens in der Frühe auf, um die

Messe zu besuchen und sich dann in der Kirche zu sammeln; so bereitete er vor Gott seinen Tageslauf und seine Arbeit vor.

Boris hatte aber vor allem begriffen, daß er damals, als er seine Studien verließ, den Neigungen seiner Veranlagung zu untätigem, bequemem Dahinleben nachgegeben hatte, und daß eine wahre Umwandlung seines Lebens einen neuen Willensakt in dieser Hinsicht von ihm verlangte. Er hatte erkannt, daß seine Verachtung des Geschäftslebens wenigstens zum Teil der Ausfluß des eigenen Unbefriedigtseins und der eigenen Minderwertigkeitsgefühle war, die aus dem allzu leichtfertigen Aufgeben seiner Studien in ihm entstanden waren.

Ein immer nützlicher ausgefülltes Leben trug noch zur Besserung seines Nervenzustandes bei.

Der Ordnungsgeist kann natürlich auch ein Lebensproblem sein, nämlich da, wo er starr, peinlich und sogar Manie wird, sodaß er in einem Leben alles andere verdrängt. Aber die Unordnung ist auch ein solches Problem und kann einer Lebensatmosphäre zum Verhängnis werden. Darüber weiß ich Bescheid. Es gab mir viel zu schaffen; denn von Natur bin ich ein Bummler. Eines Tages sah ich ein, daß ich nicht das Recht hatte, andere aufzufordern, ihr Leben in Ordnung zu bringen, solange bei mir selber noch soviele Schränke unaufgeräumt, soviele Briefe unbeantwortet waren, soviele ungelesene medizinische Zeitschriften sich anhäuften. Als mein Junge davon hörte, versprach er mir, Gott zu bitten, daß er mir die Kraft und Ausdauer zu dieser großen Arbeit schenke. Am andern Tag kam er noch einmal darauf zurück. Er hatte überlegt, daß er mir noch besser helfen könne, wenn er selber Ordnung in seinem Zimmer schaffe, um mir Mut zu machen. Mehrere Monate lang, unter Verzicht auf zahlreiche Tätigkeiten, brachte ich alles ins Reine bis zum laufenden Tag. Es war mir eine große Befreiung.

Hieher gehört auch die Disziplin der Reinlichkeit. Sie ist ein wichtiges Problem für viele Jugendliche und hat eine große Bedeutung für ihre moralische und körperliche Gesundheit. Alle Ärzte kennen jene Kranken, die sich weigern, sich untersuchen zu lassen, ohne einen Grund dafür angeben zu können. Sie waren ja darauf nicht gefaßt und bei der ihnen ungewohnten, körperlichen Sauberkeit nicht darauf vorbereitet. Der Mangel an Reinlichkeit entspricht fast immer einer moralischen Unordnung, verbindet sich oft mit der Unreinheit des Herzens und mit der Unsittlichkeit.

Noch ein Wort über die Stille. Man weiß, wie der übermäßige Gebrauch des Rundfunks, die Preßluftbohrmaschinen und der Großstadtlärm auf die Nerven des modernen Menschen wirken. Aber der moderne Mensch hat Angst vor der Stille gerade wegen der Lebensprobleme, die an seinem Herzen nagen und die er vergessen will. Ich kenne einen Theologen, der ein schweres geheimes Problem in sich trug und der fortwährend seinen Radioapparat ertönen ließ, solange er in seinem Arbeitszimmer war, um der Stille auszuweichen, in der sein innerer Aufruhr unerträglich zu werden drohte.

Die Disziplinlosigkeit ist die Schwester der Trägheit und der Unordnung. Ich nenne hier Karl einen Mann, den ich kennen lernte, als er arbeitslos war. Er hatte seine Stelle infolge Krankheit verloren und war voll bitteren Grolls gegen die soziale Ungerechtigkeit. Wir diskutierten ziemlich lebhaft miteinander.

Aber drei Monate später sah ich Karl wieder in meinem Sprechzimmer. Er erzählte, was ihm zugestoßen war. Auf einer Bergtour hatte er sich plötzlich verloren geglaubt. In jenem Augenblick war in ihm die Erinnerung an den bei mir zugebrachten Abend lebendig geworden, und besonders das Bild heiterer Freude eines andern Arbeitslosen, dem er damals bei mir begegnet war. Da fing er an zu beten. Sein Abenteuer war dann glücklich abgelaufen; beim Abstieg aber hatte er lange über sein Leben nachgedacht. Er war mit sich selbst unzufrieden und hätte gern jenes zuversichtliche und abgeklärte Leben gefunden, von dem wir gesprochen hatten. Er wußte aber nicht, wie er dazu gelangen könnte.

Ich teilte ihm meine Erfahrungen mit. Er begann dann, mir seine ganze moralische Haltlosigkeit darzulegen, zu der seine Arbeitslosennot Tür und Tor geöffnet hatte. Ich hatte jetzt einen neuen Menschen vor mir: nicht mehr das Opfer, das die menschliche Gesellschaft anklagte, sondern den Schuldigen, der sich seine eigenen Fehler vorwarf. Während er sie mir, einen um den andern, aufzählte, konnte ich ermessen, wie groß die moralische Gefahr des Müßiggangs eines Arbeitslosen ist, der weder genügende Bildung, noch geistigen Halt besitzt. Seine Frau, eine kämpferische Kommunistin, hatte sich Arbeit verschafft, und er war während seines langen, öden Tages nicht einmal mehr imstande, das Feuer für das Mittagessen anzuzünden. Darum drohte ihm seine Frau mit der Scheidung, und von nun an gab es daheim nur noch heftige Auftritte.

Er verließ mich mit dem Entschluß, früh aufzustehen, den Tag in stiller Sammlung zu beginnen, dann zu turnen und die Hausgeschäfte zu besorgen.

Seine Frau war verblüfft, als sie am andern Tag um 12 Uhr die Wohnung aufgeräumt und das Essen bereit fand.

Er kam wieder zu mir und wir wurden Freunde. Einige Wochen später war er bereits ein anderer Mann, gut gekleidet, gepflegt, beherrscht, fröhlich und herzlich. In seinem Heim war das Glück eingekehrt, und bald darauf fand er auch Arbeit.

An Weihnachten lernte ich seine Frau kennen. Es war das erste christliche Fest, dem sie beiwohnte seit ihrer Kindheit. Sie brach in Tränen aus, als sie ihren Mann erzählen hörte, was Gott in seinem Leben und in seinem Heim getan hatte. Sie befreundete sich mit meiner Frau und vertraute sich ihr ebenfalls an. Da sie katholisch war, ermunterte meine Frau sie dazu, zur Beichte zu gehen, um gemäß dem Ritus ihrer Kirche dort alles zu sagen, was sie ihr soeben erzählt hatte und nach der Beichte die Absolution zu empfangen.

Zwei Jahre später kam Karl sehr aufgeregt in meine Sprechstunde. Ohne Umschweife erzählte er mir, daß es mit ihm rückwärts gegangen sei, daß er seit einiger Zeit aufgehört habe, sich vor Gott zu sammeln. Dann waren die Versuchungen gekommen; er hatte Gelder, die ihm anvertraut waren, verbraucht, und man forderte sie jetzt zurück. Er brauchte etwas Geld, um sich aus der Sache zu ziehen. Man kann sich den Zweck seines Besuches denken.

Aber ich wußte, daß das, was ihm jetzt not tat, eher eine neue religiöse Erfahrung war, als sich billig aus der Verlegenheit ziehen zu können. Ich sagte ihm ruhig: «Du gehst jetzt zu deinem Meister und gestehst ihm deine Verfehlung». – «Das bedeutet ja Gefängnis!» rief er aus.

Am andern Tag begegnete ich ihm zufällig auf der Straße. Er strahlte. Eilends kam er auf mich zu. Er hatte eine schreckliche Nacht verbracht, aber schließlich konnte er doch noch stille werden ... Sein Prinzipal hatte ihn ganz anders empfangen, als er erwartet, und hatte ihm eine Rückzahlung in monatlichen Raten vorgeschlagen. Karl war jetzt fest entschlossen, nicht mehr aus der Disziplin zu fallen.

## X. KAPITEL

## *Einer synthetischen Medizin entgegen*

William James «denkt sich mehrere Amerikaner, die dieselbe Reise nach Europa machen. Alle werden genaue, aber verschiedenartige Erinnerungen heimbringen. Jeder wird aufgezeichnet haben, was ihn interessiert...»[1]. Dalbiez, der ihn anführt, zeigt, daß es sich da um die Bedingtheit der Erkenntnisvorgänge aus den Bedürfnis- und Affektzuständen des Subjekts handelt. «Denn jeder Gedanke schließt eine Wahl in sich: wenn ich in einem Saal einen Gegenstand beobachte, so meine ich, dieser Gegenstand ziehe meine Aufmerksamkeit auf sich. In meinem Bestreben nach wissenschaftlicher Sachlichkeit suche ich ihn genau zu beobachten. Aber warum habe ich eher diesen Gegenstand gewählt, als einen andern? Weil ich unbewußt von persönlichen Bestimmungsfaktoren affektiver Ordnung geleitet werde, und darin bin ich notgedrungen subjektiv.

Darum wird der Arzt, wie ich es schon oben dargestellt habe, trotz seines Strebens nach wissenschaftlicher Sachlichkeit, nachhaltiger als er meint, in der Beobachtung seines Kranken durch seine eigenen philosophischen Anschauungen bestimmt. Seit Cartesius beruhen die philosophischen Anschauungen, die die Medizin beherrschen, auf der grundlegenden Unterscheidung zwischen den materiellen und den psychisch-geistigen Ursachen der biologischen Erscheinungen. Die materiellen Ursachen sind dem analytischen Studium, der mathematischen Aufzeichnung und der wissenschaftlichen Erfahrung zugänglich. Daher bezeichnet sie der Arzt mit Vorliebe als die einzig sichere Quelle seiner Erkenntnis. Die psychischen und geistigen Ursachen gehören in das Gebiet der ärztlichen Kunst, der Intuition des Arztes und seiner persönlichen Deutung des Einzelfalles. In den Fällen, die ich hier anführe, stelle ich die Gleichzeitigkeit von psychologischen und geistigen Lebensproblemen und von materiellen Tatsachen (pathologischen Symptomen) fest und folgere aus diesem gleichzeitigen Vorhandensein eine Beziehung von Ursache und Wirkung zwischen dem einen und dem andern. Ich kann diese Beziehung nicht mit derselben methodischen Schärfe beweisen, wie man ein Symptom mit einer materiellen Ursache verbindet, wie z. B. eine anatomische Veränderung. Ebensowenig kann man beweisen, daß die Intuition eine

[1] R. Dalbiez. La méthode psychanalitique et la doctrine freudienne, Bd. II, S. 158.

weniger sichere Quelle der Erkenntnis sei, als die Vernunft. Die Kartesianische Hypothese ist schließlich nur ein philosophisches Axiom.

Die moderne Wissenschaft hat ihren gewaltigen Aufschwung dieser kartesianischen Hypothese zu verdanken, der Hypothese der materiellen Kausalität, die vor der Vernunft beweisbar ist und durch die experimentelle Erfahrung nachgeprüft werden kann, als der einzigen sicheren Erkenntnisquelle. Sie hat den Triumph der organmedizinischen Auffassungen gesichert, das systematische Studium der pathologisch-anatomischen Veränderungen. Ich brauche die hervorragenden Dienste, die diese Methode der Medizin geleistet hat, nicht besonders hervorzuheben. Fast alle Fortschritte der letzten Jahrhunderte verdankt sie ihr. Aber sie hat auch ihre Grenzen: sie ist wahr in dem, was sie behauptet, falsch in ihrer Ablehnung. Wenn sie zum Beispiel beweist, daß den Symptomen des Tabes dorsalis immer anatomische Veränderungen in den Hintersträngen des Rückenmarks zu Grunde liegen, so enthüllt sie uns ein wahres Kausalitätsverhältnis. Wenn sie aber in mißbräuchlicher Erweiterung bestreitet, daß eine geistige Tatsache, wie zum Beispiel eine Auflehnung gegen Gott, materielle anatomische und physiologische Folgen für den Körper haben könne, verneint sie eine andere Kausalität, die nicht weniger wahr ist.

Diese anatomische Methode berücksichtigt vor allem nicht alle Tatsachen. Sie erklärt zum Beispiel nicht die Verwandtschaft, die zwischen mehreren Krankheiten besteht, die verschiedene Kranke befallen, die aber dieselbe Ursache haben. «So wird», erklärt Carton, «von mehreren Alkoholikern, die einer gleichartigen Vergiftung ausgesetzt sind, durch Schnaps zum Beispiel, in ungefähr gleichwertigen Dosen eingenommen, der eine an Wassersucht mit Leberzirrhose erkranken, ein anderer wird geisteskrank nach mehreren Anfällen von Delirium tremens, ein dritter wird an Lungentuberkulose sterben. Nicht selten stellt man in solchen Fällen fest, daß der erste leberkranke Eltern hatte, daß der zweite von Neuropathen, und der dritte von Asthmatikern abstammt[1].

«Die anatomische Diagnose allein erlaubt uns nicht», sagt de Giovanni, «zu erkennen, warum ein Herzfehler sich bald durch das Vorherrschen von Verdauungsstörungen, bald durch plötzliche Erscheinungen von Atemnot oder durch die schrecklichen funktionellen Herzveränderungen äußert, die nach einem Krampf oder nach einer Lähmung auftreten, oder schließlich in andern Fällen durch die leich-

---

[1] P. Carton. Traité de médecine, d'alimentation et d'hygiène naturistes, S. 126.

ten aber anhaltenden Anfälle, die auf den Kranken eine verhängnisvolle Wirkung haben».[1]

Eines Tages kommt es in einer Familie vor, daß die Mutter einen Gebärmutterkrampf, der Vater Durchfall bekommt und das Dienstmädchen sich erbrechen muß. Der Arzt, der sein Augenmerk ausschließlich auf die anatomische Diagnose richtet, wird die Verschiedenheit der Lokalisationen betonen: Dysmenorrhöe, Darmentzündung, Magenentzündung. Aber wenn er dann erfährt, daß an jenem Tage die Kinder weggereist sind, so wird er durch Einfühlung die Synthese der Fälle vollziehen, die eben nicht von örtlichen Erkrankungen – einer gynäkologischen, einer intestinalen oder einer gastrischen – befallen sind, sondern alle drei von Störungen, deren Ursache die gleiche psychische Erregung ist.

Während man nun ohne Bedenken annimmt, daß geistige und seelische Faktoren in den psychischen und funktionellen Affekten «sine materia» eine Rolle spielen, so gibt man weniger gerne zu, und zwar auf Grund des Vorurteils der Organmediziner, daß jene Affekte anatomische und physiologische Veränderungen mit sich bringen können. Was ich behaupte, ist, daß die wissenschaftliche Sachlichkeit uns gerade dazu zwingt, bei unsern Patienten alle Tatsachen, die geistigen und psychologischen, ebensogut wie die materiellen, zu verzeichnen, um sie mit den Symptomen, an denen sie leiden, in Beziehung zu bringen.

Ich will nun von einem Mädchen erzählen, das ich Isabella nenne. Sie leidet seit ihrem Pubertätsalter an schweren Menstruationsstörungen. Eine Operation zur Befestigung der Gebärmutter, Ratschläge zur Hygiene, Hormontherapie und krampfstillende Mittel haben ihr merkliche Besserung verschafft. Aber trotz allem bleiben die Perioden so schmerzhaft, daß sie den Gegenstand einer fortwährenden Angst bilden, die auf ihren Nervenzustand eine nachhaltige Wirkung ausübt. Und ihre Nervosität ist ohne Zweifel ein Hindernis für die Heilung ihrer Dysmenorrhöe.

Unter dem Einfluß ihres Arztes hat sie bereits eine wirkliche geistige Entwicklung durchgemacht. Indem sie ihr Herz Jesus Christus öffnete, hat sie sich mit ihrer geschiedenen Mutter, mit der sie bis dahin im Hader lebte, versöhnen können. Eine Freundin gab ihr den Rat, mich aufzusuchen, um zu prüfen, ob ihr religiöses Leben nicht eine noch entscheidendere Wirkung auf ihre Gesundheit haben könnte. Sie widerstrebte lange Zeit. In diesen letzten Jahren habe ich eine

---

[1] Mac Auliffe. Les tempéraments, S. 29.

beträchtliche Zahl von Kranken gesehen, die lange gezögert haben, mich aufzusuchen, gerade weil sie wissen, welches meine Auffassung der Heilkunde ist. Und wenn sie sich dazu entschließen, so hat sich schon in ihrer Lebenshaltung etwas gründlich geändert, und sie sind bereit, offen und ehrlich den Einfluß ihrer Lebensprobleme auf ihre Gesundheit zu erforschen. Dieser innere Vorgang ist zweifellos schon wichtiger für sie, als alles, was ich ihnen zu sagen habe.

Als Isabella mir ihre Geschichte erzählt hatte, forderte ich sie auf, in der Stille selbst zu prüfen, ob die Störungen ihrer Regeln der physiologische Ausdruck einer inneren Revolte gegen ihr Schicksal sein könnten: denn Gott hat sie als Frau geschaffen, und jede Auflehnung gegen ihr Geschlecht ist eine Auflehnung gegen ihr gottgewolltes Los und kann zu Menstruationsstörungen führen. Die Regeln sind tatsächlich ein wahres Symbol der Leiden des weiblichen Geschlechts. Wenn die Frau sich nicht verheiratet, erscheinen ihr diese regelmäßig wiederkehrenden Leiden noch ungerechter, und ihre Auflehnung gegen die Ehelosigkeit wirkt verstärkend auf ihre Revolte gegen ihr Geschlecht und ihre Leiden. So entsteht wieder ein verhängnisvoller Kreislauf: weil sie jeden Monat leidet, ist die Frau empört gegen ihr ungerechtes Frauenlos; und weil sie in Bezug auf ihr Geschlecht und auf die dazu gehörenden Perioden negativ eingestellt ist, verschlimmern sich die krampfartigen Störungen, die diese hervorrufen.

Isabella schien zunächst sehr erstaunt, daß ich die Erörterung auf dieses Gebiet verlegte.

Aber gleich darauf rief sie aus: «Natürlich! Immer war ich in Auflehnung gegen mein Geschlecht! Auf allen Gebieten leiden die Frauen mehr als die Männer auf dieser Welt! Immer haben die Männer recht, wenn es Streit gibt in den Familien oder in den Schreibstuben, und immer müssen die Frauen leiden und nachgeben. Wenn sie etwas energisch auftreten, so tadelt man sie, während man einen Mann loben würde. Sogar in der Bibel bürdet man ihr die ganze Verantwortung für die Erbsünde auf. Das ist eine Ungerechtigkeit des Mannes! Er entschuldigt sich immer für seine Fehler, indem er der Frau die Schuld gibt, während sie doch vielmehr das Opfer seiner Fehler ist. Und warum müssen wir Frauen körperlich fortwährend leiden, nicht nur jeden Monat, sondern auch noch, um Kinder auf die Welt zu bringen, während der Mann sich ungestraft dem Genuß seines Körpers hingeben kann?

Mir kann man keine größere Freude machen», fügte sie hinzu, «als wenn man mir sagt, an mir sei ein Bub verloren gegangen. Man hat es mir schon als Kind gesagt, und erst gestern wieder im Büro, und das ist wirklich für mich eine Befriedigung meiner Eigenliebe ...»

Aber allmählich wurde Isabella nachdenklich: sie sah ihr ganzes Leben wieder vor sich und konnte ermessen, wie sehr die Auflehnung gegen ihr Geschlecht es verbildet hatte. Sie sagte mir, wie die meisten ihrer Gebärden berechnet waren, um das Kompliment eines «halben Buben» zu verdienen. Sie nahm eine tiefe Stimme an, hatte ein barsches und burschikoses Benehmen, trug alle Verantworung in der Familie, beschuldigte mit Verachtung ihren Bruder, einen weiblichen Charakter zu haben, ohne Energie und Entschlußfähigkeit.

Ihre innere Selbstprüfung ging dann noch weiter: ihr Vater war ein eigenwilliger und harter Mann gewesen, seine sanfte und selbstlose Frau hatte unter ihm viel zu leiden. Diese Sanftmut ärgerte Isabella. Sie war stolz darauf, eher ihrem Vater zu gleichen und tat alles, um diese Ähnlichkeit zu betonen. Sie hatte sich immer ihrem Vater gleichgestellt und sozusagen seine Nachfolge übernommen, nachdem die Scheidung ihn von ihrer Mutter getrennt hatte. Plötzlich erkannte sie den tiefen Grund des Konfliktes, der sie so lange mit der Mutter in Gegensatz gebracht hatte. Die Bekehrung löste zwar diesen Konflikt, berührte aber noch nicht seine wesentliche Ursache. Dasselbe Hindernis trennte sie auch von ihrer Schwester; sie konnte sie nicht leiden, weil sie die gleiche Sanftmut wie ihre Mutter hatte. Auch im Büro stand sie in fortwährendem Widerspruch gerade mit den Arbeitskameradinnen, die sich durch echte Weiblichkeit auszeichneten.

Isabella verließ mich an jenem Tage, fest entschlossen, sich gründlich zu prüfen, und in stiller Sammlung zu erforschen, was in ihrer Auflehnung gegen ihr Geschlecht eine Auflehnung gegen Gott bedeuten konnte, und sich darin vorzubereiten, ihre weibliche Bestimmung wirklich zu bejahen und wieder das zu werden, was sie war, nämlich eine Frau.

Eine Heilkunde, die den Plan Gottes zu erforschen sucht, wird sich bemühen, aus Frauen wahre Frauen und aus Männern wahre Männer zu machen.

Acht Tage später habe ich Isabella wieder gesehen. Sie hatte sich lange gesammelt, Tag für Tag. Sie bringt mir eine Garbe von Erinnerungen, die ihr wieder ins Bewußtsein gedrungen sind; sie sah sich wieder in ihrer triumphierenden Freude, als sie noch ganz klein in hartem Kampf den Sieg davon trug über den rauflustigsten Knaben ihrer Klasse und in ihrem Vergnügen, das sie empfunden hatte, von ihrer Lehrerin scharf getadelt worden zu sein, der sie sogar noch mit keckem Trotz begegnete. Sie sah noch viele andere Einzelheiten wieder, ihre Art, den Leuten kräftig die Hand zu drücken, aufs Rad zu springen und aufzutreten und zu reden wie ein Mann ...

Isabella teilte mir mit, daß bereits ein ganz neuer Wunsch in ihrem Herzen geboren sei, ein tiefer Wunsch, endlich als Frau zu leben, wie es ihr von Gott bestimmt war, sich wie eine Frau zu verhalten, sanftes Wesen und frauliche Eigenschaften anzunehmen. An jenem Tage haben wir zusammen gebetet und Isabella konnte Gott ihre neue Entscheidung darbringen, ihr Geschlecht zu bejahen.

Das physiologische Ergebnis war radikal: zum erstenmal seit achtzehn Jahren stellten sich bei Isabella absolut schmerzlose Regeln ein, trotzdem sie am Tage vorher eine Radtour von hundert Kilometern zurückgelegt hatte, die sie früher vermieden hätte, aus Angst vor der bevorstehenden Periode!

Ihre ganze Haltung veränderte sich zum großen Staunen ihrer Kameradinnen auf dem Büro, die sie fragten, was eigentlich mit ihr geschehen sei. Sie befreundete sich jetzt mit denen, die sie vorher nicht gern hatte, und am Telephon verwechselte man sie mit einer ihrer Kolleginnen, deren Stimme weich und weiblich klang!

Das physiologische Endresultat war von Dauer. Mehr als ein Jahr später habe ich sie wieder gesehen. Die Störungen der Regeln waren nie wieder eingetreten.

Mit Recht hatte man Isabella früher Hormonpräparate verschrieben. Sie hatte klinische Anzeichen von abnormen endokrinen Funktionen. Sie zeigte auch zahlreiche männliche Merkmale. Die Forscher, die das Verhältnis von Temperament und Endokrinologie studierten, haben die Bedeutung aller dieser sekundären Sexualmerkmale hervorgehoben, der Stimme, der Behaarung, der morphologischen Zusammenhänge, der Haut usw .... Der vorliegende Fall bestätigt ihre Anschauungen, aber er zeigt auch, daß diese sekundären sexuellen Merkmale mindestens ebenso sehr die Folge einer seelischen, ihrem Geschlechte entgegengesetzten Haltung waren, als deren Ursache. Und das möchte ich hier hervorgehoben haben.

Die Endokrinologie hat uns die größten Dienste geleistet. Sie hat die Zusammenhänge aufgezeigt, die zwischen den psychischen Neigungen und den Innerdrüsensekretionen bestehen. Es wäre aber eine mißbräuchliche Auslegung, diese Zusammenhänge nur nach einer Richtung hin zu betrachten, das heißt, die Störungen der Drüsen, als die organische Ursache, und die des Charakters als die psychische Folgeerscheinung zu betrachten. So ziehen viele Leute aus der Wissenschaft die beruhigende Vorstellung, daß sie nichts dafür können, wenn sie diesen oder jenen Fehler haben, weil er von einer Störung der Schilddrüse oder des Eierstocks herrührt. Was die Wissenschaft feststellt, ist das häufige gleichzeitige Auftreten mehrerer Tatsachen; zum Beispiel ein pessimistischer und verdrossener Charakter und die Magenübersäuerung oder ein reizbarer Charakter und nervöse Symptome, wie Zittern, Herzklopfen, Exophthalmus oder eine Erhöhung des Grundumsatzes und die pathologisch-anatomischen Veränderungen der Schilddrüse. Was aber die Wissenschaft nicht feststellt, ist der Richtungssinn des Kausalverhältnisses zwischen diesen verschiedenen Gegebenheiten. Es ist ein materialistisch-philosophisches Vorurteil, aber es ist unwissenschaftlich, anzunehmen, daß die materiellen Tatsachen – die anatomischen und physiologischen – die Ursache, und die moralischen Tatsachen – die psychologischen und die geistigen, die Folge sind und nicht umgekehrt. «In jedem Nervösen», schreibt Leopold Levi, «steckt ein Endokriniker». Aber mit Recht fügt Lambert hinzu:[1] «In Wechselwirkung beeinflussen die seelischen Vorgänge durch Erregungen die Tätigkeit des Sympathikus und des Vagus ... Die Wirkung der Erregungen auf die Drüsen der innern Sekretion und den Vagosympathikus erklärt uns diesen Einfluß des Seelischen auf das Physische, den man lange Zeit für etwas Geheimnisvolles gehalten hat.»

Was mir also wahr scheint, ist die Tatsache, daß innerhalb der biologischen Einheit Mensch eine Abhängigkeit besteht, zwischen ihrem anatomischen, physiologischen, psychologischen und geistigen Aspekt. Was das wissenschaftliche Studium des Menschen feststellen muß, ist die Gleichzeitigkeit dieser Tatsachen, ohne dabei die Gegebenheiten geistiger Art willkürlich auszuschalten und ohne den Sinn ihres Kausalverhältnisses zu präjudizieren. Dieses Kausalverhältnis scheint mir immer gegenseitig zu sein, das heißt, die materiellen Gegebenheiten sind ebensosehr Ursache als Folge der geistigen und umgekehrt.

Die materialistische Wissenschaft sucht immer nach absoluten Kausalitäten. Nun aber bestehen in der Biologie diese absoluten Kausalitäten überhaupt nicht, weil der lebende Organismus eine Einheit darstellt, dessen Elemente sich gegenseitig beeinflussen. In der Biologie kann man nicht, wie in der Mathematik, sagen: «Vorausgesetzt, daß alle übrigen Größen gleich bleiben», weil diese Wechselbeziehung der Aspekte eines lebenden Organismus derart ist, daß eine Größe

[1] Lambert. Aux horizons de la médecine. L'Avenir médical. 1939, S. 39.

sich nicht ändern kann, ohne daß gleichzeitig «alle übrigen Größen aufhören, gleich zu bleiben».

So kann man in einem Krankheitsbild, je nach dem philosophischen Standpunkt, auf den man sich stellt, alles mit der Anatomie, mit der Physiologie, mit der Psychologie oder mit der geistigen Entwicklung erklären. Alle diese Erklärungen sind ebenso wahr wie unvollständig. Eine synthetische Auffassung der Medizin hat meines Erachtens die Aufgabe, alle Aspekte des Menschen in ihrer gegenseitigen Kausalität zu betrachten, wie die Gleichung eines Gleichgewichtsgesetzes – das Mariottesche, um ein einfaches Beispiel zu nennen – welches das konstante Verhältnis zwischen mehreren Variablen ausdrückt.

«Die Gesamtheit, die Körper und Bewußtsein bilden, ist veränderbar», schreibt Carrel, «sowohl durch organische, als durch geistige Faktoren»[1].

Und Carrel fügt bei: «Der Irrtum des Cartesius bestand darin, an die Wirklichkeit jener Begriffe zu glauben (Körper und Seele, Stoff und Geist) und das Physische und das Seelische als heterogene Dinge zu betrachten. Dieser Dualismus hat schwer auf der ganzen Erkenntnisgeschichte des Menschen gelastet. Er hat die falsche Problemstellung von den Beziehungen der Seele und des Leibes geschaffen. Es liegt kein Anlaß vor, die Natur dieser Beziehungen zu prüfen, denn wir beobachten weder Seele noch Leib, sondern nur ein zusammengesetztes Wesen, dessen Tätigkeiten wir willkürlich in physiologische und geistige geteilt haben»[2].

Ich glaube, daß die Kulturkrise, die heute die Welt erlebt, die Abschlußkrise der materialistischen Aera bedeutet, die durch den besagten Irrtum des Cartesius eingeleitet wurde. Diese hat einen ungeheuren Aufschwung der Wissenschaft und der Technik gebracht. Aber das Leben erklärt sie nicht. Die Völker sind dieser rationalistischen Kultur überdrüssig, die fortwährend analysiert, die ihnen aber weder das Leben, noch das Glück spendet. Sie folgen Männern, die in unmittelbarer Erkenntnis den Sinn des Lebens, die irrationalen Werte, die Mystik und die schöpferische Phantasie wieder finden.

In der Medizin besteht dasselbe Bedürfnis, nämlich den Sinn des Menschen in seiner lebendigen Einheit wiederzufinden, und seine technischen Errungenschaften durch ähnliche geistige Fortschritte zu vervollständigen. Die Zeit ist vorüber, wo Virchow sagen konnte, er habe sein ganzes Leben lang Leiber seziert, ohne je an seiner Mes-

[1] Carrel. L'homme, cet inconnu.
[2] Carrel. ibid. S. 137-138.

serspitze ein Stück Seele gefunden zu haben, und wo Cabanis behauptete, daß das Gehirn gleichsam seine Eindrücke verdaue und auf organischem Wege die Sekretion des Gedankens vollziehe.[1] Die materialistische Wissenschaft und Medizin haben einfach die Seele verneint, und sie sind weitgehend für den moralischen und geistigen Rückschritt in der Welt verantwortlich. Die gegenwärtige Krise ist nichts anderes als der Tag der Abrechnung für die positivistische Aera.

Die wahre Antwort auf diese Krise ist, wie ich glaube, eine Rückkehr zum Christentum. Christus hat immer das Geistige und das Materielle identifiziert, ist immer von einer Betrachtungsweise zur andern unvermittelt übergegangen; er hat das Geistige in sinnlich wahrnehmbaren Bildern zum Ausdruck gebracht, und hat das Fleischliche in seinem geistigen Sinn aufgefaßt, hat die Heilung des Leibes mit der der Seele verbunden, und selbst im Sakrament des Heiligen Abendmahls die höchste geistige Realität in seinem Opfer vereinigt mit der konkretesten leiblichen Handlung, der des Essens. Nie hat er die Seele dem Leib gegenübergestellt, und nie den einen zu Gunsten der andern verleugnet.

Die christliche Auffassung vom Menschen ist also weder ein spiritualistischer Monismus, noch ein materialistischer Monismus, noch ein Dualismus. Sie ist die der Inkarnation. In seinem vorzüglichen Werk über «Körper und Seele» führt Dr. Biot die hervorragende Stelle an, in der der heilige Thomas von Aquino diese Lehre begrifflich festlegt. Er zitiert dabei das Wort Péguys: «Das Geistige selbst ist fleischlich...»[2]

Ich muß dabei hervorheben, daß diese christliche Auffassung vom Menschen mit dem wissenschaftlichen Determinismus keineswegs im Widerspruch steht. Die Behauptung, daß der Geist, die Seele und der Leib eins sind, heißt nichts anderes, als daß das Geistige fleischliche Wirkungen und daß das Fleischliche geistige Wirkungen hat, und bedeutet keineswegs, daß es Wirkungen ohne Ursachen gibt. Was uns vom physiologischen Materialismus trennt, ist die Behauptung des letzteren, es gebe nur materielle Ursachen; es ist also niemals ein Meinungsstreit über den Determinismus.

Weil sie die christliche Auffassung der Inkarnation abgelehnt haben, wurden alle medizinisch-vitalistischen Lehren, vom Naturismus des Hippokrates bis zum Archeismus des Van Helmont, dem Animismus von Stahl und dem Dynamismus von Barthez durch das unlösbare Problem der Beziehungen von Seele und Leib in Verlegenheit

---

[1] Boinet. Les doctrines médicales. S. 94. Paris, Flammarion.
[2] R. Biot. Le corps et l'âme. S. 1. Paris, Plon.

gebracht. Sie haben versucht, es zu umgehen durch subtile und schwierige Unterscheidungen zwischen mehreren Arten von Seele, das πνεῦμα und die ψυχή, die «einsichtige Ursache oder der innerste Sinn, und die Erfahrungsursache oder das Lebensprinzip», die eigentliche Seele und die Urkraft, (ἀρχή) die ihr «Minister» ist, usw.[1] Die Auffassung von Bleuler mit seinen «Psychoiden» nähert sich diesen Versuchen, einen Vermittler zwischen Seele und Leib zu beschreiben.

Die christliche Lehre hingegen gibt uns den Schlüssel zu einer synthetischen Medizin, einer Heilkunde des Gesamtmenschen. In dieser persönlichen Einheit Mensch besteht notwendigerweise eine absolute gegenseitige Abhängigkeit zwischen dem Physischen, dem Psychischen und dem Geistigen.

Die Medizin kann also ebensowenig eigenmächtig das Geistige, wie das Psychische oder das Physische unberücksichtigt lassen. Die Heilkunde besteht im Heilen. Alles was zur Heilung beiträgt, gehört also zur Medizin. Es kann nicht in Abrede gestellt werden, daß Tatsachen geistiger Ordnung zur Heilung beitragen können. Sie dürfen also vom Arzt nicht übergangen werden. Wie dieser in seinen Behandlungen Kurzwellen anwenden kann, ohne Physiker zu sein, oder Morphium einspritzen, ohne Chemiker zu sein, so kann er in gleicher Weise Seelsorge ausüben, ohne Theologe zu sein. In ihrem Wesen besteht die Seelsorge darin, Seelen in persönliche Berührung mit Christus zu bringen. In dieser Berührung mit Christus machen sie Erfahrungen, die psychische und physische Folgen haben und die somit zur Medizin gehören.

Maeder schreibt: «Das Ideal des Arztes besteht nicht in erster Linie darin, den Kranken von seiner Schlaflosigkeit, von seinen Neuralgien oder von seinen Angstvorstellungen zu heilen, sondern vielmehr darin, sein Gewissen zu wecken, den Menschen anzuspornen und aufzumuntern, und so seinen Platz neben dem Erzieher, dem Politiker, dem Priester, dem Künstler, dem Philosophen, in des Wortes wahrer und lebendiger Bedeutung, einzunehmen.»[2] Dalbiez, der ihn zitiert, antwortet ihm im einschränkenden Sinne der heutigen Medizin: «Der Kliniker, der sich vornimmt, Gewissen zu wecken, und Menschen anzuspornen, greift in die Domäne des Erziehers und des Moralisten über.»[3]

[1] E. Boinet. Les doctrines médicales. Leur évolution. Paris. Flammarion, S. 24.
[2] Maeder. De la psychanalyse à la psychosynthèse. L'encéphale, 1926. S. 584.
[3] Dalbiez. La méthode psychanalytique et la doctrine freudienne. Bd. II, S. 408.

Nun aber ist der Mensch eine Ganzheit, Leib—Seele—Geist, diesen entsprechen die somatische Medizin, die psychologische Medizin und die Seelsorge. Die Heilkunde umfaßt meines Erachtens alle drei und es sind nur doktrinäre Vorurteile, die im Innern dieser Einheit Grenzen errichten.

Den Menschen behandeln heißt also: den Menschen in seiner Gesamtheit behandeln. Das heißt ebensowenig die leibliche und physische Behandlung vernachlässigen, um nur die geistige zu pflegen, als die geistige Behandlung vernachlässigen. Ich möchte dies beim Abschluß dieses ersten Teiles betont haben. Im zweiten Teil des Buches werde ich vornehmlich die leiblichen und seelischen Wirkungen der religiösen Erfahrungen hervorheben, denn die heutige Medizin hat sie allzu sehr vergessen. Aber ich möchte damit nicht im mindesten zu verstehen geben, daß eine synthetische Medizin deshalb darauf verzichten könnte, Leib und Seele zu behandeln, die übrigens auf Grund ihrer gegenseitigen Kausalität – von der ich gesprochen – ihren Einfluß auch auf die geistige Verfassung ausüben.

Rosa nenne ich eine Patientin, die mich wegen schwerer Anfälle von Atemnot aufsucht, die in Auftreten, Dauer und Charakter unberechenbar sind, ohne Bronchialanzeichen, ohne Anzeichen von Herzinsuffizienz. Dagegen weist sie zahlreiche nervöse Symptome auf. Sobald sie ihre Geschichte erzählt, versteht man auch schon die Entstehung ihrer Nervosität. Sie hat fünf Geschwister, und alle sind sehr nervös. Ihr Vater war Trinker und gewalttätig. Während ihrer ganzen Kindheit stand sie unter dem Schrecken der immer wiederkehrenden heftigen Auftritte zwischen den Eltern. Sie ergriff dabei in ihrem Herzen Partei für die unterdrückte Mutter. Diese starb im Wochenbett, und man darf wohl annehmen, daß ein so aufreibendes Dasein, der Lebensüberdruß und die rasch aufeinanderfolgenden Geburten ihren vorzeitigen Tod mit herbeigeführt haben.

Der Vater heiratete wieder, und nun kam eine Reihe von schweren Konflikten zwischen Rosa und ihrer Stiefmutter. Man versteht diese Reibungen: dem Andenken ihrer so rasch ersetzten, unglücklichen Mutter im Grund ihres Herzens treu geblieben, mußte ja Rosa eine verbitterte feindselige Haltung einnehmen.

Ganz jung kam sie ins Atelierleben, ohne freundschaftlichen Halt, und sah sich unzähligen Schwierigkeiten ausgesetzt. Sie erlebt neue Zerwürfnisse, sogar einen Prozeß mit einer Verwandten.

Die Heilsarmee hat sich dieser notbedrängten Seele angenommen und hat ihr die Liebe Christi gebracht. Rosa hat sich bekehrt und ist zu wahrer Frömmigkeit gelangt. Sie hat verziehen. Aber trotz des inneren Friedens, den sie gefunden, bestehen die Anfälle von Atemnot weiter, und die nervösen Symptome sind immer noch vorhanden. Denn noch bleibt ein körperliches Hindernis. Sie hat eine vergrößerte Leber und Anzeichen von Leberinsuffizienz. Der Ursprung dieser Leberstörungen ist zweifellos nicht einfach. Faktoren der Vererbung, falsche Ernährung und die seelischen Erschütterungen ihres früheren Lebens wirken da mit.

Eine Leberkur, eine geeignete Diät, zusammen mit seelischem und geistigem Einfluß brachten Rosa eine rasche Besserung.

Wenn ich diesen ziemlich uninteressanten Fall anführe, so geschieht es, um die Behauptung zu illustrieren, daß eine synthetische Medizin stets bestrebt sein wird, Leib, Seele und Geist zugleich zu behandeln, ohne einen dieser drei Aspekte des Menschen zu vernachlässigen.

ZWEITER TEIL

# DIE PERSON IN DER MEDIZIN

—

XI. KAPITEL

## *Das Leiden*

Ich möchte nun zeigen, daß die Botschaft, die die Heilige Schrift uns bringt, die einzig wahre Antwort auf die Lebensprobleme der Menschen ist. Diese Botschaft ist so reich und so tief, daß ich nicht daran denke, sie nach allen Gesichtspunkten zu betrachten. Ich beschränke mich darauf, einige Punkte hervorzuheben, die mit meiner täglichen Erfahrung als Arzt in Beziehung stehen.

Die Bibel erzählt uns die Geschichte, die Taten und das Wort von Menschen, die groß gewesen sind, weil sie auf Gott gehört und ihm gehorcht haben. So wurde ihnen der Wille Gottes in Bezug auf den Menschen geoffenbart. Dieser Schöpferwille Gottes ist das Grundgesetz für das eigentliche normale Leben des Menschen. Wer dagegen verstößt, begeht einen Lebensfehler. Wer diesen Fehler erkennt, sich darob demütigt und sich davon abwendet, der findet den Plan Gottes wieder. Jeder von uns, der die Geschichten der Bibel liest und so in die Gemeinschaft der Menschen tritt, deren Leben sie erzählt, ihre Erfahrungen und Lehren überdenkt, und sich nach ihrem Beispiel in der Stille sammelt, um allein vor Gott dessen Willen uns gegenüber zu erforschen, kann wie jene seine Lebensfehler erkennen, sich darob demütigen und sich davon abwenden. Und die Bibel macht keinen Unterschied zwischen materiellen, seelischen und geistigen Fehlern des Menschen. Sie zeigt im Gegenteil, wie sie gegenseitig voneinander abhängen. Ihre Hinweise beziehen sich ebensosehr auf das leibliche Verhalten des Menschen, auf seine Ernährung, seine Ruhe, seine Arbeit, als auf sein seelisches und soziales Verhalten oder seine geistige Einstellung, sein persönliches Verhältnis zu Gott.

Aber trotz aller Anstrengungen der Menschen bleibt ihr Herz zwiespältig. Sogar wenn Gottes Gesetz ihnen geoffenbart wird, so vermögen sie doch nicht, ihm ohne Straucheln nachzuleben. Jeder neue Gehorsam bringt die Menschen dem Plan Gottes und dem Grundgesetz ihres Lebens näher, aber sie entdecken darin immer wieder, und zwar mit wachsendem Scharfblick, neue Fehltritte.

Nun erzählt uns die Bibel vor allem das Leben und den Tod von Jesus Christus, dem Gott-Menschen, der alle unsere Nöte, die leiblichen, seelischen und geistigen, gekannt, und der allein sie durch seinen absoluten Gehorsam alle überwunden hat. Er ist die Offenbarung in sich. Wenn wir in seiner persönlichen Gemeinschaft leben, gewahren wir unsere Lebensprobleme und finden vor allem für ihre Lösung die Wunderkraft, die über unsere ohnmächtigen Bemühungen hinausgeht. Und zu allem endlich bringt er uns durch seinen Opfertod am Kreuz die volle Befreiung: er nimmt alle Fehler auf sich, die unsere Anstrengungen nicht haben gutmachen können und bringt uns Gottes Vergebung.

So finden wir in der Bibel und durch die Bibel, im Gebet und in der stillen Sammlung, in der persönlichen Gemeinschaft mit dem auferstandenen Christus und in den Lehren seiner Kirche, die sichersten Weisungen über das Vorhaben Gottes für unser Leben, die größte Kraft, um danach zu leben, soweit es unser zwiespältiges Herz vermag, und die Vergebung aller Verfehlungen, die noch in unserem Leben bestehen.

Die Bibel allein gibt uns die wahre Antwort auf das unbegreifliche Geheimnis des Leidens. Der Arzt bemüht sich, die menschlichen Leiden zu lindern. Darin fühlt er sich als ein Bruder Jesu Christi, der so viele Kranke geheilt, so viele Verzweifelte wieder aufgerichtet hat, der die geliebt, die leiblich und seelisch gelitten, und der im Gleichnis vom barmherzigen Samariter und in dem vom Jüngsten Gericht gezeigt hat, daß dieser unermüdliche, aufopfernde Dienst an denen, die da leiden, das höchste göttliche Gebot darstellt. Wer gegen das Leiden kämpft, ist ein Streiter Gottes.

Anderseits hängt das Leiden oft zusammen – wie ich es im ersten Teil meines Buches dargelegt habe – mit unserm Ungehorsam, mit unsern Lebensfehlern, sodaß man, um das Leiden wirksam zu bekämpfen, die Seelen zu Christus führen muß, der sie von ihren Fehlern befreit und der, um den Lahmen zu heilen, zu ihm gesagt hat: «Deine Sünden sind dir vergeben»[1].

Aber trotz aller Bemühungen heilt der Arzt nicht alle Leiden. Trotz der schönsten religiösen Erlebnisse bleiben in jedem Leben Schmerzen bestehen, die Gott nicht wegnimmt. Paulus zum Beispiel, der

[1] Ev. Matthäus 9, 2.

ihn dreimal bat, er möge «den Pfahl in seinem Fleisch» entfernen, antwortete Gott: «Laß dir an meiner Gnade genügen»[1]. Und Christus selbst, der doch sündlos war, wurde das Leiden nicht erspart. Im Garten von Gethsemane nahm er das größte Leiden auf sich, als er zu seinem Vater sprach: «Nicht mein, sondern dein Wille geschehe»[2].

So lautet die christliche Antwort auf die Frage nach dem Leiden: annehmen. Dadurch, daß man es annimmt, bringt das Leiden geistige und sogar seelische und leibliche Früchte hervor. Ergebung ist passiv, die Annahme aktiv. Die Entsagung gibt den Kampf gegen das Leiden auf; das Jasagen kämpft unentwegt, aber ohne Auflehnung. Es gibt kein stärkeres Zeugnis von der Macht Christi als das, welches vom Bett eines Kranken ausstrahlt, der – der Vernunft unbegreiflich – sein Leiden annimmt. Es gibt keine Haltung, die dem Menschen unmöglicher ist, außer durch ein Christuswunder, als die Bejahung des Leidens.

Es gibt kein Leben ohne Leiden. Es gibt kein Leben, das nicht schon von Geburt an die ganze Schwere der erblichen Belastung in sich trüge, das nicht in der Kindheit schon seelische Erschütterungen erlebte, das nicht täglich unter Unrecht, Widerwärtigkeiten, Beleidigungen und Enttäuschungen litte. Und zu all diesen Kümmernissen kommen noch die Gebrechen, die materiellen Nöte, die Todesfälle, das Alter, die Sorgen derer, die man lieb hat, und die Unglücksfälle hinzu. Im Leben des Bevorzugtesten bleibt irgend etwas Schweres bestehen. Ich denke da an eine Äußerung meines Sohnes: «Es geht einem immer gut, bis auf irgend etwas».

Es gibt für den Arzt keine edlere Aufgabe, als seinem Patienten zu helfen, sein Leben und sein Leiden zu bejahen. Der Arzt aber, dessen ganze Ausbildung eine verstandesmäßige ist, und der vor allem darauf ausgeht, die Dinge zu begreifen, steht völlig verlegen vor dem unfaßbaren Rätsel des Leidens.

Ich erzähle nun die Geschichte der größten Verzweiflung, der ich in meiner ärztlichen Laufbahn begegnet bin. Dringend werde ich gerufen und höre schon vom Garten einer kleinen Villa das Schreien der Kranken, die ich hier Emma nennen will. Sie ist eine junge Frau bescheidenster Herkunft. Ein Auslandschweizer hat sie vor dreizehn Jahren, gegen den Rat seiner Familie, aus Liebe geheiratet.

Dem anfänglich sehr glücklichen Paar wurde im folgenden Jahre ein Töchterlein geschenkt. Aber nicht lange darnach stellten sich

[1] II. Korintherbrief 12, 9.
[2] Ev. Lukas 22, 42.

zwischen den an Erziehung und Bildung sehr verschiedenen Gatten Schwierigkeiten ein. Bald traten zu den seelischen Schwierigkeiten noch materielle hinzu, deren Folgen sie zum Teil waren und die sie noch verschlimmerten: Konkurs, Arbeitslosigkeit.

Der einzige Trost Emmas war ihre Tochter, die sie in eifersüchtiger Eigenliebe erzog. Sie war in die Schweiz gekommen auf Einladung einer Verwandten, der ihre materielle und seelische Not zu Herzen gegangen war.

Nur schweren Herzens hatte sich Emma von ihrer Tochter getrennt, die diese Verwandte und ihre eigenen Kinder in die Berge begleitet hatte. Da geschah es eines Tages, als das Töchterchen mit diesen am Rande des Bergbaches spielte, daß es einen Fehltritt tat und im schäumenden Wildwasser verschwand.

Alles Suchen war umsonst; der Wildbach gab sein Opfer nicht mehr heraus. Die Leute der Gegend, die vom ersten Augenblick an behauptet hatten, daß man die Leiche nicht auffinden werde, behielten recht.

Man mußte wieder ins Tal hinunter und Emma die schreckliche Nachricht bringen. Es war eine namenlose Verzweiflung. Ich fand Emma in einer Erregung, die nichts zu beschwichtigen vermochte. Sie lief im Zimmer hin und her, hörte nichts, wälzte sich auf ihrem Bette, warf sich zu Boden, schrie, stieß Verwünschungen aus, drohte und schlug sich selbst.

Als ich ihr endlich sagen konnte, ich sei Arzt, richtete sie sich vor mir auf: «Was brauche ich einen Arzt! Ich bin nicht krank! Gebt mir mein Kind zurück! Mein geliebtes Kind! Fort mit euch allen! Laßt mich ...».

Ich blieb lange mit Emma allein, ohne etwas zu sagen, ohne auch nur Gelegenheit zu finden, ein Wort anzubringen.

Was wollte man übrigens sagen? Ich war selbst tief ergriffen, und alles, was ich mir in Gedanken zurecht legte, erschien mir im Hinblick auf die Lage so ganz ungenügend und unangebracht.

Schließlich gestand ich ihr das einfach: tatsächlich, sie war ja nicht krank. Meine Beruhigungsmittel sollten in meiner Tasche bleiben. Gott allein konnte ihr eine Antwort auf ihren Schmerz geben.

Nun brach ihr ganzer Aufruhr gegen Gott hervor, der eine solche Katastrophe zugelassen hatte.

Emmas Verwandte hatte selbst in langen und schweren Familiennöten ihren Glauben gefunden. Als ich das Haus verließ, sprach ich mit ihr von der großen Aufgabe, die jetzt an sie herantrete: Emma zu Gott zu führen.

In den ersten Tagen stieß sie auf den feindseligen Widerstand Emmas, die ihr das unglückselige Geschehnis vorwarf. Aber langsam, durch beständige Liebe und Glauben gewann sie ihr Vertrauen wieder. Bald konnten sie zusammen beten. Emma erschloß sich allmählich. Vom Schmerz der Gegenwart kam sie auf alle ihre früheren Leiden zurück. Die ihr entgegengebrachte Liebe nahm sie jetzt an. Man durfte mit ihr auch von Gott sprechen.

Sie sah nun ein, daß eine völlige Hingabe an Gott die einzig mögliche Antwort auf ihr Leid und auf die Leere in ihrem Herzen war.

Sie tat diesen Schritt. Einen Monat nach dem Unglück hörte ich sie vor einigen Personen sagen, sie sei nun glücklich, trotz ihres Schmerzes: sie habe Gott gefunden.

Sie blieb noch mehrere Monate im Land, betätigte sich in der Haushaltung, für jeden besorgt und dienstbereit, eine Freundin aller Betrübten, denen sie beizustehen begann.

Sie bat einen Pfarrer um christliche Unterweisung, denn sie hatte nie eine solche empfangen.

Einige Monate später erfuhr ich, daß ihr Mann im Ausland mit einer Frau zusammen lebe, mit der er schon seit mehreren Jahren verbunden war und die ihm ein Kind geboren hatte. Sie war jetzt schwer krank.

Ich mußte dies Emma mitteilen. Ich holte sie ab und führte sie zu mir heim. Nie werde ich die Stunden vergessen, die meine Frau und ich da mit ihr erlebt haben.

Emma konnte es erst nicht fassen, und langsam nur öffneten sich ihre Augen vor der grausamen Wirklichkeit: während sie also den tragischen Tod ihres einzigen Kindes beweinte, liebte ihr Mann in der Ferne eine andere Frau und ein anderes Kind.

Aber ihr Schmerz war so ganz anders als der, dessen Zeuge ich sechs Monate vorher gewesen war. Da war kein Aufbäumen, keine Erregung, kein Wort der Bitterkeit.

Plötzlich sagte sie zu mir: «Heute muß ich, aber tiefer noch als vorher, die Hingabe meines Lebens an Jesus Christus erneuern. Ich muß bereit sein, jetzt zu meinem Manne zurückzukehren, um ihm zu sagen, daß ich ihm verzeihe, bereit sein, die Frau zu sehen, die er liebt, um ihr vor ihrem Sterben sagen zu können, daß ich ihr verzeihe, bereit, sie samt ihrem Kinde zu pflegen, dieses, wenn es sein muß, anzunehmen, und ihm die Spielsachen meiner verlorenen Kleinen zu überlassen».

Dann fügte sie bei: «Oft habe ich meinem Manne auch unrecht getan. Ich muß ihn dafür um Verzeihung bitten». Sie kniete nieder und bekannte Gott ihre Verfehlungen. Einige Tage später begleiteten meine Frau und ich Emma auf ihrer Reise. Sie sah ihren Mann wieder und verzieh ihm. Sie machte der Frau, die er liebte, einen Besuch, streckte ihr die Hand entgegen und verzieh auch ihr. Emma pflegte sie, brachte ihren Haushalt in Ordnung, befreundete sich mit ihr immer mehr und legte vor ihr Zeugnis ab von der erfahrenen Liebe Gottes. Sie anerbot sich, das Kind in ihre Obhut zu nehmen und trat auch gleich zurück, als man ihr Angebot ablehnte.

Einige Wochen später schrieb sie uns, daß die Kranke im Frieden gestorben sei. Emma schlug ihrem Gatten vor, ihr Heim neu zu gründen, um der Erziehung des Kindes zu leben. Er aber zog die Scheidung vor; sie nahm sie an, um ihm die Erziehung des Kindes zu ermöglichen, während sie sich den Leidbedrückten widmete.

Zuweilen bekam ich Nachricht von ihr. Mehrere Jahre sind nun vergangen; sie, die einst so dürftig, fast ohne Bildung und Erziehung war, wuchs innerlich im Geist, bildete und verfeinerte sich, und gewann unaufhörlich an Tiefe und Gehalt.

Unlängst habe ich erfahren, daß sie in Abwesenheit der vorgesehenen Leiterin, eine religiöse Tagung organisiert und geleitet hat, die Lebensfrüchte für Viele hat reifen lassen.

Ich denke an ein sechzehnjähriges Mädchen. Ihr Arzt, der sie mit großer Gewissenhaftigkeit behandelte, kannte die engen Beziehungen, die mich mit ihrem Vater verbanden, und rief mich als Freund mehrmals an ihr Krankenbett.

Eine Woche vor ihrem Tode besuchten uns, meine Frau und mich, die Eltern der Kranken. Sie sahen den Ernst der Lage und spürten, daß sie sich vorbereiten mußten, ihr Kind Gott zurückzugeben. Sie wollten mit uns beten, um Gott zu sagen: «Dein Wille geschehe».

Die Mutter nahm ihren Posten beim kranken Kinde wieder ein, das Krankenzimmer mit ihrer seelischen Ruhe und nie versagenden Bereitschaft erfüllend.

Am letzten Tage rief mich mein Kollege wieder. Das Töchterchen hatte sich aufgesetzt und hatte, den Blick aufwärts gerichtet, gesagt: «Wie ist das schön!» Darauf war sie tot zurückgesunken.

Wir traten dann in das Zimmer nebenan und beteten dort zusammen, wir beiden Ärzte mit den Eltern. Im Andenken an ihre Tochter erneuerten die Eltern die Hingabe ihres Lebens zum Dienste für Christus, im Bewußtsein, daß dies die einzige sieghafte Antwort auf den erlittenen Schmerz sein konnte.

Oft habe ich mich beim Herannahen des Todes eines meiner Patienten nach dessen Konfession erkundigt, um selbst oder durch andere den Priester zur Erteilung der letzten Sakramente herbeizurufen. Diese Zusammenarbeit des Arztes mit dem Geistlichen und ihr stilles Einverständnis üben einen wohltuenden geistigen Einfluß aus.

Aber darum ist der Arzt seiner eigenen religiösen Mission nicht enthoben. Ich denke an einen meiner Patienten und nenne ihn Marcel. Seit Jahren war er in meiner Behandlung. Es hatte sich zwischen uns stillschweigend eine Freundschaft gebildet, wie sie langsam zwischen Menschen entsteht, die wenig sprechen. Er war ein herzleidender alter Mann. Seine Anfälle waren anfänglich selten; nach einigen Tagen Atembeschwerden erholte er sich wieder, und es verstrichen einige Monate, bevor er mich wieder rief.

Mit der Zeit waren die Anfälle häufiger geworden, und in jenem Winter waren sie sich fast ohne wirkliche Pause gefolgt. Seit vielen Wochen konnte er sich nicht mehr niederlegen und verbrachte seine Nächte im Wohnzimmer in einem Lehnstuhl. In diesen letzten Tagen verschlimmerte sich noch sein Zustand, und, ohne daß ich es ausdrücklich hätte sagen müssen, hatte jeder begriffen, daß keine Hoffnung mehr für ihn bestand.

Ich war am Tag mehrmals bei Marcel gewesen, als ich gegen Abend nochmals zu ihm gerufen wurde. Auf dem Wege dorthin glaubte ich schon bestimmt, daß dies mein letzter Besuch sein werde. Der Kranke war im Eßzimmer in einem Lehnstuhl und hatte die Arme auf den Tisch gestützt, auf den man einige Kissen gelegt hatte. Er war bereits bewußtlos, von schwerer Atemnot befallen. Noch eine Einspritzung, von der ich aber nicht mehr viel erwartete. Und dann setzte ich mich wieder neben ihn und fühlte den Puls.

Meine Aufgabe als Arzt war beendet. Ich spürte, daß die um uns versammelte Familie es verstanden hatte.

Was ich tun konnte, jetzt, da meine Medikamente nichts mehr auszurichten vermochten, das war, einfach da zu sein, meine Anwesenheit mit der der wartenden Familie zu verbinden. Wir sprachen sehr wenig und immer weniger. Halbe Stunden vergingen, wortlos, in der Stille der Nacht. Mit der vorrückenden Stunde wurden die Worte seltener aber auch wahrer. Es waren keine Worte mehr. Es war nur noch jenes Unaussprechliche, das unsere Worte auszudrücken versuchen, es aber nur in ganz unzulänglicher Weise vermögen.

Wir hatten alle denselben Gedanken: «Er leidet eigentlich nicht; es ist nur das Leben, das sich noch wehrt».

Nie hatte ich in dieser Familie eingehend über meine Lebensauffassung gesprochen und nie, so viel ich weiß, von Gott. Aber in dieser Stunde der langen Nacht konnte ich die Erwartung des Todes nicht erleben, ohne meinen Glauben zum Ausdruck zu bringen. Ich fühlte, daß es dazu nicht langer Reden bedurfte. Die feierliche Stille, die keine Angst mehr einflößt, erhob unsere Seelen zu Gott.

Das aber genügte nicht und ich überlegte bei mir selbst: «Ich muß nun von Gott zu ihnen reden; in diesem Augenblick denken sie alle an ihn. – Wie? –». Dann spürte ich, daß man jetzt nicht von Gott reden müsse, sondern ganz einfach beten. Noch vergingen einige Minuten. Mir war, als werde dieses Gebet kommen, ohne daß ich es selbst vorschlage. Eine lange, lange Stille folgte und dann sagte die Frau leise: «Man sollte beten ...» «Soll ich es tun?» fragte ich einfach.

Dann kam eine stille, tiefe Sammlung. Ich stammelte einige Worte zu meinem Gott, der da gegenwärtig war, mit dem Sterbenden, seiner Familie und seinem Arzt.

Eines Tages kam eine schon betagte Witwe zu mir. Sie hatte vor einigen Monaten ihren Mann verloren. Nennen wir sie Madeleine.

Dies war ihre zweite Ehe gewesen, übrigens eine glückliche. Sie hatte ihr gewissermaßen einen Ausgleich gebracht für die seelischen Leiden der ersten Ehe, die unglücklich gewesen war und mit der Scheidung geendet hatte.

Der Mann, der ihr zweiter Gatte werden sollte, war beauftragt gewesen, sie nach der Scheidung in Geldsachen zu beraten. Sie hatte ihm leid getan, er hatte sie lieb gewonnen und schließlich geheiratet. Es war eine rein gefühlsmäßige Ehe, voll Rührung und Zärtlichkeit. So bedeutete der Tod ihres zweiten Mannes, der nur für sie gelebt hatte, für Madeleine den Zusammenbruch. Ihr ziemlich eigennütziges Leben hatte ihr wenig Freunde gebracht. Sie fühlte sich seelisch sehr einsam, trotz der Bemühungen vieler wohlmeinender Menschen, die sie vergeblich zu trösten versuchten.

Mit der Zeit wurde das Andenken an den Verstorbenen immer mehr zu einem wahren Kult, der ihre Seele erfüllte, ohne ihr Ruhe zu verschaffen.

Ich untersuchte sie. Ihre Krankheit bestand in einer leichten Herzinsuffizienz, doch brach sie in Tränen aus, als sie von ihrem Leid sprach. Ihr Kummer schien mir die Hauptursache ihrer Übel zu sein. «Ich will nicht versuchen, Sie zu trösten», sagte ich, «denn ich habe keine Prüfung wie die Ihrige durchgemacht, sodaß alles, was ich

Ihnen sagen könnte, doch wirkungslos bliebe». Madeleine war sehr erstaunt und erwiderte, ich sei der erste Mensch, der nicht versuche, sie zu trösten. Offenbar weckte ihr Staunen in ihr allerlei neue Fragen. Wir sprachen lange miteinander. Ich erklärte ihr, daß die Menschen, die den Glauben nicht kennen, immer meinen, mit menschlichen Worten trösten zu können, während die, die glauben, einfach zugeben, daß sie dessen unfähig sind; denn sie wissen wohl, daß ein wahrer Trost nur von Gott kommen kann.

Die Brücke zwischen uns war geschlagen. Sie stellte mir jetzt Fragen über das Problem des Leidens. Endlich sagte ich ihr freundlich, aber bestimmt: «Liebe Frau Madeleine, Sie glauben Ihren Mann zu beweinen, aber in Wirklichkeit weinen Sie über sich selbst. Sie bemitleiden sich wegen Ihres ungerechten Loses, das sie nicht annehmen. Jeder Aufruhr gegen unser Los entfernt uns von Gott und beraubt uns so seiner Hilfe, die allein das Wunder vollbringen kann: zu unsern Leiden ja zu sagen».

Sie wunderte sich sehr über diese Botschaft; aber unser Gespräch wurde für sie der Ausgangspunkt einer langen geistigen Entwicklung. Sie suchte fortan mit anderen Christen in Berührung zu kommen. Sie stellte ihnen auch Fragen. Sie fand unter ihnen solche, die erfahren hatten, was es heißt, beim Verlust eines lieben Menschen zu Gott ja zu sagen. Sie trat nun aus ihrer Verschlossenheit heraus, begann am Leben anderer teilzunehmen, näherte sich wieder ihrer Familie, entschuldigte sich für ihr Verhalten und fand so wieder eine Lebensfreude, die sie für immer entschwunden geglaubt hatte. Bald gab sie ihr Leben Jesus Christus hin und konnte von nun an anderen helfen, eine Lösung für ihre Auflehnung und für ihre Schwierigkeiten zu finden.

Mit Verwunderung begegneten ihr alle diejenigen wieder, die sie noch vor einigen Monaten so verweint und so verbittert gesehen hatten. Gewiß, ihre Trauer ist nicht gewichen. Das Evangelium verspricht uns keine Befreiung vom Leid. Aber trotz ihres Kummers führt Madeleine ein immer tätigeres, fruchtbareres, ja sogar ein frohes Leben.

Ich will hier die weitere Krankengeschichte Madeleines nicht im Einzelnen niederschreiben. Mit den Jahren wurde sie oft krank und ihr leiblicher Zustand legte ihrer Betätigung Beschränkungen auf. Aber es geht ihr besser als am Tag, da ich sie zum ersten Mal sah. Ohne ihre Bekehrung wäre sie heute zweifellos nur ein wertloses Wrack, wäre verschlossen und verbittert geblieben.

Und nun ist ihr Leben ein wahrhaft christlicher Seelsorgedienst geworden an Bedrückten und Bedrängten, die eine göttliche Antwort auf ihre inneren Nöte suchen.

Zu ihr schickte ich eine junge Witwe, die wir Irene nennen. Auch sie schien untröstlich. Auch sie verwunderte sich über diese Botschaft des Jasagens. Gegen den unerwartet raschen und frühzeitigen Tod ihres Mannes, mit dem sie so glücklich gewesen war, bäumte sie sich auf.

Dieser Tod hatte noch materielle Schwierigkeiten in ihr bis dahin sorgloses Leben gebracht. Infolge eines Gebrechens wurde es Irene nicht leicht, Arbeit zu finden.

Allmählich wurden unsere Aussprachen immer gründlicher. Und endlich vertraute mir Irene ihren großen Kummer an. Sie hatte eine Sünde begangen, und der Gedanke, der Tod ihres Mannes sei die Strafe dafür, verfolgte sie derart, daß sie ihn nicht mehr los wurde. Ich sprach dann mit ihr von der Gewißheit der Vergebung meiner Sünden, die ich selbst im Kreuze Christi gefunden habe. Auf meinen Wunsch nahm sich nun Madeleine der Bekümmerten an.

Bald erlangte auch Irene die Gewißheit, daß ihr vergeben sei; sie stellte Gott ihr Leben anheim, nahm die Arbeit und den Kampf mutig wieder auf und ... lächelte wieder.

Jeden Tag begegnet der Arzt Patienten, die ihre Leiden nicht bejahen, weder die Abhängigkeit, in die die Krankheit sie versetzt, noch die Schranken, die sie ihrem Leben auferlegt. Eine Kranke, Frau Pastorelli[1] hat darüber ein tiefes und wahres Buch geschrieben, voll reicher, religiöser Erfahrungen, wie sie im Leiden erblühen. Sie beschreibt dort das «Drama des Menschen mit sich selbst», und das «Drama mit seiner Umgebung», zeigt darin, wie schwer einem Kranken das wahre Annehmen fällt und zugleich auch, wie fruchtbringend es ist. «Krank sein? Das heißt, außer dem Leiden, der Schwäche und der zu erduldenden Krankheit dazu verurteilt sein, seinem inneren Streben und seinen Neigungen entgegen zu leben, gezwungen sein, von allem zu lassen, was man liebt, zu verzichten auf das, wozu man sich geschaffen fühlt ... Nicht mehr musizieren können! Von allen Opfern, die ich bringen muß, ist dies eines der schmerzlichsten». Und weiter schreibt sie: «Für den, der sie nicht zu nützen weiß, bringt die Krankheit nicht mehr geistige Frucht hervor als das normale Leben ...

[1] France Pastorelli: Servitude et grandeur de la maladie. Paris, Plon.

Worauf es im Leben vor allem ankommt, ist das, was man mit ganzer Seele macht.»

Über diesen Gegenstand wird man auch im Buche von Carton die Botschaft eines Arztes finden: Selig sind, die da leiden[1].

Es gibt wohl kaum ein strahlenderes Dasein, als das der Kranken, die ihre Krankheit restlos angenommen haben. Ich denke an Adele Kamm[2], an Froidevaux[3]. Ich denke auch an mehrere meiner Patienten, von denen ich die größte religiöse Bereicherung empfangen habe. Bei einem von ihnen, der während langer Jahre durch Krankheit vom sozialen Leben abgeschnitten war, habe ich eingesehen, daß es zum Schwersten gehört, den Verlust der unwiederbringlichen Zeit anzunehmen: daß er vom Tag an, da sein Zustand sich bessert, die Jugendjahre, die nun für immer für ihn vorüber sind, nicht noch einmal gesund durchleben kann.

Eine Patientin schreibt mir: «Wir sprechen oft von den Leiden, die Christus für uns ertragen hat. Wer unter uns dürfte behaupten, sie anders als nur in der Vorstellung erlebt zu haben?

Dieser vom Pfarrer unserer Gemeinde ausgesprochene Gedanke beschäftigte mich stark beim Verlassen seiner Bibelstunde. Bewegten Herzens kehrte ich heim und fragte mich, wie weit ich mir die Schmerzen, die Christus für mich erlitten, auch vorstellen könne.

An jenem Abend schloß ich in mein aufrichtiges, kindliches Gebet die Frage ein: ‚Vater im Himmel! Ist es möglich, auch nur einen Augenblick zu spüren, was Christus für mich gelitten hat?'

Zwei Tage vergingen. Ich dachte nicht mehr an mein Gebet. Da wurde ich durch einen dummen Unglücksfall zu Boden geworfen. Während ich stürzte, spürte ich einen Schmerz im Rücken wie einen Dolchstich.

Die Ärzte stellten einen Wirbelsäulenbruch fest. Ein Gipskorsett, in das ich eingepackt wurde, zwang mich monatelang zur Unbeweglichkeit.

Mir war, ich läge auf einem Kreuz, aber auf einem Kreuz, dessen Kreuzigungspunkt unten lag. Was sollte ich mit meinen Armen, mit meinen Beinen machen? Ich konnte ohne fremde Hilfe meine Lage nicht ändern. Ich war voll Bedauern mit mir selbst; ich ächzte und murrte in meinem Innern.

Plötzlich sagte mir eine Stimme sanft wie ein Säuseln:

[1] Dr. Paul Carton. Bienheureux ceux qui souffrent. Paris, Maloine.
[2] Paul Seippel: Adèle Kamm. Lausanne, 1912.
[3] Benjamin Valloton: Patience. Paris, Payot, 1922.

‚Du hast ja nur einen Wirbel gebrochen! Deine Füße und Hände sind ja noch frei; deine beiden Füße und deine Hände sind nicht von Nägeln durchbohrt; du spürst nicht das Gewicht des Leibes, das an drei Nägeln zieht!'

‚Ich hab so Durst', seufzte ich.

‚Du brauchst ja nur den Arm auszustrecken, du hast Orangensaft neben dir; wenn du ihn nicht erreichen kannst, brauchst du ja nur zu läuten; das ist immer noch besser als ein Schwamm voll Essig, mit dem die Henkersknechte sich die Hände wuschen.'

Da löste ich mich von meinem Schmerz und ein einziges Wort kam über meine Lippen:

‚Verzeih, Herr, verzeih!'

Nach einiger Zeit seufzte ich wieder:

‚Wie liege ich schlecht in diesem Bett! Wie soll ich meinen Kopf legen?'

‚Du hast ja ein Kissen und liegst bequem. Du hast keine Dornenkrone auf dem Haupt und bist nicht entblößt dem Gespött der Menge ausgesetzt. Noch keiner hat dir ins Gesicht gespien.'

Da schämte ich mich. Und jedes Mal, wenn der Schmerz wiederkam, kamen auch jene einzigen Worte auf meine Lippen: ‚Verzeih, Herr, verzeih!'

Die Nacht brach herein: Beklemmungen, Übelkeit, starker Schweiß, der mir über das Gesicht lief.

‚Aber es sind noch keine Tränen wie Blutstropfen!', ließ sich die Stimme vernehmen.

‚Verzeih, Herr, verzeih!'

Je stärker ich den Schmerz Christi empfand, desto kleiner wurde mein Schmerz. Bald darauf sah ich auf der weißen Mauer meines Zimmers ein gewaltiges Kreuz mit Christus, dessen Haupt besonders deutlich hervortrat, mit dem Ausdruck tiefster Traurigkeit und größten Schmerzes.

Mein Gebet war erhört; gewiß, ich hatte die Leiden Christi nicht erlebt; aber ich wurde inne, daß alle Schmerzen, auch die größten, klein, sehr klein erscheinen, wenn man sie mit denen vergleicht, die er erlitten hat.»

In einem Vortrag vor der Deutschen Philosophischen Gesellschaft erklärt der Chirurg Sauerbruch:

«Wirkungsvoller als alle philosophische Erkenntnis ist ein in den Tiefen der Seele verankerter Glaube. Erst hier im christlichen Glauben erhält alles Leid und aller Schmerz als Mitleiden mit Christus einen erlösenden Charakter. Leid wird im Christentum anerkannt als Gottes weise und heilige Führung zur Prüfung, vor allem als Mittel zur christlichen Charakterbildung und Läuterung[1].»

Der Arzt stellt täglich fest, daß die Auflehnung gegen die Krankheit oder die unfreiwillige Ergebung seinen Kranken in Rückstand bringt, nicht nur in seiner geistigen Entwicklung, sondern auch in seiner körperlichen und seelischen Genesung. Ich habe schon anläßlich der Tuberkulose darauf hingewiesen[2]. Ich könnte die Beispiele mehren. Bei chronischen Krankheiten trifft dies besonders zu, bei Herzinsuffizienz, Lähmungen usw. Sie geben dem Kranken das Gefühl, daß das in seiner Betätigung so eingeschränkte Leben nutzlos geworden ist.

Eine unheilbare Krankheit, die Parkinsonsche z. B., mit ihrem langsamen, unerbittlich fortschreitenden Verlauf, ist für die Seele eine schreckliche Prüfung. Nennen wir Charlotte, eine fast achtzigjährige Patientin. Bei der ersten Begegnung schon teilt sie mir mit, wie sehr sie wünsche, durch den Tod erlöst zu werden. Sie lebt so allein im Spital, fast ohne Besuche, getrennt von ihrer im Ausland wohnenden Familie. Vor ihrer Krankheit, deren Diagnose keinen Zweifel mehr zuläßt, bin ich ebenso ohnmächtig, wie die vielen Ärzte, die sie schon behandelt haben.

Ich spreche mit ihr über die christliche Botschaft vom Bejahen der Krankheit. Ich erzähle ihr von andern unheilbaren Kranken, deren letzte Leidenszeit durch einen religiösen Durchbruch erleuchtet wurde. Sie erschließt sich langsam und erzählt mir aus ihrer Vergangenheit. Jahrelang war sie von einer treuen Freundin gepflegt worden. Aber durch die Krankheit verbittert, hat sie sich mit ihr überworfen. Sie fühlt sich jetzt noch einsamer und verdrossener als zuvor. Sie hat sich nun entschlossen, ihr zu schreiben, sie um Verzeihung zu bitten und zu versuchen, sich mit ihr zu versöhnen, bevor es mit ihr selbst zu Ende geht.

Dann denkt Charlotte an frühere Zeiten zurück. Es sind da Verfehlungen, die sie nie eingestanden hat. Sie sollte beichten. Auf ihre Bitte schicke ich ihr einen Priester.

Ein Psychiater erzählte mir, daß er eines Tages von einem alten Freund gerufen worden sei. Er hatte ihn seit mehreren Jahren nicht mehr gesehen. Auch dieser war von der Parkinsonschen Krankheit

[1] Berner Tagblatt, 5. September 1940. Aus «Die junge Kirche».
[2] Siehe II. Kapitel.

befallen. Der Kranke hatte seinem Ruf an den Freund beigefügt: «Komm nur, wenn du mir ein neues Mittel bringen kannst, denn ich habe genug von den Ärzten, die mir sagen, ich sei unheilbar.»

Als er in das Zimmer des Patienten trat, rief der Psychiater ihm zu: «Ich habe ein neues Mittel für dich; es ist Jesus Christus.»

Der Empfang wurde fast zu einem Auftritt: der Kranke warf seinem Freunde vor, er mache sich über ihn lustig. Als dieser ihm aber erzählte, welche Wandlung sich in seinem Leben vollzogen hatte, seitdem er Jesus Christus begegnet sei, nahm das Gespräch einen andern Ton an und der Kranke faßte Vertrauen. Die Aussprachen mehrten sich. Dieser Patient hatte überhaupt kein religiöses Bedürfnis. Nur die Auflehnung gegen die Krankheit hatte bis dahin sein Gemüt erfüllt. Die Freunde, seiner Klagen satt, besuchten ihn immer seltener. Und nun vollzog sich bei ihm eine wahre Umwandlung. Trotz des starren Aussehens, das diese Krankheit dem Gesichte gibt, erhellte und verjüngte sich sein Ausdruck. Bald fand er die innere Ruhe und wer ihn jetzt besuchte, spürte eine geheimnisvolle Kraft von ihm ausgehen.

Manches Mal habe ich mir die Frage gestellt, ob das, was die Bücher den «Charakter des Epileptikers» nennen, nicht einfach die Projektion seiner inneren Auflehnung gegen eine für ihn besonders schwer anzunehmende Krankheit ist.

Ich denke an ein epileptisches Mädchen und nenne es Henriette. Sie war in frommer Umgebung erzogen worden, aber ihre Krankheit hatte in den letzten Jahren ihr Gemüt verdüstert und verschlossen. Sie hatte sich seelisch immer mehr von ihren Eltern abgesondert. Man spürte, wie sie innerlich litt.

Sie erwartete fortwährend Liebeserweisungen, entmutigte jedoch die, welche sich ihrer annahmen, durch ihre plötzlichen Stimmungswechsel. Nach vielen seelischen Leiden hatte sie unter dem Einfluß eines christlichen Arztes wichtige Entscheidungen getroffen. Aber sie verlor sich in verstandesmäßigen Diskussionen, in Vernunftsgründen gegen den Glauben, und ihre Versuche, ihren Charakter zu ändern, blieben stürmisch und schwankend.

Als ich sie sah, begann sie leidenschaftlich zu diskutieren. Schritt für Schritt verließen aber unsere Gespräche den Boden des rein Verstandesmäßigen und kamen auf ihre wirklichen Schwierigkeiten. Bis in die Tiefen bäumte sich ihr Wesen auf. Die Krankheit hätte sie noch annehmen können; was sie aber nicht annehmen wollte, war, daß die Krankheit ein Hindernis für ihre Heirat sein sollte, während doch jedes andere Mädchen in ihrem Alter mit Recht hoffen durfte, ihr Glück in der Ehe und in der Mutterschaft zu finden; so aber, dachte sie, sei ihr Leben zur Unfruchtbarkeit verdammt.

Ich erinnerte sie an das Wort Christi im Evangelium: «Wer an mich glaubt, von dessen Leib werden Ströme lebendigen Wassers fließen[1]».

Jetzt begann sie langsam zu verstehen, daß sie um den Preis eines freiwilligen, völligen Verzichtes trotz der Krankheit ein fruchtbares Leben finden könne.

Am folgenden Sonntag ging Henriette zur Kirche, und der Pfarrer predigte über dieses selbe Wort Christi! Betroffen und aufgewühlt kam sie vom Gottesdienst zurück und bat mich um eine Unterredung.

Es war eine schwierige Aussprache. In ihr tobte der Aufruhr. Aber er endete mit dem Sieg. In stiller, tiefer Gefaßtheit übergab sie ihr Leben Jesus Christus. Noch am gleichen Tage schrieb sie ihren Eltern und bat sie, ihr ihre Abkehr und Entfremdung zu verzeihen, und teilte ihnen ihre inneren Nöte, ihre Verfehlungen und ihre nunmehr erlebte Freude mit. Von da an begann auch sie, andern Kranken zu helfen, den schweren Weg des Annehmens zu betreten.

Das Leiden, die Trauer, die Krankheit annehmen heißt nicht, sich darin gefallen, sie schicksalsmäßig hinnehmen, auch nicht, sich in der Prüfung verkrampfen oder sich durch Zerstreuung betäuben, noch auch mit der Zeit das Leid zu vergessen suchen. Annehmen heißt vielmehr, die Leiden Gott darbringen, damit er sie Frucht bringen lasse. Das läßt sich nicht mit der Vernunft begründen, das kann man nicht nur so machen, auch nicht verstehen: es ist ein religiöses Erlebnis.

Ich hatte einen alten, lieben Freund; er war einer jener Menschen, die ich am meisten geschätzt habe. Seit mehreren Wochen verschlimmerte sich sein Zustand. An einem Weihnachtstag lud mich der ihn behandelnde Arzt ein, ihn zum Kranken zu begleiten; es sollte der letzte Besuch sein.

Der Patient konnte kaum mehr sprechen. Die Medizin war mit ihrer Kunst zu Ende, und wir umgaben den Kranken mit unserer Liebe. Ich blieb einen Augenblick mit ihm allein. Er sagte mit großer Mühe: «Etwas verstehe ich nicht ...» Was er nicht verstand, vermochte er nicht auszudrücken. Dieses Wort aus dem Munde eines Mannes, der sein Leben lang die geistige Klarheit hochgehalten hatte, machte Eindruck. Bei ihm allerdings hatte der Glaube stets die letzte Entschei-

[1] Joh. 7, 38.

dung gehabt; aber er verband sich bei ihm stets mit dem klarsten Verstand. Noch jetzt spürte man seine innere Unruhe, weil er etwas nicht verstehen konnte. Aber er war zu schwach, um das Problem zu formulieren, und ich sah ein, daß es unangebracht gewesen wäre, irgend eine Frage an ihn zu richten oder eine auch noch so leichte Erörterung einzuleiten.

Nach einer kurzen Stille neigte ich mich zu ihm und sagte einfach: «Sie wissen ja, das Wichtigste im Leben ist nicht das Verstehen, sondern das Annehmen.» Er stammelte mit einem schönen, verklärten Lächeln: «Ja, es ist wahr ... ich nehme alles an.» Es waren sozusagen seine letzten Worte. Nach meinem Besuch schlummerte er ein, erwachte aber plötzlich in der Nacht, richtete sich auf und sprach mit lauter Stimme: «Ich gehe in den Himmel». Dann starb er.

## XII. KAPITEL

### *Sein Leben annehmen*

Diese christliche Botschaft des Annehmens ist nicht nur die Antwort auf außerordentliche Leiden. Sie berührt tausend Seiten des täglichen Lebens. Ich möchte durch andere Beispiele zeigen, welch wichtige Bedeutung sie in der Heilkunde hat.

In erster Linie muß man das Leben überhaupt bejahen. Ich denke an alle jene Alten, die da sagen: «Jeden Tag bitte ich Gott, mich wegzunehmen, ich bin ja doch zu nichts mehr nütze». Wenn Gott uns noch auf Erden läßt, so erwartet er doch wohl noch etwas von uns. Er urteilt anders als wir über unsere Nützlichkeit. Aber die alten Leute sind nicht die einzigen, die sterben möchten. Es gibt wenige Menschen, die nicht zu irgend einem Zeitpunkt im tiefsten Innern gewünscht hätten, dem Leben zu entrinnen.

Auch ist die Bejahung des Lebens einer der Hauptfaktoren für das Gesundwerden. Ich habe eine alte Dame behandelt, deren Enkel in den medizinischen Schlußprüfungen stand. Sie nahm daran lebhaftesten Anteil und sagte mir: «Ich möchte noch so lange leben, bis mein Enkel Arzt ist.» Als er sein letztes Examen bestanden hatte, sagte sie mir: «Jetzt kann ich sterben ...» Und in der Tat, von diesem Augenblick an nahmen ihre Kräfte rasch ab, und drei Tage später starb sie.

Als ich die Geschichte einer Patientin[1] erzählte, habe ich die Notwendigkeit, sein Geschlecht zu bejahen, betont. Ich habe auch ausgeführt, daß bei der Frau die Auflehnung gegen ihr Geschlecht oft von der Auflehnung gegen die Ehelosigkeit beeinflußt wird. Alle Ärzte kennen die Rolle, die diese Auflehnung bei vielen Kranken spielt. Wieviele unverheiratete Frauen leiden an zahllosen Beschwerden, an körperlichen und seelischen, deren wahre Ursache in der Auflehnung gegen die Ehelosigkeit besteht. Für eine Frau ist es schwerer, unverheiratet zu bleiben, weil der starke Naturtrieb sie zur Mutterschaft drängt.

Wenn Gott uns in die Ehe führt, gut; wir wollen sie aus seiner Hand annehmen. Wenn es aber in seinem Plan ist, daß wir ehelos bleiben, so will das nicht heißen, daß das Leben deshalb weniger schön sein müsse; denn das Leben, das Gott uns leben läßt, ist das schönste, wenn wir es so annehmen, wie es ist.

Besonders in den Wechseljahren treten die Störungen auf, die der Auflehnung gegen die Ehelosigkeit entspringen. Ich könnte dafür zahlreiche Beispiele anführen. Ein Mädchen, das die Ehelosigkeit nicht bejaht, nährt im Herzensgrund einen romantischen Heiratstraum, in den es umso eher flüchtet, als die Jahre dahineilen, und die Aussichten, ihn verwirklicht zu sehen, schwinden. Es entsteht in ihr ein wachsender Zwiespalt zwischen ihrem verborgenen Traum und der Wirklichkeit ihres Lebens. Dieser innere Zwiespalt mit seinen seelischen und körperlichen Folgen trägt seinerseits dazu bei, ihre Aussichten auf eine Heirat zu vermindern. Wenn dann die Stunde der Menopause geschlagen hat, so tritt bei ihr eine furchtbare psychische und physische Erschütterung ein: das Erwachen zur Wirklichkeit. Die Hoffnung auf Mutterschaft, die sie im Verborgenen genährt hat, entschwindet für immer. Ihr bleibt nur die Wirklichkeit des ehelosen Lebens, das ihr verpfuscht vorkommt, weil sie ihres Herzens Sehnsucht in den Traum gelegt hatte. Und ihr Leben ist wirklich verfehlt, weil es ganz aus «Fluchten» besteht, aus unwirklichem Liebesersatz, aus Manien, aus starren Grundsätzen, aus harter Kritik an den verheirateten Frauen und aus Verbitterung. Es ist natürlich die Pflicht des Arztes, durch stärkende Medikamente und opotherapeutische Mittel solchen Patientinnen beizustehen. Aber er kann sich damit nicht der schweren Aufgabe entziehen, ihnen zu helfen, die Ehelosigkeit wirklich zu bejahen.

Nur im Glauben kann ein Mädchen – übrigens auch ein junger

---

[1] X. Kapitel, S. 134.

Mann – die Ehelosigkeit annehmen, nämlich im Glauben, daß Gott einen Plan für sie hat, der sich erfüllen wird, wenn sie ihm gehorcht; im Glauben, der allein ihr helfen wird, ihr Leben, wenn sie sich verheiratet, in voller Entfaltung zu leben, oder in der Ehelosigkeit, wenn sie sich nicht verheiratet.

**Die wahre geistige Bejahung seiner Ehelosigkeit bringt dem Mädchen eine solche Befreiung, daß es auch im Bereich des ledigen Standes durch die Entfaltung seiner besonderen fraulichen Eigenschaften seine Früchte tragen kann.**

Wir nennen Valentine ein Mädchen von blühender Gesundheit. Sie gehört zum weiblichen Typus Mutter. Die italienische morphologische Schule unterscheidet zwei Typen der Weiblichkeit: die «feminilità erotica» und die «feminilità materna».

Früher hätte ich es nicht gewagt, einer solchen Ledigen, die nicht mehr ganz jung ist, zu sagen, sie habe einen mütterlichen Typus, aus Furcht, eine solche Bemerkung könnte in ihr die schlimmsten psychischen Komplexe hervorrufen. Aber Valentine ist eine Christin. Sie sucht mich auf, um den Plan Gottes für ihr Leben besser zu erforschen. Sie hat keine Eltern mehr und keinen Beruf. Ihrem Leben fehlt die Einheit. Ich zeige ihr, daß ihr Temperament sie eigentlich zur Familienmutter bestimmt. Wenn Gott sie nicht durch die Ehe dazu geführt hat, so kann sie doch eine geistige Mutter sein.

Sie hat diese Bestimmung verwirklicht. Sie hat einige junge Menschen, die ihre Zeit in den Dienst Gottes gestellt haben, vereinigt, hat ihnen ein Heim geschaffen und ist ihre Familienmutter geworden.

So hat Valentine durch das zwiefache Annehmen ihres Temperaments und ihres Loses – die in ihrer Gegensätzlichkeit sie in einen psychischen Konflikt hätten führen können – eine reichere Entfaltung erlebt.

Ich habe vorhin von der Wirkung der Auflehnung gegen das Geschlecht und gegen die Ehelosigkeit bei den physischen und psychischen Störungen der Wechseljahre gesprochen. Aber sie hängen noch mit einer andern Revolte zusammen: das Sichaufbäumen gegen den unaufhaltbaren Gang der Jahre, gegen das Hinschwinden der Jugend. Der Psychiater Jung[1] kommt mit Vorliebe auf dieses Thema zurück, vom seelischen Schock, der, besonders für die Frau, die Wende des Lebens bedeutet, wo dieses wieder abwärts geht.

Die seelische Erschütterung der Wechseljahre wird einer Frau nicht erspart etwa deshalb, weil sie verheiratet ist oder weil sie viele

---

[1] C. G. Jung: Essais de psychologie analytique, S. 18.

Kinder geboren hat. Man kann sagen: wenn der Mann vielehig veranlagt ist, so ist die Frau von Natur vielerzeugend und unersättlich nach Mutterschaft.

Nennen wir Diane eine Witwe, die mich wegen Störungen der Menopause aufsuchte; medikamentöse Behandlungen hatten ihr keine Besserung gebracht.

Diane ist eine überzeugte Christin. Durch ein reiches religiöses Leben hat sie die Jugend der Seele bewahrt, ja sogar ihre körperliche Frische. Was alle Schönheitssalons der Welt vergessen, ist die Tatsache, daß eine klare, freie Seele die wichtigste Bedingung für die Erhaltung körperlicher Jugendlichkeit ist. Es ist immer erstaunlich, die physische Veränderung zu sehen, die sich bei einer Frau vollzieht, die Gott findet. Nichts ist schwieriger zu erklären als Schönheit und Jugend. Die kosmetische Chirurgie kann sie äußerlich vortäuschen, aber es fehlt doch immer jene unnennbare Anmut, die einzig eine seelische Umwandlung verleihen kann.

Manche Frauen – und auch Männer – habe ich nach einem entscheidenden religiösen Erlebnis sagen hören: «Ich fühle mich um zehn Jahre jünger!»

Kretschmer spricht vom Gesicht als von der Visitenkarte der körperlichen Gesamtbeschaffenheit[1]. Es ist ebensosehr die der Seele. Sind nicht die Runzeln die Spuren jener Muskelspiele unseres Gesichts, die unsere Ängste, unsere Sorgen und unsern heimlichen Groll ausdrücken?

Diane hat in ihrem religiösen Leben die Kraft geschöpft, ihr Witwentum anzunehmen und hat sich trotz ihres Leides verjüngt. Aber nun hat sich eine heimtückische Klippe gezeigt: sie kann das Älterwerden nicht bejahen. In gewissem Sinn ist sie die Schwester ihrer Kinder. Sie denkt überhaupt nicht an ihr Alter und gibt sich unbewußt jünger, als sie ist. Die Neigung sich zu verjüngen, die jede Frau immer bewahrt, kommt da auf ihre Rechnung; aber diese Neigung ist letzten Endes nur eine Auflehnung gegen ihr Alter. Beweis dafür sind die vertraulichen Mitteilungen Dianes über ihre Befangenheit gegenüber gewissen Herren, die viel jünger sind als sie. Tatsächlich benimmt sie sich noch wie eine junge Frau. Und doch hat Diane viele Kinder und Enkel. Sie ist Großmutter.

Zum Altern ja sagen, die Menopause annehmen, heißt für die Frau einen neuen Ausdruck finden für ihren Mutterschaftstrieb, heißt die «Kunst, Großmutter zu sein» erlernen, wenn Gott ihr Enkel schenkt.

---
[1] E. Kretschmer: Körperbau und Charakter. Berlin, J. Springer, 1936.

Es heißt aber eine noch geistigere Form der Mutterschaft erreichen, wenn er ihr keine schenkt.

Ich habe also Diane die Frage gestellt, ob sie ihr Alter bejaht habe. Als sie sich darüber in der Stille vor Gott besann, erkannte sie das ihr bis dahin unbewußte Problem. Sie erlebte sowohl eine religiöse Erneuerung, als auch die Heilung der Störungen, an denen sie litt.

Die Humoristen haben sich reichlich über die kindischen Künsteleien lustig gemacht, die der beständige Wunsch, sich zu verjüngen, den Frauen eingibt; sie ermessen jedoch weder den psychischen Aufruhr, der hier zum Ausdruck kommt, noch den inneren Kampf, den er verdeckt, noch all die physischen Nöte, die er mit sich bringt.

Altern können, das Älterwerden bejahen, kann schon mit zwanzig Jahren ein Problem sein, so gut wie mit fünfzig oder achtzig.

Wer kann den Schaden ermessen, den die fortwährende Schönheitspflege der Gesundheit bringt, die sich so viele Frauen als ein wahres Martyrium auferlegen.

Und wie wenige Greise fügen sich den Einschränkungen, die ihr Alter eigentlich erforderte! Davon war schon bei den Fällen von erhöhtem Blutdruck die Rede. Ich habe vor mir die Krankengeschichte einer schon sehr alten Patientin mit zu hohem Blutdruck. Sie ist zu lebhaft für ihr Alter, geht zu schnell, ist beständig in Aufregung, ißt hastig und zu viel, ist nicht zu zügeln. Gewiß, der Plan Gottes ist nicht für alle Alten gleich. Einige sinken frühzeitig ins Grab, weil die Versetzung in den Ruhestand sie zur Untätigkeit gezwungen hat. Aber wieviele andere vermögen nicht rechtzeitig ihre Segel einzuziehen. Sie kennen die beschauliche Ruhe nicht, die ihrem Alter ziemt. Sie essen wie die Jungen und legen noch viel Ehrgeiz in übermäßige körperliche Leistungen. Sie wollen nicht einsehen, daß ihr Stoffwechsel sich verlangsamt hat, daß ihre inneren Verbrennungsprozesse sich vermindert haben, daß sie sich vor Kälte und Hitze schützen müssen, daß sie Vorsichtsmaßregeln treffen sollten, die sie nicht beachten unter dem Vorwand, sie hätten sich doch immer der besten Gesundheit erfreut!

Das Älterwerden bejahen heißt auch annehmen, daß die Zeit vorübergeht, daß die Sitten sich verändern, und daß Jüngere anders leben. «Zu unserer Zeit» sagen immer wieder die Alten, als ob die Gegenwart nicht mehr ihre Zeit wäre. Wie manches Leben endet in Verbitterung und unaufhörlicher Kritik an den Jungen! Solche Existenzen sind voll negativer Gedanken und Kräfte, die sie entwerten und ihre physischen und psychischen Energien untergraben.

Das Älterwerden bejahen heißt schließlich auch in der Gegenwart leben, auf jeder Altersstufe, auch dann, wenn die Vergangenheit an schönen Erlebnissen reich gewesen ist. Als ich eine meiner Patientinnen besuchte, bewunderte ich die Blumen auf ihrem Balkon. Aber es waren da auch verwelkte Blumen, und ich sagte ihr: «Man sollte die welken Blumen abschneiden, damit die Pflanze neue hervorbringt.» Ich erkannte darin alsbald ein Gleichnis des Lebens. Die Blumen sind schön gewesen! Aber die Zeit vergeht. Wenn man die Blumen von ehedem erhalten will, so hat man nur noch verwelkte Blumen und versagt sich neue Blüten.

Und dann muß man seine Eltern annehmen.
Eine andere Patientin nennen wir Josephine.
Bei der ersten Begegnung erklärt sie mir gleich: «Ich will Ihnen schon von vornherein sagen, daß ich nicht die Tochter meines Vaters bin. Das weiß ich ganz bestimmt. In jungen Jahren habe ich meine Mutter verloren, ein liebes und wunderbares Wesen, das wie ich unter «diesem Menschen» viel zu leiden hatte. Wenn er wirklich mein Vater wäre, so würde er sich mir gegenüber anders benehmen.» Sie zitterte vor Erregung, als sie mir das erzählte. Der Ausdruck, «dieser Mensch», den sie brauchte, um ihren Vater zu bezeichnen, war vielsagend. Wenn sie mir schrieb, benützte sie eine Visitenkarte, damit der gedruckte Name ihr als Unterschrift diene, und sie nicht eigenhändig unterzeichnen müsse.

Auf meine Fragen erzählt sie mir, daß sie schon ganz jung eine Kindergeschichte gelesen habe, wo von einem kleinen Mädchen die Rede war, das von Zigeunern entführt und aufgezogen und von ihnen mißhandelt wurde. Da war ihr, wie sie meinte, plötzlich ein Licht aufgegangen. Schon in jener Zeit hatte sie ernstlich unter der rohen Behandlung ihres Vaters zu leiden, gegen den sie sich auflehnte, und da stieg jäh der Gedanke in ihr auf, daß auch sie, wie in der Geschichte der kleinen Zigeunerin, nicht seine rechte Tochter sei.

Von diesem Tage an stand diese Vorstellung im Mittelpunkt ihrer Seele und wurde fortwährend durch tausend Einzelheiten verstärkt, die sie in ihren Erinnerungen und in den beständigen Reibereien mit ihrem Vater fand.

Diese fixe Idee hatte mehrmals schon Zustände geistiger Verwirrung herbeigeführt, die ihre Versorgung notwendig gemacht hatten. Der Gedanke, daß man sie als Kranke behandelte, weil sie sich bemühte, der Wahrheit zum Sieg zu verhelfen, empörte sie noch mehr, und so forschte sie mit umso größerer Leidenschaft nach allem, was ihre Überzeugung bestätigen konnte: logisch aufgebaute Wahnvorstellung. Die Ärzte, von ihren Fragen bedrängt, gaben manchmal ausweichende Antworten, um sie nicht vor den Kopf zu stoßen. Sie bemächtigte sich dieser vieldeutigen Äußerungen und sah darin das Eingeständnis, daß über ihrer Geburt ein Geheimnis schwebe.

Ich machte Josephine den Vorschlag, sich zu sammeln und nachzudenken, ob sie nicht vielleicht ihrem Vater unrecht tue. Sie verwahrte sich lebhaft dagegen: wie sollte sie einem Mann gegenüber im Unrecht sein, der ihr so viel Unrecht antat.

In der folgenden Woche erklärte sie mir, daß sie eigentlich nicht mehr habe kommen wollen, daß ihre Versuche stiller Besinnung ergebnislos verlaufen seien und daß sie über meine Behandlungsmethode entrüstet sei.

Ich schlug ihr dann vor, sich mit mir gemeinsam zu sammeln. Offen und ehrlich schrieb sie gewisse Verfehlungen gegen ihren Vater nieder. Aber sie war innerlich sehr erregt und protestierte heftig gegen die Zumutung, sich je vor einem solchen Menschen zu demütigen. Man spürte, wie der Kampf in ihrer Seele tobte.

An jenem Tage empfand ich für diese in höchster Herzensnot Ringende ein gewaltiges Erbarmen, und mit schonendster Liebe habe ich darauf bestanden, daß sie ausharre in der Ausübung der stillen Sammlung.

Aber in der folgenden Woche brachte sie mir nur belanglose Ergebnisse.

Da entschloß ich mich, ihr in aller Offenheit zu zeigen, wie ihr Leben durch die Auflehnung gegen ihren Vater gefälscht worden war. Sicherlich hatten alle Ärzte den Eindruck gehabt, daß ihre fixe Idee in ihrer Vorstellung entstanden und daß sie nur eine Projektion ihrer inneren Auflehnung war. Wenn ich es ihr jetzt in aller Bestimmtheit sagen konnte, so geschah es deshalb, weil ich wußte, daß sie vor Gott den Mut finden konnte, der Wahrheit ins Gesicht zu sehen, ihren Vater als solchen anzunehmen, ihm zu verzeihen und ihn um Verzeihung zu bitten.

Ich stieß auf heftigsten Widerstand. Sie verließ mich in höchster Erregung. Einige Tage später ließ sie mich kurz wissen, daß sie auf eine neue Begegnung verzichte.

Ich glaubte, das Spiel sei verloren. Aber einen Monat später erhielt ich einen Brief, diesmal von ihr eigenhändig unterschrieben. Sie meldete mir ihren Besuch an und fügte auf schlichteste Weise hinzu, daß sie nach schweren inneren Kämpfen meine Botschaft und meine Erklärung ihres psychologischen Irrtums angenommen habe. Sie hatte eine ungeheure Befreiung verspürt, hatte die Gemeinschaft mit Gott gefunden und eine unerwartete Freude erlebt. Sie hatte die Kraft erlangt, sich vor ihrem Vater zu demütigen und sich mit ihm zu versöhnen.

Ein neues Geschöpf stand vor mir, entspannt und lächelnd. Sie war offensichtlich geheilt. Sie entdeckte jetzt viele andere Fehler, die auf ihrem Leben gelastet hatten und begann, das Unrecht, das sie andern angetan hatte, wieder gutzumachen.

Ich habe sie mehrmals wiedergesehen. Bei jeder Aussprache hatte sie einen neuen Schritt vorwärts getan, hatte eine lebendigere Gemeinschaft mit Gott und natürlichere Beziehungen zu ihrer Umgebung gefunden.

Sie sagte mir: «Ich meinte immer eine Christin zu sein; jetzt erst weiß ich, was es heißt: Christ sein!»

Wir wählen ja unsere Eltern nicht. Gott schenkt sie uns. Sie sind oft anders, als wir sie gewünscht hätten. Sie haben ihre Fehler, ihre seelische Verfassung, ihre Krankheiten, ihr soziales Milieu. Oft ist der Sohn, der sich gegen seinen Vater am meisten auflehnt, gerade der, der ihm am meisten gleicht. Seine schonungslose Kritik erscheint als die Projektion des ohnmächtigen Kampfes gegen die gleichen Fehler. Man kann nicht glücklich sein, so lange man seine Eltern nicht als solche annimmt, so lange man von einem andern Leben und andern Eltern träumt. Seine Eltern bejahen heißt ferner, die Vererbung annehmen, die sie uns überliefert haben. Eine meiner Patientinnen sagte mir eines Tages: «Wenn die Wiederaufrichtung meines Lebens so schwer ist, so liegt der Grund darin, daß nicht nur mein eigenes Leben wieder aufgerichtet werden muß, sondern gewissermaßen die ganze Verkettung von Lebensproblemen meiner Vorfahren, die sich von Geschlecht zu Geschlecht übertragen haben.»

Eine andere Patientin war besessen von der Angst vor Geisteskrankheit, weil die Familie erblich schwer belastet war, bedrückt von sozialem Mißtrauen und der materiellen Bürde, die die Krankheit mehrerer Verwandter mit sich brachte. Alle diese Sorgen untergruben ihre seelischen Widerstandskräfte. Als ich es unternahm, ihr zu zeigen, wieviel innere Auflehnung gegen ihr Schicksal, wie viel Selbstmitleid da mitspielte, war sie empört. Aber einige Tage später schilderte sie mir ihre unerhoffte Entspannung und das große religiöse Erlebnis, das sie durch ein völliges Bejahen ihrer Lebensumstände erfahren hatte.

Die Eltern müssen auch ihre Kinder annehmen.

Wie viele Eltern gibt es, die enttäuscht sind über ihre Kinder, die nicht dem Ideal entsprechen, das sie sich von ihnen gemacht hatten! Wie viele Kinder spüren, wenn auch unklar, diesen unausgesprochenen Vorwurf ihrer Eltern auf sich lasten und leiden darunter! Die Kinder als solche annehmen heißt, ihr Temperament, ihre Fehler, ihre Natur, ja auch ihr Geschlecht annehmen.

Nennen wir Richard einen Mann voller Minderwertigkeitsgefühle. Er hat Mißerfolge gehabt in seinem Leben. Sie rühren jedenfalls von diesen Minderwertigkeitsgefühlen her und diese haben ihrerseits jene noch verschlimmert. Trotz seiner sehr geschätzten Laufbahn als gebildeter Verwaltungsbeamter zweifelt er doch immer an seiner sozialen Brauchbarkeit. Er erklärt offen: «Ich habe mein Leben verfehlt.» Seiner Familie wurde die Scheidung nur erspart, weil der Glaube dort eingezogen ist. Von da an hat er langsam das Selbstvertrauen wieder gefunden. Aber immer noch hegt er hohe Pläne, die er nicht auszusprechen wagt und macht sich Vorwürfe, daß sie gerade deshalb unverwirklicht bleiben. Er behandelt sie als Hirngespinste, um sich zu entschuldigen ...

Ich will hier nicht die ineinander verwickelten Faktoren analysieren, die seinen Minderwertigkeitsgefühlen und ihrer Steigerung zugrunde liegen. Ich hebe hier eines der ersten hervor: seine Eltern wünschten so sehr ein Töchterlein, daß sie, als er zur Welt kam, ihn wie ein Mädchen behandelten. Sie zogen ihm sogar Mädchenkleider an, bis er acht Jahre alt war. Man kann sich leicht vorstellen, was in einem solchen Kindergemüt vorgehen kann!

Diese Auflehnung der Eltern gegen die Natur ihrer Kinder, diese Weigerung, sie anzunehmen, so wie sie sind, ist der Ausgangspunkt unzähliger infantiler Komplexe. Man muß sich nicht wundern, daß Freud bei so vielen Menschen den Groll gegen ihren Vater hervorgehoben hat. Um ihn zu erklären, braucht man nicht auf den Ödipus-Komplex hinzuweisen.

Wie viele Eltern sollten ihre Kinder um Verzeihung bitten! Wie oft habe ich die meinigen um Verzeihung bitten müssen! Wieviele Kinder spüren, daß ihre Brüder und Schwestern, deren Erfolge den Eltern schmeicheln, ihnen vorgezogen werden! Wieviele Eltern strafen ihre Kinder mehr aus Ärger als aus Liebe!

Nicht die Umstände machen uns glücklich oder unglücklich, sondern unser eigenes Herz. Wir können den andern nicht helfen, die Kraft zu finden, ihr Leben anzunehmen, es sei denn, daß wir selbst diese Kraft gefunden haben. Gott allein verleiht sie. Das Leben annehmen heißt auch alle Ungerechtigkeit annehmen, deren Opfer man zu sein glaubt: Ungerechtigkeiten des Schicksals, Ungerechtigkeiten der Menschen. Wir sagen oft, wir würden es annehmen, wenn man uns wenigstens um Verzeihung bitten wollte. Aber wer als Christ leben will, soll sogar denen verzeihen, die nicht um Verzeihung bitten.

Wir sollen die Schicksalsschläge und den Zusammenbruch annehmen. Ich habe einen Freund, der in der russischen Revolution alles verloren hat. Er ist fröhlich wie ein Zeisig und bringt seinen Frohmut so vielen anderen Leuten, die mit traurigen Mienen einhergehen, weil sie ein wenig von ihrem Vermögen verloren haben.

Ich habe vor mir die Krankheitsgeschichten mehrerer Patienten. Es würde zu weit führen, sie im Einzelnen zu schildern. Aber eine ständige Auflehnung gegen die Ungerechtigkeit bildet die Hauptquelle vieler ihrer physischen und psychischen Leiden. Es sind da Männer und Frauen, die sich in ihrem unfruchtbaren und düsteren Leben unablässig herumzanken, erdrückende Verantwortungen auf sich laden, jedem die Meinung ins Gesicht sagen, ohne ihn jedoch zu bessern, Leute, die scharfe Entgegnungen herausfordern, sich dadurch seelisch absondern, überall das Schlechte herausstellen, überall Pech haben und mehr Ungerechtigkeiten zu erleiden haben als andere. Es ist, als ob sie die Gewitterstürme auf sich zögen, die ihrerseits wieder den Aufruhr in ihrem Innern anfachen. Sie behaupten, daß sie für Grundsätze kämpfen, für die Wahrheit, für die Gerechtigkeit und daß ein Jasagen zur Ungerechtigkeit einer Mitschuld gleichkäme. Sie wollen die Bedrückten verteidigen, den Mächtigen widerstehen und mit Freimut ihre Entrüstung zum Ausdruck bringen. Aber keiner weiß ihnen Dank dafür. Überall wo sie auftreten, entsteht Kampf, Zusammenprall, Wortgefecht. Solche Existenzen verbrauchen sich. Die Verbitterung ihrer Seele wirkt nicht nur auf ihre Nerven, sondern auch auf ihre Verdauung, auf ihr Herz und ihre Lebenskraft.

Eines Tages begegnete ich einem Manne, den ich oft bekämpft hatte. Es bestand zwischen uns keine Feindschaft. Im Überzeugungskampf waren wir oft aufeinandergeprallt als ehrliche Gegner. Er war von einer ernsten Krankheit befallen und spürte, daß sie einen schlimmen Ausgang haben würde. Er bat mich, ihn in Behandlung zu nehmen. Nennen wir ihn Jakob. Wir befanden uns jetzt plötzlich auf einem neuen Boden, Mensch zu Mensch, und spürten beide, daß ein neues Vertrauen und eine neue Freundschaft zwischen uns entstehen mußten. Sobald ich mich mit ihm in der Stille sammelte, kamen mir plötzlich mehrere genaue Fälle in den Sinn, wo ich in meinem Kampfeseifer ihm gegenüber scharf gewesen war. Ich sprach dann mit ihm von allen diesen Dingen und bat ihn dafür um Verzeihung.

Am andern Tage schilderte er mir seine Nacht. Er hatte aufstehen müssen. Sein Gang war bereits sehr beschwerlich. Er hatte einen Augenblick Schwindel verspürt und im Stürzen den Tischteppich mitgerissen. Eine Vase mit Blumen war darauf gestanden. Sie fiel zu Boden und zerbrach. Jakob blieb da lange liegen, ohne wieder aufstehen zu können. Und plötzlich war er inne geworden, daß dies das Bild seines Lebens war: die Vase war jetzt zerbrochen. Er ging dem Tod entgegen und mußte sich den Mißerfolg so vieler Anstrengungen und Kämpfe für die Wahrheit eingestehen. Aber die Blumen waren noch da ... man mußte sie auflesen. Langsam hatte er sie, eine um die andere genommen. Und in seinem Herzen war eine Stimme ertönt: «Liebe ist größer als Gerechtigkeit.» Er hatte den Irrtum seines Lebens erkannt, die Nichtigkeit jenes großen Kampfes für die Gerechtigkeit und die Wahrheit, welcher nicht die Früchte trug, die die kleinste Liebestat hervorbringt ...

Während ich ihn anhörte, spürte ich selbst einen mächigen Ruf Gottes. Ich begriff, daß, wenn wir einander so oft im Kampf der Meinungen entgegengetreten waren, er und ich, wir uns offenbar glichen; daß wir beide glaubten Gott zu dienen, wenn wir gegen den Irrtum für die Wahrheit stritten. Nur war eben unsere Wahrheit nicht dieselbe, und unser beider Eifer hatte sich in Meinungskämpfen und Redeschlachten erschöpft. Ich sah, daß ich mir meinerseits, wie auch er, die Unfruchtbarkeit so vieler Anstrengungen eingestehen und von nun an die ganze Leidenschaft, die ich an den Kampf gewendet hatte, in den Dienst der Liebe stellen müsse. An jenem Tage sind wir beide niedergekniet, um Gott zu bitten, er möge uns umwandeln und uns die Liebe schenken.

Jakob lebte noch einige Monate, in deren Verlauf sein körperlicher Zustand sich immer mehr verschlimmerte, während sein religiöses Leben reicher und tiefer wurde. Ich machte ihm lange Besuche. Als ein Kämpfer war er aufgetreten und war doch in Wirklichkeit verschlossen und scheu. Jetzt erschloß sich sein Herz völlig; er rechnete ab mit seinem Leben. Er dachte an jeden einzelnen der vielen Männer, gegen die er gekämpft hatte. Er schrieb ihnen Entschuldigungsbriefe. Sein Tod war friedlich und sanft. Seine Kinder waren um ihn. Als er sein Leben ausgehaucht hatte, sprach ich zu ihnen und sagte ihnen, was ich durch ihren Vater Gott zu verdanken habe.

Wir haben kein Recht, den Anspruch zu erheben, daß die Menschen unserer Umgebung vollkommen seien. Sein Leben annehmen heißt auch, die Sünde der Andern, unter der wir leiden, annehmen: ihre Nerven, ihre Reaktionen, die Äußerungen ihrer Lebhaftigkeit und sogar ihre Gaben und ihre guten Eigenschaften, die uns in den Schatten stellen; das heißt ferner, unsere Familie, unsere Kunden, unsere Arbeitskameraden, unsere soziale Umwelt, das Land, in dem wir leben, annehmen. Wieviele Frauen haben in Wirklichkeit die durch ihre Heirat erworbene Nationalität nicht bejaht! Wieviele Welsche, die in der deutschen Schweiz leben, entbehren des Gemeinsinns für ihren neuen Kanton!

Ich sehe nur wenige Leute, die mit ihrem Beruf zufrieden und mit ganzem Herzen dabei sind. Gewiß führt Gott manchmal einen Menschen dazu, den Irrtum, den er in der Wahl seines Berufes begangen hat, einzusehen, und sich einem andern zuzuwenden. Aber dies widerfährt nur solchen Menschen, die zuerst ihre Betätigung bejaht haben, und nicht denen, die von einem Berufswechsel träumen, um einer Arbeit aus dem Weg zu gehen, die sie nie bejaht haben.

Solange man seine Arbeit nicht bejaht hat, ist ihr Ertrag nur mittelmäßig und unbefriedigend, und man wird dabei nur umso schneller müde. Ich denke an ein Mädchen, das bei seiner Arbeit abmagerte und in den Ferien erstaunlich rasch an Gewicht zunahm. Bei näherer Untersuchung erkannten wir, daß der gesundheitschädigende Faktor weniger die Arbeit an sich war, als der andauernde seelische Kraftverbrauch durch die Auflehnung gegen die Arbeit.

Viele Leute können sich mit ihrer Körperbeschaffenheit nicht abfinden. Man kann sich den geheimen, oft kindischen Gram kaum vorstellen, der an den Herzen nagt und zu einer wahren Qual werden kann: eine zu lange Nase, zu dicke Beine, ein zu kleiner oder zu großer Wuchs, eine Neigung zur Dickleibigkeit, eine unangenehme Stimme, kurz alle Unzufriedenheit darüber, daß man nicht so ist, wie man gerne sein möchte. Was diese heimlichen Besorgnisse fixiert und verschlimmert, ist gerade die Verborgenheit ihrer Natur. Denn wenn die so Geplagten sich in ihrer Umgebung darüber aussprechen würden, so könnte man sie sehr oft beruhigen. Sie wären nicht wenig erstaunt, wenn sie erführen, daß ihre kleinen körperlichen Fehler gar nicht so beachtet werden und daß man bei ihnen andere wichtigere Eigenschaften wohl zu schätzen weiß. Es ist unglaublich, welche Verheerungen in dieser Beziehung angerichtet werden durch die Literatur, den Film, durch die illustrierten Modeblätter, in denen es wimmelt von Ratschlägen und Anpreisungen aller «unentbehrlichen» Schönheitsmittel. Solche Sorgen und Auflehnungen werden reichlich geschürt und ausgebeutet von den Fabrikanten der Schönheitsmittel und von den Quacksalbern. Wie viele Frauen haben ihre Gesundheit durch eine Magerkur zugrunde gerichtet, durch die sie sich eine regelrechte Jodvergiftung zugezogen haben!

Ich erinnere mich an ein Mädchen, das ich Helene nenne, und das ich wegen einer Brustfellreizung behandelt habe. Erst nach vielen Konsultationen hat sie sich getraut, mir die Ursache ihrer Krankheit zu gestehen: seit Jahren war sie bedrückt wegen der Fülle ihrer Brüste, die doch gar nicht abnormal waren. Sie hatte irgendwo gelesen, daß sie durch kalte Duschen kleiner würden. Und während Wochen hatte sie sich im Geheimen diese Behandlung auferlegt, bis die Krankheit sie zu mir führte. Ja, sie fuhr fort mit ihren Duschen, sogar während der von mir eingeleiteten Behandlung. Erst nach einem religiösen Erlebnis konnte sie mit meiner Hilfe ihren Körper so annehmen, wie er war.

Ich nenne Aline ein Mädchen, das eines Tages weinend zu mir kam, in heller Verzweiflung über ihren Zustand. Sie ist ein zartes Persönchen, von kleiner Gestalt; die Spannweite der Arme beträgt 7,5 cm weniger als die Körperlänge; ungenügendes Körpergewicht, um 18 kg geringer als die Körperlänge über dem Meter. In der Schule nannte man sie immer «die Kleine», und sie hatte viel gelitten unter der Demütigung, die für sie in diesem Übernamen lag. Nun handelt es sich um eine äußerst empfindsame Natur, bei der die Auflehnung gegen ihre kleine Gestalt lebhafte Minderwertigkeitsgefühle verursacht hatte.

Sie suchte Ersatz und sehnte sich nach Achtung und Liebe. Die verärgerte Familie wirft ihr dieses Zärtlichkeitsbedürfnis vor, was ihren Geltungstrieb noch mehr aufstachelt.

In ihrer Arbeit hat sie die gleichen Schwierigkeiten. Als Kind war sie fröhlich und unmittelbar gewesen. Während der Lehrzeit strebte sie sehr danach, von ihrem anspruchsvollen Vorgesetzten geschätzt zu werden, sodaß sie jegliche Natürlichkeit verlor.

Ihr Arzt teilt mir seinen Befund mit. Eigenartige Krankheiten folgten sich hintereinander, unbestimmt und sprunghaft, und befielen die verschiedensten Organe bei oft schwieriger Diagnose und mit unerwartetem Verlauf. Dabei vermehrte wiederum das Gefühl, durch ihren Gesundheitszustand fortwährend gehemmt zu sein, ihre

Auflehnung und die ihrem Kompensationsbedürfnis entspringende Überarbeitung. Ein Röntgenbild hatte eine angeborene Anomalie des Zwölffingerdarms erbracht, was der Kranken einen tiefen Eindruck gemacht und dazu beigetragen hatte, ernste Verdauungsstörungen zu fixieren. Schon allein der Umstand, mir ihre Minderwertigkeitsgefühle anvertrauen zu dürfen, alle ihre kleinen Demütigungen, die sie nicht hatte hinnehmen können, und die zu ebensovielen großen Wunden geworden waren, brachte eine Besserung ihres Zustandes und eine Entspannung in den Beziehungen zu ihrer Umwelt.

Erst nach einer langen religiösen Entwicklung vermochte Aline wieder natürlich zu werden, ihre Empfindsamkeit zu mildern, Vorwürfe zu ertragen und die Freude wieder zu finden. Hormontherapie und geregelte Ernährung halfen dabei mit. Aber der Schwerpunkt des Problems lag im Bejahen ihrer schwächlichen Naturanlage. Meine Frau bemühte sich freundschaftlich um sie und half ihr in dieser religiösen Erfahrung.

Ich kann mir auch denken, daß ihre stete Bemühung dicker zu werden eine unbewußte Ursache ihrer Verdauungsstörungen war. Es ist ein in der Medizin immer wiederkehrendes Paradoxon, daß, je besser man es machen will, desto weniger gelingt es: je mehr man zunehmen will, desto weniger gelangt man dazu; je mehr man sein Herz beruhigen will, desto stärker wird das Herz klopfen. Denn unsere vegetativen Funktionen müssen, um normal zu verlaufen, sich unbewußt und automatisch vollziehen. Jede Fixierung des Geistes auf ihre Arbeit beeinträchtigt diese Arbeit. Und ihre Störungen fixieren ihrerseits wieder die Aufmerksamkeit. Seine schwächere Naturanlage anzunehmen, fällt besonders denen schwer, die sich einer anscheinend blühenden Gesundheit erfreuen. Ich denke an eine Frau, die zahlreiche körperliche und nervöse Zeichen von Erschöpfung aufweist. Sie hat die «straffe, gleichförmige» Körpergestaltung nach Mac Auliffe, etwas speckig, vollblütig, mit gesunder Gesichtsfarbe. Sie gehört zu jenem Typus, den man gewöhnlich mit «prächtigem Aussehen» bezeichnet. Sie ist das Opfer jenes Vorurteils, das Beleibtheit für ein Zeichen von Gesundheit hält. In Wirklichkeit besteht ihre Schwere mehr aus Fett als aus wertvollen Geweben. Sie meint, sie sei körperlich reich und ist doch arm. Ihre Umgebung hat kein Verständnis dafür, daß sie ihre Kräfte schonen muß. Ohne Rücksicht darauf gibt sie sich aus. Die Gleichgewichtsstörung ihres Kräftehaushalts ist auch der Ursprung ihrer neuro-vegetativen Gleichgewichtsstörung.

Die schwächlichen Naturen müssen eben ein Kleinleben führen, ihre Betätigungen in Teilstücken erledigen, öfters ausruhen, wenig und oft essen. Wir leben in einer Zeit, in der der Begriff der Menge mehr gilt als alles andere. Der Ertrag eines Lebens hängt von der Qualität und nicht von der Quantität seiner Betätigungen ab. Darwin[1], der eine zarte Gesundheit hatte, arbeitete nur drei Stunden im Tag. Doch hat er eines der wichtigsten wissenschaftlichen Werke hinterlassen.

Seine Natur bejahen heißt, sich nicht mehr mit den Andern vergleichen. Meine Frau ist eine solche zarte Natur, während ich eher ein Tatmensch bin. Als sie sich eines Tages in der Stille besann, sah sie ein, daß der Plan Gottes für sie ein anderer war, als für mich, daß er sie für die Anwendung ihrer Gaben zur Rechenschaft ziehen werde und nicht für die meinigen. Von dem Tag an begann ihre Entfaltung.

Endlich hat mich die Erfahrung gelehrt, verschiedene Methoden anzuwenden, um die Menschen je nach ihrer Eigennatur in ihrer Lebenshaltung anzuleiten. Von starken, unabhängigen Naturen kann man das Höchste fordern. Die Kleinnaturen wollen im Gegenteil mit Milde und Verständnis behandelt sein.

Das Leben erscheint mir oft wie eine große Treppe, die wir zu ersteigen haben. Die Starken können hohe Stufen erklimmen. Wenn es sein muß, finden sie noch die nötigen Kräfte zu einer wahren geistigen Kletterpartie. Die Kleinnaturen, im Gegenteil, bleiben vor einem zu hohen Hindernis entmutigt stehen, voller Zweifel an sich selbst. Für sie muß man kleine Stufen schlagen, die sie, eine nach der andern, ersteigen können. Sie fassen dann wieder Mut, sobald sie eines Tages bemerken, daß sie ebenso hoch emporgestiegen sind wie die andern.

Ich habe mehrfach schon den Begriff der Vitalität erwähnt. «Kleinnaturen – kleine Vitalität». Diese Ausdrücke bedürfen noch einer genaueren Erklärung.

Vitalität und Charakterstärke sind durchaus nicht gleichbedeutend. Ich habe schon mehrere Fälle gezeigt, wo eine starke Seele einen schwachen Leib aufbraucht, wie die Klinge die Scheide abnützt, wie Carton sich ausdrückt. Dieser Kliniker hat sich bemüht, die sachlichen Merkmale der Vitalität aufzuzeigen. Ihm folgend habe auch ich sie systematisch aufgesucht und kann sagen, daß im ganzen genommen meine Beobachtungen die seinigen bestätigen. Darum erscheinen mir die klinischen Zeichen der Vitalität geeignet, dem Arzt in der Rege-

[1] P. Carton: Traité de médecine, d'alimentation et d'hygiène naturistes, S. 775.

lung der Lebensführung seiner Patienten große Dienste zu leisten. Das Vitalitätszeichen, das Carton in den Vordergrund stellt, ist das Vorhandensein und die Entwicklung des Schwertfortsatzes – übrigens viel häufiger beim Mann, als bei der Frau[1].

Dieses Vorhandensein des Schwertfortsatzes und der Grad seiner Entwicklung zeugen in der Tat von einem intensiven Knochenbildungsprozeß während der Kindheit und infolgedessen von der Intensität des allgemeinen Stoffwechsels im Körperaufbau während des Alters, in dem sich das physiologische Grundkapital bildet. Ich bin verwundert, daß Carton selbst, so viel ich weiß, keine Erklärung seines klinischen Merkmals zu geben wagt. Indessen erscheint mir die angeführte als die einzig wahrscheinliche. Ebensowenig gibt er eine Erklärung eines andern klinischen Merkmals, das er besonders hervorgehoben hat, nämlich die Zahl der Mondsicheln auf den Fingernägeln. Nach seiner Ausdrucksweise stellt dieses Zeichen das «verfügbare Einkommen» dar[2]. Es scheint mir einleuchtend, daß auch dieses Zeichen mit der Intensität der Erneuerung des Grundumsatzes beim Einzelnen in Beziehung steht, denn es beweist die Erzeugungskraft des Nagelbettes. Für Carton ist die Zahl und die Deutlichkeit der Mondsicheln ein Zeichen des Temperamentes S, während ich es ebenso oft bei den reinen P Typen angetroffen habe, wo es mir mit den katabolischen Tendenzen ihres Verdauungstemperamentes in Beziehung zu stehen scheint.

Wie dem auch sei, jedenfalls ist die Feststellung der Zahl der Mondsicheln auf den Nägeln und die Einschätzung ihrer Entwicklung eine sehr einfache klinische Beobachtung; ihr praktischer Wert schien mir hervorragend. Man findet stets eine starke Entwicklung der Halbmöndchen auf den Fingernägeln bei den werktätigen, bejahenden, sogar bei den unruhigen Menschen, oder dann bei solchen, die sich durch starken Appetit auszeichnen, bei denen sich die Verdauungsleistungen häufen. Man findet null bis zwei Nagelflecken bei den Erschöpften mit geringer Vitalität oder solchen, bei denen die Lebenskraft durch Überlastung erschöpft wurde, mit organischer Unterbilanz der Kräfte.

Allzu gewagt erschienen mir hingegen bei Carton die willkürlichen und allzu schematischen Einteilungen, die er in seiner Darstellung der Charaktere gibt auf Grund der Zahl der Nagelflecken, verbunden mit dem Vorhandensein oder Nichtvorhandensein seines Merkmals,

[1] P. Carton: L'Art médical, S. 76. Brévannes 1930.
[2] Ibid., S. 77.

nämlich die ohne Berührung frei verlaufende Lebens- und Kopflinie auf der Daumenseite der Hand[1].

Alle diese Zeichen müssen natürlich mit kritischem Sinne ausgelegt und mit all dem verglichen werden, was man über den Einzelmenschen weiß und über sein Verhalten in seiner Umgebung, und dürfen nicht einfach als mathematische Größen der Vitalität katalogisiert werden.

Das Glück, die innere Harmonie, die Bejahung des Lebens, die Lösung der mit der Umwelt bestehenden Konflikte, die berufliche Befriedigung, der Sieg über die Sünde, über die Trägheit und über die Selbstsucht haben zweifellos einen größeren Einfluß auf unsere Vitalität als jeder körperliche Faktor der Ernährung, der Vererbung, der Leibesbeschaffenheit oder der Ruhe. Sie bilden gleichsam einen Koeffizienten, der die Grundzahl der physischen Vitalität vervielfacht.

Endlich gibt Carton noch ein anderes Merkmal, das der «Enthaarung der Waden», die er als eine «Lebensverpfändung» bezeichnet. Alle Überanstrengten, Erschöpften, alle diejenigen, deren Reaktionen die Schwächungsursachen nicht mehr auszugleichen vermögen, zeigen diesen Ausfall und ausbleibenden Nachwuchs der Haare an den Waden und an der Außenseite des Beines. Dies ist ein untrüglicheres Zeichen als das des Ausfalles der Haupthaare, der eher auf Selbstvergiftungsursachen zurückzuführen ist. Die Pykniker verlieren frühzeitig ihre Kopfhaare, behalten aber die der Waden, sofern bei ihnen keine organische Unterbilanz vorliegt.

Selbstverständlich sind die klassischen Merkmale, wie Demineralisation, Kalkarmut, Zahnkaries, Phosphaturie bei den Nervösen, bei der Wertung der Vitalität auch in Betracht zu ziehen. Sigaud hat seine Einteilung der Starken und der Schwachen[2] auf sehr selbständige Studienergebnisse über abdominale Ton- und Klangerscheinungen aufgebaut, und die Erfahrung schien mir seine Ansichten zu bestätigen.

---

[1] P. Carton. Les clefs du diagnostique de l'individualité, S. 36. Paris, Le François 1934.

[2] Mac Auliffe. Op. cit. S. 33.

XIII. KAPITEL

*Sexuelle Fragen*

Seine Gattin annehmen, so wie sie ist.
Seinen Gatten annehmen, so wie er ist.
Im vorangehenden Kapitel habe ich dieses Annehmen des Ehegatten beiseite gelassen, weil es eine Behandlung für sich verdient, und weil es uns in das sexuelle Gebiet führt.

Es gibt sicherlich keine schönere Aufgabe unter Ehegatten, als sich gegenseitig zu helfen, von seinen Fehlern frei zu werden. Aber niemand kann dies mit Erfolg unternehmen, bevor er seinen Ehegatten angenommen hat, so wie er ist, auch seine Fehler. Denn erst von diesem Augenblick an kann er ihm auf selbstlose Art helfen, ohne jegliche Gereiztheit, ohne Vorwurf und frei von Bitterkeit. Der Ehemann, der sich über die Fehler seiner Frau beklagt und sie bessern will, um nicht mehr darunter leiden zu müssen, schafft nur eine Kluft zwischen ihr und ihm, ruft ihrer Abwehr und ihren Gegenhieben, oder er stößt sie nur tiefer in ihre Minderwertigkeitsgefühle. Durch Moralpredigen schafft man keine eheliche Gemeinschaft. Die größte Hilfe, die ein Gatte seiner Frau bringen kann, ist die, sich selbst zu bessern.

Seinen Ehegatten annehmen heißt dann aber auch, die Ehe wirklich annehmen. Es gibt viel mehr Eheleute, als man glaubt, die tatsächlich nicht ganz verheiratet sind, d. h. ohne irgend einen geistigen oder gefühlsmäßigen Vorbehalt, die die Einschränkungen nicht annehmen, die die Ehe ihrer Freiheit, ihrer Unabhängigkeit, ihrem Alleinsein, ihren Genüssen, ihren Neigungen oder sogar ihrem Anspruch, ihr Geld nach eigenem Gutdünken auszugeben, auferlegt.

Ich habe im Kapitel VII einige Bilder von solchen Ehekonflikten entworfen, wie sie der Arzt täglich antrifft und die einen so großen Einfluß auf die körperliche und geistige Gesundheit ausüben. Was ich jetzt hervorheben muß, ist, daß die Ehe von Gott eingesetzt wurde und daß sie sich nur auf dem Grund der Gesetze, die Gott ihr gegeben hat, voll und ganz verwirklichen kann.

Die erste Bedingung für eine christliche Ehe ist, daß die zwei Ehegatten durch Gott einander zugeführt worden sind. Ich kenne einen Mann, der eines Tages in der Stille von Gott die Weisung bekam, ein Mädchen zu heiraten, das ihm vollkommen gleichgültig war. Seine erste Regung war ablehnend. Dieser Gedanke schien ihm widersinnig. Er kannte nicht einmal die Sprache des Mädchens. Aber zu gleicher

Zeit, ohne daß es vom Andern wußte, erhielt das Mädchen in der Stille den gleichen Ruf. Nicht lange darnach waren ihre Lebenswege durch die Liebe vereint.

Die andere Bedingung einer christlichen Ehe ist eine Verlobungszeit, die sich nach dem Plan Gottes vollzieht. Wie manches eheliche Glück wurde durch die Unreinheit und die Selbstsucht während der Verlobungszeit untergraben.

Die letzte Bedingung ist ein Ehebund, der der Herrschaft Gottes unterstellt ist. Die Ehegatten suchen vereint die geistige Gemeinschaft nach den Forderungen der heiligen Schrift, ordnen darnach ihr gegenseitiges Verhalten; sie lösen jede Schwierigkeit im Gebet und der Sinn ihrer häuslichen Gemeinschaft besteht darin, Gott gemeinsam zu dienen.

Ich erzähle hier von einer Frau, die wir Martha nennen wollen. Sie kommt von weit her in meine Sprechstunde, weil sie weiß, daß ich ein christlicher Arzt bin und weil sie meint, sie finde bei mir eine Lehre, die geeignet wäre, ihre Einstellung im Streit gegen ihren Mann zu stützen.

Sie setzt mir auseinander, daß die Geschlechtlichkeit sie stets abgestoßen habe, daß sie von jeher nie viel von diesen Sachen habe wissen wollen und in diesem Punkt in der Ehe noch mehr enttäuscht und angeekelt worden sei.

Jetzt, nachdem sie ihr Leben Gott geweiht, habe sie ihrem Gatten erklärt, daß sie ein reines Leben führen wolle, und das bedeute das Aufgeben des Sexuallebens, das nach ihrer Ansicht unvereinbar sei mit der Erhebung ihrer Seele. Ich spüre in ihren Äußerungen eine Verachtung für ihren Mann, der offenbar solche Vorschläge und eine solche Auffassung des Christentums nicht sonderlich schätzte.

Ich habe dann mit Martha über den göttlichen Sinn der Sexualität gesprochen. Die Ehe ist in ihrer körperlichen, seelischen und geistigen Unantastbarkeit eine göttliche Satzung. Es ist offenbar, daß Gott den Geschlechtstrieb als Grundlage für die Ehe geschaffen hat. Wenn auch die Menschen oft diesen Instinkt außerhalb des Schöpferwillens mißbrauchen, darf man doch nicht vergessen, daß er es ist, der ihn in uns gelegt hat. Wenn das Evangelium an manchen Stellen das Fleisch dem Geist gegenüberstellt, so geschieht dies, um die Unterordnung des Fleisches unter den Geist zu fordern, aber keineswegs, um das Fleisch zu verleugnen. Im Gegenteil, eine der wesentlichsten Lehren des Christentums ist die Inkarnation oder Fleischwerdung.

Im Gegensatz zu den orientalischen Religionen trennt das Christentum nie das Geistige vom Körperlichen: es will den Geist im Fleisch verherrlichen. Wer da glaubt, sich Gott nähern zu können, indem er das geistige Leben losgelöst vom fleischlichen Leben pflegt, hat die einzigartige Botschaft von Christus noch nicht begriffen, die die Unterwerfung der ganzen Welt, der körperlichen wie der geistigen, unter die Alleinherrschaft Gottes fordert.

Und dann zeige ich Martha, daß sie nicht etwa, wie sie meint, ein Opfer bringt, wenn sie ein Sexualleben aufgibt, das sie überhaupt nie bejaht hat. Ihr vermeintlicher geistiger Aufstieg ist nur dazu angetan, die Kluft, die sie von ihrem Manne trennt, zu vergrößern, während die Forderung von Gott lautet, daß die Ehegatten eins sein sollen. Sie wird darum nicht reiner, sondern nur liebloser sein.

Liegt darin nicht ein gewisser Dünkel, wenn man sich der geistigen Überlegenheit über seinen Mann rühmt und ihn für tierisch hält? Martha hat in Wirklichkeit zur vollständigen Ehe, zu der Gott sie berufen hatte, nie ja gesagt. Sie hat ihren Mann noch nie so geliebt, wie sie ihn nach Gottes Willen hätte lieben sollen.

Sie schien zunächst bestürzt über eine solche Botschaft, die an die Grundsätze stieß, die sie sich zurechtgelegt hatte, um ihre eheliche Kälte zu rechtfertigen. Dann erzählte ich ihr, wie Gott uns, meine Frau und mich, zu einem ehelichen Leben geführt hatte, das den Befehlen und Ordnungen Gottes in allen Gebieten unterstellt ist, in den geschlechtlichen Gebieten wie im geistigen Leben. Eine solche Auffassung führt zum wahren ehelichen Glück.

Martha gestand nun, daß ihr Familienleben kein Meisterstück war und erkannte, daß ihr geistiges Streben ein Ersatz sei für das Ungenügen in ihrem ehelichen Leben. Allmählich erschloß sie sich einem ganz neuen Ausblick.

Sie verließ mich, nachdem sie erkannt hatte, was Gott von ihr verlangte. Sie kehrte heim zu ihrem Mann, um ihn um Verzeihung zu bitten, daß sie das Versprechen nicht gehalten habe, das sie vor Gott an ihrem Hochzeitstage abgelegt hatte.

Man muß es frei heraussagen, daß die Vorurteile des religiösen Formalismus die Ursache von unzähligen unglücklichen Ehen sind. Diese Menschen haben große Mühe, die Verschmelzung von Geschlechtlichkeit und Liebe zu vollziehen, weil sie den Begriff der Sünde mit der ersteren verbinden. Der Geschlechtstrieb ist keineswegs sündhaft; denn er kommt von Gott. Sünde ist vielmehr, ihn außerhalb von Gottes Plan zu betätigen. Dieser Schöpferwille jedoch vollzieht sich gerade in dieser Verschmelzung. Es ist leichter, sich von der Geschlechtlichkeit ganz abzuwenden, als die Herrschaft Gottes über unser ganzes Leben anzunehmen.

Nie war ich vielleicht selbst mehr ergriffen durch die Botschaft der völligen Bejahung der Ehe, als in der Begegnung mit einer jungen Frau, die wir Josette nennen. Sie kam zu mir, erschöpft von dem Leben, das ihr Mann ihr zumutete. Dieser war Alkoholiker, jähzornig und von solcher Sinnlichkeit, daß er seine Frau oft im Tage begehrte und die schlimmsten Drohungen ausstieß, wenn sie sich ihm verweigerte. Die Arme hatte dadurch einen entsetzlichen Ekel vor dem Geschlechtsleben bekommen.

Ich konnte ihr nur in Erinnerung rufen, daß die Liebe, die Christus von uns verlangt, alles annimmt, alles verzeiht, alles erträgt. Eine solche Liebe kann den Gatten eher gewinnen als jeder Widerstand und jeder Vorwurf.

Ich zögerte selbst, Josette eine solche Antwort zu bringen, und doch sah ich keine andere.

Sie betete zu Gott und bat ihn um diesen Mut, ihre Ehe freudig anzunehmen ...

Und ich habe später erfahren, daß ihr noch am gleichen Tage eine ganz neue Liebe zu ihrem Mann geschenkt worden war und daß sie durch diesen außerordentlichen Sieg des Geistes über das Fleisch zu geistiger Reife geführt wurde!

Eine Seite des christlichen Glaubens besteht gerade darin, daß wir uns des Göttlichen im Naturtrieb bewußt werden. In der physikalischen Welt, zum Beispiel in der allgemeinen Anziehungskraft der Gestirne, vollzieht sich Gottes Gesetz unwiderruflich. In der biologischen Welt sichert der Instinkt seine Erfüllung. Beim Menschen offenbart sich die Freiheit, nämlich die, den Absichten Gottes nicht zu gehorchen und den Naturtrieb zum persönlichen Genuß zu brauchen und nicht mehr zur Erfüllung von Gottes Plan. Im Zwiegespräch mit Gott erst lernt der Mensch, klar in sein Inneres zu sehen. Er erkennt gleichzeitig, wieviel Unreinheit und Genußsucht in den unaufhörlichen Versuchungen liegt, seinen Naturtrieb außerhalb von Gottes Willen zu brauchen, und wie groß der Ungehorsam ist, den er begeht, wenn er seinem Instinkt mißtraut und kein normales Geschlechtsleben führt.

Hier das Beispiel eines Mannes – er ist vorwiegend intellektuell und in Sexualpsychologie sehr aufgeklärt – der sein Bestes tun wollte, um allen ehelichen Schwierigkeiten vorzubeugen, die ein allzu ungestümes Benehmen seinerseits am Anfang der Ehe hervorrufen könnte. Bei seinem Verhalten im Geschlechtsleben vertraute er seinen Kenntnissen und seiner Intelligenz mehr als seinem Instinkt. Seine berechnende Klugheit hatte die natürliche Ursprünglichkeit des Instinkts getötet und wurde die Ursache einer Impotenz, die noch andauert. Hier kann man sagen, daß «das Bessere der Feind des Guten ist». In einem solchen Fall ist das eigentliche Problem nicht ein sexuelles, sondern ein intellektuelles. Es heißt die Tatsache verkennen, daß der Plan Gottes sich im Instinkt von selbst erfüllt. Die Einwände der Psychoanalytiker gegen die Religion rühren zum größten Teil vom Irrtum der religiösen Leute her, die den Geist dem Fleisch gegenüberstellen und das Göttliche im Instinkt verkennen.

Deshalb sind auch so viele Kinder aus religiösen Familien in der Angst vor der normalen Geschlechtlichkeit erzogen worden. Für sie ist das ganze sexuelle Gebiet in ungesunde Geheimnisse eingehüllt. Und da liegt die Quelle großer psychologischer Irrungen.

Die Ärzte, die außerhalb der christlichen Auffassung der Sexualität diese Seelen von den erdrückenden Vorurteilen der Formalisten befreien wollten, haben eine neue Katastrophe über die Menschheit heraufbeschworen, schlimmer noch als die erste! Es ist dies der erschreckende moralische Niedergang unserer Zeit mit ihren Verfallserscheinungen, ihren Nöten, und ihren seelischen Störungen in den Ehekonflikten und Scheidungen, mit ihrem Geburtenrückgang. Damit, daß sie die bekannte Theorie der Lustbefriedigung aufstellten, haben diese Ärzte allen neuen Komplexen, die durch den Anspruch auf eine schrankenlose geschlechtliche Befriedigung hervorgerufen werden, Tür und Tor geöffnet. Diese Ehegatten, die sie versöhnt hatten durch die Erklärung, daß sie wegen ihres geschlechtlichen Unbefriedigtseins krank waren, sind gewiß für den Augenblick durch ihre geschlechtliche Entfaltung geheilt. Aber an dem Tage, wo der Mann feststellen wird, daß seine Frau altert, daß sie weniger begehrenswert ist, daß er mehr geschlechtliche Befriedigung finden würde bei einer andern Frau, mehr noch, an dem Tage, wo er Witwer wird, verfolgt ihn die Furcht, wieder krank zu werden, wenn er nicht volle sexuelle Befriedigung findet.

So stiften diese medizinischen Lehren, die auf dem «Prinzip des Genusses» beruhen, und die Ideen, die sie im Publikum verbreiten, eine Empörung gegen das Schicksal bei allen denen, die der Plan Gottes nicht zu einer geschlechtlichen Sättigung führt, bei allen Ledigen, allen Verwitweten oder bei allen denen, die von ihrem Partner körperlich enttäuscht sind oder deren Partner weniger Temperament aufweist als sie, sogar bei allen, die sich bei voller geschlechtlicher Harmonie in ihrem Sexualleben einschränken sollten, bei allen, welche, ledig oder verheiratet, zur Enthaltsamkeit berufen sind, bei allen schließlich, die an Impotenz oder an persönlichem anormalem Geschlechtstrieb oder unter dem ihres Partners leiden.

Während zum Beispiel viele Impotente unter sekundären Komplexen leiden, die von ihrer Schwäche stammen, wie Minderwertigkeitsgefühle, Selbstmitleid, hat dieser Kranke, von dem ich vorhin berichtete, und auch seine Frau, durch die Gnade Gottes die völlige Enthaltsamkeit annehmen können. Dadurch hat er das volle geistige Gleichgewicht gefunden, und sein Leben ist glücklich, harmonisch und fruchtbar.

Die Probleme der fehlenden Anpassungsfähigkeit zwischen den geschlechtlich ungleichen Temperamenten sind weniger Probleme der Unreinheit als solche der Selbstsucht. Ein Gatte, der findet, seine Frau gebe ihm nicht die geschlechtliche Befriedigung, auf die er ein Anrecht zu haben glaubt, nährt in seinem Herzen stille Vorwürfe ihr gegenüber. Diese stummen Vorwürfe, und nicht sein geschlechtliches Unbefriedigtsein, trüben das häusliche Zusammenleben. Wenn Ehegatten sich gemeinsam in der Stille sammeln, um ihr Geschlechtsleben Gott zu unterstellen, so fällt jeder gegenseitige Anspruch dahin. Die Harmonie zwischen ihnen wacht wieder auf und auch ihr eheliches Glück.

Ohne Gott ist die Sexualität entweder ein unantastbares, dunkles Geheimnis, die Quelle von Verdrängungen und psychischen Kompensationsstörungen, oder aber ein unersättlicher Götze, ein Gott des Genusses, der den Menschen versklavt, anstatt ihn glücklich zu machen.

Ohne Gott ist die Regelung des ehelichen Lebens entweder ein Kompromiß voll Hintergedanken zwischen den Temperamenten der Ehegatten oder die Tyrannei des einen der beiden oder das künstliche und starre Gebäude von übernommenen Grundsätzen. Kein moralisches oder psychologisches System kann im Prinzip ein Gebiet meistern, das vom täglich neuen Gehorsam gegen Gott abhängt, in der freien Unterwerfung des Gewissens, das durch die Heilige Schrift und durch die Lehren der Kirche geklärt ist. Wenn Gott Ehegatten zum Geschlechtsleben führt, dann können sie es auf eine göttliche Art und Weise leben, wenn ich so sagen darf, in völliger gegenseitiger körperlicher, seelischer und geistiger Gemeinschaft; es ist die Krönung und das Symbol ihrer restlosen Hingabe für einander. Und wenn Gott sie dazu führt, sich zu enthalten, dann können sie den Verzicht leisten ohne Empörung, ohne Verdrängung und ohne gegenseitige Vorwürfe.

Es kann Ungehorsam bedeuten, seiner Frau nicht das Gefühl zu geben, daß sie nach dem göttlichen Gesetz der Ehe von ihrem Gatten begehrt wird. Es kann sich um Unreinheit handeln, seine Frau zu einer Stunde zu begehren, wo Gott es nicht will. Und man kann sagen, je wachsamer der Gatte ist und je strenger gegen sich selbst in Bezug auf die absoluten Forderungen der Reinheit des Evangeliums, desto mehr wird sich auch das, was göttlich ist in der Geschlechtlichkeit, in ihm entfalten und ihm sein körperliches und geistiges Glück sichern.

Auf diesem Boden, auf dem gemeinsamen Suchen nach Gottes Willen können Ehegatten auch die Antwort auf die Frage der Geburteneinschränkung finden. Auch hier will ich mich hüten, theoretische Lehrsätze aufzustellen über ein Problem, das vom Gehorsam jedes Einzelnen abhängt. Vor Gott, im Lichte der Heiligen Schrift, erkennen die Ehegatten, ob ihr Verhalten ihren selbstsüchtigen Überlegungen zuzuschreiben ist oder aus Motiven stammt, die mit Gottes Willen im Einklang stehen.

Wir stoßen hier auf zwei Probleme von grundlegender Wichtigkeit in der Medizin. Das erste betrifft die körperliche, seelische und geistige Verfassung der Eltern im Augenblick der Empfängnis. Ein ganzes Leben kann mit Schwachsinn, Gebrechen und mit jeglichen körperlichen oder seelischen Leiden, die daraus entstehen, gebrandmarkt werden, weil die Eltern es im Zustand des Krankseins oder der akuten oder chronischen Alkoholvergiftung empfangen haben. Und später, wenn ihre Freunde sie bemitleiden, weil sie ein kränkliches Kind haben, dürfen sie ihnen die Gewissensbisse nicht eingestehen, die heimlich ihr Herz beschleichen, und diese Sympathieäußerungen werden sich in brennende Wunden verwandeln.

Das zweite Problem ist das des Geburtenrückganges. Dieses Problem berührt ganz speziell unser Land und ist der Maßstab für unsern geistigen Rückschritt. In der Schweiz sind die Geburten von 1916 bis 1936 von 70404 auf 62480 zurückgegangen, also um 10%. Die Auffassung, daß der Mensch alleiniger Herr und Meister seiner selbst ist und sein Leben nach seinem Belieben gestalten kann, das heißt nach seiner Selbstsucht, ist die einzige Ursache des Geburtenrückganges. Die Überzeugung aber, daß der Mensch in stiller Sammlung die Führung Gottes suchen soll, sowohl für sein Geschlechtsleben, als auch für jedes andere Gebiet seines Lebens, wird das einzige Radikalmittel zur Lösung dieses nationalen Problems sein.

Dagegen ist das Verhältnis der unehelichen Geburten zurückgegangen von 1 zu 20 auf 1 zu 25. Aber dieser Rückgang ist ohne Zweifel nicht einem sittlichen Fortschritt zuzuschreiben, sondern eher der Verbreitung der Abtreibung und der Popularisierung der empfängnisverhütenden Methoden. Es ist nicht nötig, daß ich mich mit dem Problem der künstlich eingeleiteten Fehlgeburt auseinandersetze. Selbst nichtchristliche Ärzte erkennen, daß es mit dem moralischen und geistigen Rückschritt unseres Volkes und unserer Ärzteschaft – Hebammen und Apotheker mit eingeschlossen – zusammenhängt.

Ich habe keinen Vortrag über den Geburtenrückgang gehalten; aber ich erlebte die Freude, daß Ehegatten nach Beratungen, die ich mit ihnen hatte, sich über eine Wiege beugen durften, darin das Geschenk für die Unterordnung ihres Geschlechtslebens unter die Führung Gottes lag.

Viele Eltern oder Erzieher, die ihre eigenen sexuellen Probleme nicht gelöst haben, glauben jungen Leuten zu helfen, wenn sie vor ihnen das Schreckgespenst der angeblich furchtbaren Folgen der Onanie ausmalen. Diese jungen Menschen geraten dann in einen negativen Kampf, den sie nicht mehr loswerden. Sie trennen dieses Problem von allen andern Problemen ihres Lebens und zerstören damit die aufrichtigen und liebevollen Beziehungen zu ihren Eltern. Der Leser möge wohl verstehen, daß ich hier nicht das hohe Ideal der Reinheit bei den jungen Leuten bekämpfe. Was ich aber behaupte, ist, daß der Kampf für dieses Ideal nur Erfolg hat, wenn er in einer vollständigen Hingabe an Jesus Christus eingeschlossen ist, und wenn der Gehorsam in allen übrigen Gebieten dem jungen Menschen ein ebenso großes Anliegen ist, wie seine geschlechtliche Enthaltsamkeit.

Der negative Kampf führt zu unaufhörlichen Niederlagen, zu psychischen Störungen und zu religiösen Zweifeln, die wiederum den Erfolg dieses Kampfes in Frage stellen. Der positive Kampf traut auf die wunderbare Kraft, die Christus denen gibt, die ihm ihr Leben in jeder Beziehung weihen. Ich kenne einen jungen Mann, der in der Stunde der Versuchung, anstatt sich in einer negativen Abwehr zu verkrampfen, niederkniete, um Gott zu danken, daß er eine so große Lebenskraft in ihn gelegt habe, und um ihn zu fragen, wie er sie anwenden solle.

Wie weit diese christliche Botschaft entfernt ist von den Ideen, die im allgemeinen unter den heutigen Psychiatern gang und gäbe sind, mag man an folgendem Fall ermessen.

Ein junger Bursche, voller Minderwertigkeitsgefühle, den wir hier Dominik nennen, geht in die Sprechstunde zu einem Spezialisten. Er hatte in der Schule Mißerfolge gehabt, die von einer ungenügenden geistigen Entwicklung herrührten. Seitdem hat man ihm nacheinander die verschiedensten Stellen verschafft, wo er aber nie lange bleiben konnte. Daß die Eltern sich so um ihn sorgen, trägt nicht dazu bei, ihn ruhig und vertrauensvoll zu machen. Schließlich schikken sie ihn zum Psychiater.

Dieser redet lange mit Dominik und zum Schluß sagt er ihm ungefähr folgendes: «Du brauchst eine kleine Freundin, das wird dir Mut und Selbstvertrauen geben. In deinem Alter ist es für einen jungen Mann nötig, eine kleine «Freundin» zu haben, um sich zu entfalten und seine Nerven zu entspannen.»

So kam es auch, daß Dominik auf einer großen Wanderung ein sehr zutrauliches Mädchen antraf und dachte, daß nun die Gelegenheit gekommen sei, den Rat des Arztes zu befolgen. Es ließ sich nicht lange bitten und war willig, ihm in den Wald zu folgen.

Dominik war ganz erstaunt, einige Tage später gerichtlich belangt zu werden, wegen Verführung einer Minderjährigen, auf Anklage der Eltern, denen das Mädchen sein Abenteuer gestanden hatte.

Die gerichtliche Behörde ließ natürlich über Dominik durch einen andern Psychiater ein Gutachten ausstellen, der allen Ernstes zum Schluß kam, daß er nicht absolut zurechnungsfähig sei, und ihn zur Behandlung in einer Klinik empfahl. Was aber der Experte nicht erwähnt, ist die Verantwortlichkeit einer Psychiatrie, die sich nicht scheut – eben weil sie die Gesetze Gottes und der Menschen außer acht läßt – einem einfältigen Geist Ratschläge zu erteilen, die, ernst genommen, ihn einer gerichtlichen Verfolgung aussetzen.

Ich brauche nicht beizufügen, daß die «kleine Freundin» Dominik von seinem Minderwertigkeitskomplex nicht geheilt hat.

Ich wurde von Männern und Frauen konsultiert, deren Leben gänzlich verpfuscht war durch die Widernatürlichkeit der Instinkte, die man mit Homosexualität bezeichnet, und durch deren Auswirkungen.

Wenn man mit ihnen spricht, spürt man, daß sie noch viel mehr unter den seelischen und sozialen Folgen ihres Gebrechens leiden als unter dem Gebrechen selber. Alle diese Homosexuellen leiden – viel mehr als ein Einäugiger oder ein Hinkender – unter den Gefühlen der Minderwertigkeit, der seelischen Vereinsamung, dem Druck eines vermeintlichen Fluches, wegen der sozialen Vorurteile, die auf ihnen lasten, ja sogar wegen der Gesetzlichkeit der landläufigen Religion, die auf solche Kranke Steine wirft, anstatt sie zu lieben, wie Christus sie geliebt hat.

Sie fühlen sich ausgeschlossen von der menschlichen Gemeinschaft; sie glauben, jedermann errate ihre Schwierigkeit und verachte sie darum. Dieses Gefühl hindert sie, unmittelbar und natürlich zu sein. Anderseits verschlimmert jeder Mangel an Gemeinschaft mit andern die psychische Schwierigkeit.

Sie mögen sexuellen Genuß erleben in den Verbindungen, in denen sie ihrem Trieb nachgeben. Aber es ist eine Lust, die ganz durchdrungen ist von Unbehagen, Gewissensbissen und Qualen, die verhindern, daß sie sich wirklich entfalten; denn dieses fleischliche Glück ist nicht im Plane Gottes. Alsdann brechen sie damit, sind aber keineswegs glücklicher in einem gefühlsmäßigen Verzicht, den sie in Wirklichkeit doch nicht bejahen.

Sie sind voll Selbstmitleid, voll Empörung gegen ihr Schicksal, das ihnen ein wahres Glück versagt. Und dann haben sie auch «Angst vor ihrem Herzen»; sie können keine normale soziale Beziehung pflegen, weder mit dem andern Geschlecht, von dem sie sich abgestoßen fühlen, und das sie an ihre Anormalität erinnert, noch mit den Menschen ihres Geschlechts, weil sie fürchten, sie könnten sich ihnen allzu stark anschließen.

Das Ergebnis ist ein völliger Mangel an Natürlichkeit, es folgen Ausfälle gegen die Familie und gegen Arbeitskollegen, deren tiefere Ursache sie ihnen nicht gestehen dürfen und die man ihnen als Boshaftigkeit auslegt. All dies vergrößert noch ihre seelische Vereinsamung.

Sie können nicht glücklich und natürlich sein, weder damit, daß sie den Eingebungen ihres abwegigen Instinkts nachgeben, noch damit, daß sie ihm widerstehen.

Folgendes scheint mir die christliche Antwort auf dieses Problem zu sein.

1. Die Homosexualität ist ein Gebrechen. Während jedes andere Gebrechen das Mitleid erregt, belastet dieses die davon Betroffenen

mit dem Gefühl sozialer Verworfenheit, wegen der Gesetzlichkeit der Menschen. Christus, der die Gesetzlichkeit mit der größten Strenge bekämpft hat, ist immer näher bei denen, die leiden.

2. Jasagen zu seiner Natur, so wie sie ist, mit ihren Gebrechen und Schwierigkeiten, sie ohne Auflehnung annehmen, das ist eine der Forderungen des Christentums. Christus hat uns nicht ein Leben frei von Gebrechen und Schwierigkeiten versprochen, sondern er gibt uns das wahre Glück im Annehmen unserer Gebrechen und Schwierigkeiten. Es verhält sich mit jenen Gebrechen nicht anders als mit allen andern. Sie schließen das wahre Glück nicht aus, vorausgesetzt, daß sie nicht Gegenstand irgend einer innern Auflehnung sind.

3. Wer aber seinem homosexuellen Trieb nachgibt – und wäre es auch nur in Gedanken – begeht eine Sünde. Denn es ist sündhaft, ungehorsam gegen Gott zu sein, das heißt seinen Instinkt, wie er auch beschaffen sein mag, außerhalb von Gottes Plan für seinen persönlichen Genuß zu brauchen.

Deshalb sind die Homosexuellen nicht Wesen für sich in der Menschheit, sie haben nicht ein sexuelles Problem, das wesentlich verschieden ist von dem der andern Menschen, von dem der Ledigen, der Verwitweten oder der verheirateten Leute. Für alle besteht die gleiche Forderung, die des absoluten Gehorsams gegen den Plan Gottes, in der Sexualität genau gleich wie in allen andern Lebensgebieten. Ein Unverheirateter, der mit einem Blick «Ehebruch begeht in seinem Herzen», nach dem Wort von Christus, ein Mann, der seine Frau gegen den Willen Gottes braucht, ist genau so ungehorsam, sündigt ebenso sehr, wie ein Homosexueller, der seinen anormalen Trieben freien Lauf läßt. Und es kann einem verheirateten Normalen ebenso schwer fallen, wirklich dem Plan Gottes zu folgen, in Bezug auf sein Geschlechtsleben, nämlich absolut rein zu sein in seiner Ehe, wie es einem Ledigen oder einem Homosexuellen schwer fällt, absolute sexuelle Disziplin zu halten.

Das von Gott geführte Geschlechtsleben ist der absolute Gehorsam gegen Gott, ist der Gebrauch der wunderbaren Kraft des schöpferischen Instinkts nach seinem Plan, sei es nun in der Erfüllung des normalen Geschlechtsaktes unter Ehegatten oder auch in seiner Verwendung in andern schöpferischen Gebieten des Geisteslebens, des sozialen oder des religiösen Lebens.

Dies ist die christliche Auffassung von dem, was die Psychologen Sublimierung genannt haben, die für die Ungläubigen nur ein minderwertiger Ersatz für die Sexualität bildet, während sie für uns nichts anderes als eine verschiedenartige Verkörperung des schöpferischen Dranges ist, den Gott in des Menschen Herz eingepflanzt hat. Durch den Geschlechtstrieb wollte Gott den Menschen teilhaben lassen an seinem Schöpfungswerk. Aber das Schöpfungswerk Gottes ist nicht nur fleischlich; es umfaßt alle Lebensgebiete. Die Wärmeenergie kann sich in mechanische Energie umsetzen. Wir sagen deshalb nicht, daß sich die letztere in die erstere zurückführen läßt, wohl aber, daß sie alle beide verschiedene Erscheinungen der ultraphänomenalen Energie sind.

In gleicher Weise sollen wir die Sublimierung nicht als eine Verkleidung der Sexualenergie auffassen, sondern als eine verschiedenartige phänomenale Manifestation der göttlichen Schöpferkraft.

Vom christlichen Standpunkt aus sollte der Homosexuelle, der vom Gericht verfolgt wird, juristisch vollständig der Verantwortung enthoben erklärt werden; denn man kann ein Gebrechen nicht als Delikt auffassen. Er wird nur geheilt, wenn er sich, in gleicher Weise, wie der Heterosexuelle, auf der ganzen Linie vor Gott verantwortlich fühlt, seinem Geschlechtstrieb nur nachzugeben nach Gottes Plan, das heißt: Gott die Führung über sein Geschlechtsleben zu überlassen.

In diesem Augenblick denke ich an einen Lehrer, der eines Tages von weit her in meine Sprechstunde kam, und den wir Peter nennen wollen. Ich konnte bei ihm nicht entscheiden, ob die abwegige Tendenz seines Triebes unbewußt die Wahl seines Lehrerberufs herbeigeführt hatte, oder ob dieser Beruf seine geschlechtliche Entwicklung auf dem kindlichen, homosexuellen Stadium zurückgehalten hatte. Sicher ist nur, daß sein Berufsleben für ihn ein wahres Martyrium wurde. Von schrecklichen Versuchungen gequält, erschöpfte er sich in Kämpfen gegen sich selbst. Dieses ungelöste Problem hemmte sein bereits erwachtes geistiges Leben.

Er konnte aber seine Sexualität Gott hingeben und eine sofortige Befreiung finden, die viele innere Kämpfe ihm nie gebracht hatten. Ganz im Gegenteil bindet der negative Kampf den Geist, schafft Zwangsvorstellungen und erschwert die Befreiung. Das Christentum aber ist eine Frohbotschaft, die Verheißung einer wunderbaren Befreiung, die denen im Glauben geschenkt wird, die Christus wirklich gehorchen wollen.

Ein Jahr später sah ich Peter wieder: er war verlobt und glücklich. Er hatte seiner Braut in völliger Offenheit von den Schwierigkeiten erzählen können, die er durchgemacht hatte, und ging nun voller Zuversicht seiner Ehe entgegen.

XIV. KAPITEL

## *Wahre Gesundheit*

Auf das große Problem des Leidens gibt uns die Bibel die einzig mögliche Antwort in der Botschaft von der bejahenden Einstellung zum Leben.

Sie erweist auch durch die Wunder, die sie erzählt, daß die religiöse Kraft die stärkste Kraft in der Welt ist. Diese Kraft vermag Menschen, ja Völker umzuwandeln. Sie allein verbürgt den Sieg über die negativen Mächte, die die Völker zerstören und die Gesundheit der Einzelnen untergraben: Selbstsucht, Haß, Angst, Verwirrung. Sie allein verleiht ihnen die Freude, die Energie und den Eifer, die nötig sind für den täglichen Kampf. Denn Leben und Schutz der Gesundheit bedeuten Kampf.

Es fallen in der Schweiz auf einen Tag drei Selbstmorde.

Ordnung schaffen im Leben der Einzelnen, den Menschen helfen, sich selbst zu überwinden, ihre Leidenschaften zu beherrschen, jeden Tag in der Begegnung mit Gott ihre Kräfte neu zu stählen, das heißt nicht nur die Gefahr der Erkrankung verhindern, sondern auch die Quelle der «wahren Gesundheit finden».

Gesund sein heißt nicht nur, nicht krank sein. Gesundheit ist eine Lebensqualität, ein Aufblühen in physischer und geistiger Hinsicht, eine Steigerung der Bewegungskräfte der Persönlichkeit.

Viele Ärzte leiden unter dem fast ausschließlich negativen Charakter ihrer beruflichen Tätigkeit. Ihr ganzes Leben lang eilen sie zum Dringlichsten. Sie bessern Schäden aus gleich einer Schiffsmannschaft, die in größter Eile eine lecke Stelle nach der andern fortwährend zuzustopfen hätte. Eine solche Mannschaft würde unverzüglich von ihrem Reeder verlangen, daß er eine gründliche Wiederherstellung des Schiffes vornehme, damit es wieder seetüchtig dem Meere Trotz bieten kann.

Die liberale Atmosphäre, in der wir aufgewachsen sind, und die geistige Neutralität unseres Staates haben uns bisher daran gehindert, an einen solchen nationalen Wiederaufbau zu denken.

Wenn wir die Wirksamkeit des eidgenössischen Gesundheitsamtes oder der kantonalen Hygienestellen betrachten, so ermessen wir sicherlich die unvergleichlichen Dienste, die sie der Volksgesundheit leisten; aber gleichzeitig müssen wir einsehen, daß das ihnen vom Staat auferlegte und für sie verbindliche Arbeitsprogramm vorläufig nur dem eines wachsamen Postens gleichkommt, der die Wasserwege hütet, um gegebenenfalls die Löcher aufs schnellste stopfen zu können. Mit großer Umsicht und tadelloser Organisation bemühen sie sich, die Epidemien aufzuspüren und den Ärzten die drohende Gefahr anzuzeigen, damit sie deren Ausbreitung rechtzeitig verhindern können.

Aber unser Volk neu erziehen und zu dem zurückführen, was einst seine körperliche und sittliche Kraft war, das ist eine Aufgabe, an die sie sich kaum heranwagen.

Ich möchte diese Bemerkungen nicht übertreiben. Diese Zeilen enthalten keinerlei Kritik am öffentlichen Gesundheitsdienst.

Ich unterschätze keineswegs die Maßnahmen, die getroffen werden, um Krankheiten vorzubeugen: die geleistete Unterstützung der prophylaktischen Vorkehrungen, die Arbeit der Schulärzte, die Verbreitung der Gesundheitspflege im Volk, die Dienste der Heimpflege, die Entwicklung der Anstalten für Gefährdete, der Ferienkolonien, der Tuberkulosefürsorge, der Turn- und Sportvereine.

Ich möchte darlegen, wie durch eine geistige Erneuerung unseres Volkes dies alles seine Ergänzung, seine tiefere Wirkungskraft und seinen dauernden Erfolg finden wird.

Die körperliche und sittliche Kraft unserer Vorfahren lag im Geist, der sie beseelte, in der Genügsamkeit ihres Lebens, in der Sittenstrenge, im Durchhalten bei mühevollem Daseinskampf, in der festen Verbundenheit der Familie und in ihrem lebendigen Gottesglauben.

In unsern besten nationalen Überlieferungen liegt ein ganzes Aufbauprogramm.

Der Geist, der die Organisation unserer schweizerischen Landesausstellung vom Jahr 1939 beseelte, zeugt klar von einer Neuorientierung in dieser Hinsicht. Während unsere früheren Ausstellungen nur eine hochtrabende Verherrlichung des technischen Fortschritts waren, eine Anpreisung des bequemen und luxuriösen Lebens, das er verschafft, oder aber ein romantisches und sentimentales Bild der malerischen Schweiz, so brachte die Zürcher Ausstellung vor allem das Bestreben unseres Volkes zum Ausdruck, sein höchstes nationales Gedankengut wiederzufinden. Ein vervollkommnetes Recht und eine technische Schulbildung allein genügen nicht zur Führung eines Volkes. Es muß seine Seele wiederfinden, sowohl um gesund zu sein, als um die wahre Wohlfahrt zu erreichen; es muß seine Berufung wiederfinden. Diese Berufung hat es von Gott empfangen, als auf der Rütliwiese rüstige Bergbewohner mit starkem Arm und gesunder Seele vor ihm den Eid schwuren, als die Eidgenossen sich an der Tagsatzung von Stans der geistigen Autorität eines Niklaus von der Flüe unterwarfen und ihren selbstsüchtigen Streitereien ein Ende setzten, oder als alle Bürger von Genf im «Rat der Zweihundert» vereinigt, durch einmütigen Treueid versprachen, «dem Heiligen Evangelium nachzuleben».

Es geht mir beim Schreiben dieses Buches nicht darum, Psychologie, allgemeine Medizin, Philosophie oder Theologie zu treiben, sondern darum, unserem Volk zu helfen, eine neue, physische, psychische und geistige Gesundheit zu erlangen, dadurch daß es sich der Herrschaft Gottes neu unterwirft.

«Wir müssen die Verhütung der Krankheiten unter einem ganz neuen Gesichtspunkt betrachten. Die wissenschaftliche Methode besteht darin, die Grundursache auszutilgen. Die Unterernährung, der Geburtenrückgang, der Gebrauch von Betäubungsmitteln, die Geschlechtskrankheiten, usw. sind für ein Volk lauter Symptome einer Grundursache: das ist der sittliche Verfall.

Die Gesundheit eines Volkes hängt von der Disziplin und der Nächstenliebe aller seiner Bürger ab. Die sittliche Gesundheit, die geistige Gesundheit und die körperliche Gesundheit bilden ein unzertrennbares Ganzes»[1].

Die sozialmedizinische Organisation unseres Volkes ist im Laufe des letzten Jahrhunderts in der Hauptsache durch «freiwillige Werke» bestritten worden. Es genügt, ein statistisches Jahrbuch der wohltätigen Unternehmungen und der sozialen Werke aufzuschlagen, um die ungeheuren Anstrengungen auf diesem Gebiet zu ermessen. Es genügt, zum Beispiel das Eidgenössische Bulletin zur Bekämpfung der Tuberkulose zu durchblättern, um die unzähligen Bemühungen und Spenden, die dieses Fürsorgeprogramm hervorgerufen hat und die Ausgaben, die es mit sich bringt (jährlich nahezu 17 Millionen Franken), zu bewundern. Dazu kommen noch die alkoholgegnerischen Werke, die Fürsorgestellen, die Werke zur Hebung der Sittlichkeit, der Nacherziehung der jugendlichen Verbrecher, usw.

Es sei ferne von uns, diese gewaltige Anstrengung zu unterschätzen; sie ist bewunderungswürdig; das Volk kann sich jedoch nicht mehr damit zufriedengeben; es verspürt ein klares Bedürfnis nach einer sozial-medizinischen Aktion, die noch bestimmter darauf ausgeht, ihm eine «wirkliche Gesundheit» zu verschaffen, statt nur die

---

[1] Erklärung der in Interlaken vereinigten Ärzte, anläßlich der ersten Tagung für moralische und geistige Aufrüstung der Nationen, im September 1938.

Löcher zu stopfen und den Unglücklichen beizustehen. Denn im
«Werk» ist immer die Idee der Wohltätigkeit mit inbegriffen, die für
den Schützling mehr oder weniger demütigend ist. Was ein Arzt wie
Vincent[1] den Werken vorhält, ist der «Geist der wohltätigen Dame»,
die kleinen Selbstsüchteleien, all den kleinlichen Hochmut und die
Günstlingswirtschaft, die sich unvermeidlich in das beste Unternehmen einschleichen, so lange man des Menschen Herz nicht erneuert.

Ein nationales Programm der «wahren Gesundheit» wird nach den
tiefen Ursachen der seelischen Zerrüttung und nach den Symptomen
der physischen Degeneration unseres Volkes suchen.

Die Bedingungen des physischen Lebens des Menschen haben im
letzten Jahrhundert durchgreifendere Wandlungen durchgemacht
als im Laufe der zwanzig vorangegangenen Jahrhunderte. Gerade
dieses letzte Jahrhundert brachte die Vermassung der großen Städte
mit sich, die äußerste Steigerung der Unruhe, der Hast, des Geschäftsbetriebes, der Überreizung der Nerven, der Schaustellungen und der
Nachrichten. Dieses Jahrhundert brachte ebenfalls die ungeheure
Verbreitung der ausländischen Nahrungsmittel, den Verbrauch von
Tee, Kaffee, Zucker, Fleischnahrung, die Erfindung der Konserven,
die Frühobst- und Frühgemüsemärkte, welche es erlauben, zu jeder
Zeit Saisonerzeugnisse zu genießen, und welche so den normalen
Ernährungsrhythmus zerstören. Ferner brachte es die Entwicklung
der künstlichen Beleuchtung und im Zusammenhang damit das immer
mehr zunehmende ungesunde Nachtleben, usw. Es ist klar, daß die
gewaltigen, in so kurzer Zeit erfolgten Umwälzungen in der menschlichen Ernährungsweise und Lebensform sich für die Volksgesundheit
nicht ohne Folgen vollziehen konnten.

Diese ganze Entwicklung des Menschengeschlechts läßt sich jedoch
nicht einfach aufheben; man kann es nicht plötzlich aller seiner Fortschritte und neuen Ernährungsgewohnheiten berauben. So kann ein
völliges Naturleben, wie es von den extremen Lehren der Naktkultur
und des strengen Vegetarismus angepriesen wird, nicht einen aufbauenden Plan für die Volksgesundheit bilden.

Gott aber steht über der Natur. Sein Plan für die Menschen stimmt
überein mit den Gesetzen, die er der Natur auferlegt hat, aber er berücksichtigt die besonderen und gegenwärtigen Bedürfnisse des
Menschen.

[1] A. Vincent: Vers une médecine humaine, S. 75. Paris, édition Montagne,
coll. Esprit.

Ein Land, dessen Bürger die persönliche Zucht im Gehorsam gegen Gott wiederfänden, die Selbstbeherrschung, die Lösung ihrer psychischen und sozialen Konflikte, das Maßhalten in ihren verschiedensten Gelüsten, die Steigerung ihrer Lebenskraft infolge einer das Leben bejahenden seelischen Verfassung, ein solches Land würde ein ganz neues Gesundheitsniveau erreichen.

Im Gehorsam gegen Gott liegen die günstigsten gesundheitlichen Bedingungen; denn er hat den Menschen erschaffen und der Welt sein Gesetz gegeben. Ich will aber nicht in Abrede stellen, daß es unter den Menschen, die dem Willen Gottes wahrhaft gehorsam sind, auch Kranke gibt; es hieße die menschliche Solidarität leugnen. Aber der geistige Niedergang in der Welt und in der Medizin haben den Stand der Gesundheit der Völker beeinträchtigt.

Gott gehorchen heißt nicht nur, Fehler der Lebensführung vermeiden, sondern es heißt auch die Gemeinschaft mit Gott wiederfinden, die uns die zum Leben nötige geistige Kraft verleiht.

Die wahren menschlichen Probleme sind letzten Endes immer religiöse Probleme. Wenn wir uns daher mit Lebensreform und sachlicher Disziplin befaßten, so würden wir nur einen langweiligen Moralismus oder eine Verherrlichung der Disziplin vorschlagen. Das hieße den Menschen von außen her erfassen. Die einzig wahre Quelle der Disziplin in dieser Welt ist die Gemeinschaft mit Christus. Sobald Jesus Christus in ein Leben eindringt, findet dieses eine neue Ordnung, eine Disziplin, die nicht starr, formgebunden, lästig, sondern froh, beweglich und unmittelbar ist. Die Disziplin ist kein Lebensziel, auch nicht ein Mittel, um zu Christus zu kommen; vielmehr ist sie eine Folge der veränderten Haltung, die der Einbruch Christi in ein Leben mit sich bringt.

Wenn die Heilkunde sich wieder der Tragik der geistigen Verwirrung des Menschen bewußt wird, indem sie von neuem einsieht, daß der Mensch nicht behandelt werden kann, ohne mit Gott zu rechnen, so wird sie die große Erneuerung erleben, die ihr heute so nottut.

Wenn man an den physiologischen Materialismus denkt, der die Medizin am Anfang dieses Jahrhunderts völlig beherrscht hat, so wird man mit Freuden gewahr, daß diese Erneuerung bereits angebrochen ist. Allerorts erscheinen Bücher, die das allgemeine Bedürfnis, aus dieser materialistischen Sackgasse herauszukommen, zum Ausdruck bringen. Ich erwähne das Buch meines Genfer Kollegen, Georges Regard, «Etudes biologiques et scientifiques des grands problèmes religieux», welches den Irrtum unserer Vorgänger zeigt, als sie Wissenschaft und Religion als zwei sich widersprechende Thesen einander gegenüberstellten. Ich könnte noch viele andere nennen. Eine große Zahl von Ärzten erheben sich heute und gewinnen aus ihrer persönlichen Christuserfahrung eine ganz neue Grundauffassung ihres Berufes. Der kürzlich als Professor der Medizin an die Universität von Kapstadt berufene Dr. Jack Brock[1] erklärte in einem Vortrag: «Das Ziel, das mir vorschwebt, besteht darin, eine neue Generation von Medizinstudenten in Südafrika heranzubilden ... Wir wünschen Männer, die sich ganz der Medizin widmen und die die Verantwortung ihres Berufes fühlen. Einzig eine neue Generation von Ärzten, deren Arbeit in erster Linie auf ihrer persönlichen Verbindung mit Gott beruht, kann der Nation das bringen, was ihr frommt ...»

Dr. A. Carrel hat kürzlich erklärt[2]: «Die geistigen Betätigungen des Menschen sind nicht weniger real als die physischen und chemischen Erscheinungen, und ihre Wichtigkeit ist noch viel größer.

Die Befreiung von den Dogmen des Materialismus wird eine neue Aera heraufführen, wenn das Leben in seinen drei Grundgedanken vollständig begriffen sein wird. Wir sprechen von Frieden, aber wir dürfen nicht vergessen, daß das Leben die Kraft liebt, und daß der Friede Kraft braucht. Die Stärke der Nationen, wie die eines Menschen, besteht sowohl aus geistigen wie aus materiellen Elementen. Darum muß der Ruf der Stunde ein Ruf an die sittliche und körperliche Männlichkeit sein. Die geistige Aufrüstung der Menschen und der Völker muß den Weg dazu bahnen.»

Der große deutsche Chirurg Sauerbruch hat im März 1940 in einem Vortrag vor der Medizinischen Gesellschaft im Haag erklärt: «Das Problem, welches unser wirtschaftliches, technisches und kulturelles Leben beherrscht, ist die Frage nach der Beziehung zwischen Mensch und Technik ... Heute weiß der Arzt, daß sich mit der Technik nicht alles erreichen läßt. Er braucht die Technik, aber auch seine Persönlichkeit als Arzt, die beide ineinander verflochten sind im gleichen, wahren Ziel: seine Pflicht zu heilen, seine Aufgabe zu heilen. Er weiß, daß die Technik nicht bis zur tiefsten Wurzel des rätselhaften Wesens, genannt Mensch, eindringen kann ...»

Von einem Journalisten befragt, erklärte er: «Der Menschheit fehlt der leitende Gedanke ... Ohne ihn ist die Technik das gefährlichste, das es gibt ...

[1] Church of England Newspaper 11. März 1938.
[2] Botschaft der nationalen Tagung für geistige Aufrüstung in Washington am 8. Juni 1939. Protokoll des Kongresses der U.S.A.

‚Was soll, nach Ihrem Dafürhalten, dieser leitende Gedanke sein, Exzellenz?

‚Der eine nennt ihn Gott, der andere Schicksal, ein dritter wieder anders. Jedenfalls muß man wieder selbstlos werden und auf den Eigennutz verzichten. Wir müssen wieder lernen, daß wir alle Menschen sind ... Wir müssen mit dem Materialismus brechen»[1].

Und in einem Vortrag über «Der Arzt und die Seelsorge» sagt Sauerbruch weiter: «Es gibt keine wirkliche ärztliche Kunst ohne demütige Bindung an Gott. Aus dieser Demut entspringt eine gewaltige Kraft, die wir haben müssen, um diesen unsern Beruf ausüben zu können in aller Verantwortung vor dem einzelnen Kranken wie vor unserem Volk»[2].

Diese geistige Erneuerung wird der Heilkunde auch eine neue Autorität bringen. Als kürzlich das Zürcher Volk einem Gesetz zustimmte, welches den Chiropraktikern die Ausübung ihrer Kunst bewilligte, haben einsichtige Ärzte ehrlich zugegeben, daß die Entwicklung der zeitgenössischen Medizin nicht unbeteiligt ist an dem im Volk entstandenen Mangel an Vertrauen, von dem dieser Volksentscheid zeugt[3].

Dadurch, daß die Ärzte sich ernstlich hüten, auf geistigem und moralischem Gebiet Stellung zu beziehen, haben sie sich der Möglichkeit begeben, ihre Rolle als Menschenführer zu erfüllen. Das Volk nimmt ihnen heute dieses Versagen übel. Die Ärzte haben ihre Haltung auf die eines gleichgültigen, geradezu ironischen Zuschauers beschränkt. Sie lassen die traurige menschliche Komödie an sich vorbeiziehen, sie sehen alle Fehler der Menschen, aber sie wollen objektiv bleiben, mit Werturteilen zurückhalten, jedes Glaubensbekenntnis meiden.

Durch diesen geistigen Aufschwung aber werden die Ärzte ihrer Mission wieder bewußt werden und zu ihrer Berufung wieder Vertrauen fassen. Wieviele Ärzte sind heute im Innersten entmutigt und trauen ihrer Kunst weniger zu als der Patient! Sie können wohl Erfolge anführen, aber unvollständige oder oberflächliche. Sie heilen Krankheiten, aber sie heilen nicht Menschen. Sie haben das unbestimmte Gefühl, daß sie im Problem des Menschen nicht das Wesentliche anpacken. Der hohe Gedanke der Achtung der Gewissensfreiheit hat ihnen den Zugang zu den Tiefen verschlossen. Sie haben dem

---

[1] De Telegraaf, 16. März 1940.
[2] Berner Tagblatt, 5. September 1940.
[3] Dr. L. B. La vie médicale: La brèche dans la citadelle. Cahiers protestants, März 1939.

Menschen keinen Zwang antun wollen und darauf verzichtet, ihn zu führen. Sie haben sein Recht, sich zu irren, geachtet. Aber das Volk gleicht, wie zur Zeit Christi, einer Herde ohne Hirten. Es beklagt sich, ohne Führer zu sein und unter den Intellektuellen nur gelehrte und sachliche Beobachter zu finden.

Die moralische Autorität des Arztes ist der Schlüssel zu jeder Psychotherapie, welches auch die angewandte Methode sei. Aber die Autorität des Arztes hängt nicht nur von der Wissenschaft und von seiner Willenskraft ab, sondern auch von seiner eigenen Lebenshaltung, von der Lösung, die er selbst für seine eigenen Schwierigkeiten gefunden hat, von der Übereinstimmung der von ihm vertretenen Ansichten mit seinem praktischen Verhalten, von seinem persönlichen Glauben und von den Früchten der Gewissenhaftigkeit, Selbstlosigkeit, Liebe und Ehrlichkeit, die der Glaube in seinem Beruf hervorbringt.

Aber wie ist der Mut des Kranken aufzurichten?

Für viele Ärzte ist die Gemütsverfassung eines Patienten nichts anderes als dessen Optimismus. Alles, was sie daher zur Hebung und Besserung des Gemütszustandes ihres Patienten tun zu können glauben, besteht darin, ihn durch alle möglichen Mittel über sein Befinden zu beruhigen. Sie trachten danach, seine Illusionen durch Schweigen, durch nachdrückliche Betonung irgend eines kleinen Besserungssymptoms oder durch ausweichende Antworten aufrecht zu halten.

Ich möchte den glücklichen Erfolg einer positiven Suggestion nicht in Abrede stellen, sofern sie ehrlich ist und von einem verständigen, liebevollen Arzt ausgeht. Die Methode Coués, der seine Patienten aufforderte, sich jeden Tag vorzusagen, es gehe ihnen besser und besser, hat bei Kleinpsychopathen unbestreitbar Wunder gezeitigt. Aber es hieße die Unergründlichkeit der menschlichen Tragik und die Macht der im Menschenherzen gährenden negativen Kräfte verkennen, wenn man glaubt, mit solchen Methoden Abhilfe schaffen zu können. Wenn die Ereignisse seinen Hoffnungen nicht entsprechen, wenn seine inneren Niederlagen sich trotz guten Willens und fester Vorsätze wiederholen, so fühlt der Kranke sehr wohl die Grenzen einer solchen Therapie des Optimismus. Eine innere Haltung, die fähig ist, den schlimmsten Umständen und dem Tode gegenüber standzuhalten, kann nur der göttlichen Kraft entspringen. Um seinem Patienten diese Hilfe zu bringen, muß der Arzt danach trachten, ihn nicht etwa seinen Täuschungen zu überlassen, sondern ihm gegenüber so aufrichtig als möglich zu sein.

Ich weiß, was für eine Frage der Leser jetzt stellt: «Sagen Sie einem Krebskranken immer die Wahrheit?»

Ich muß vor allem bemerken, daß im allgemeinen die Familie, viel mehr als der Arzt, darum besorgt ist, dem Kranken die Wahrheit über seinen Zustand zu verheimlichen. Oft ist es die Familie, die aus Sentimentalität den Arzt dazu drängt oder geradezu von ihm verlangt, den Optimisten zu spielen, wodurch vor dem feierlichen Nahen des Todes zwischen dem Kranken und seiner Umgebung eine tiefe Kluft geschaffen wird.

Man macht sich keinen Begriff von den naiven Ermahnungen, den versteckten Besuchen beim Arzt, den Geheimnistuereien und Vorspiegelungen, welche die Angehörigen fertigbringen, sogar in Fällen, wo die Enthüllung der Wahrheit ganz einfach und gefahrlos wäre.

Ein Verwandter des Kranken folgt dem Arzt ins Treppenhaus und sagt ihm: «Sagen Sie mir jetzt die Wahrheit, Herr Doktor,» indem er hinzufügt: «aber bitte, sagen Sie dem Patienten kein Wort davon». Dieser aber weiß, daß es geheime Gespräche gibt, und das Gefühl, «daß man ihm etwas verheimlicht», regt seine Phantasie an und weckt desto mehr seine schlimmsten Befürchtungen, sogar dann, wenn der Arzt ganz offen gegen ihn war.

Es sei hier nachdrücklich wiederholt, daß das Christentum keine Moral, sondern eine Religion ist. Wenn man die Ehrlichkeit ohne Schonung als «Prinzip» anwendet, so kann man freilich mehr Schlimmes als Gutes anrichten; diese Fälle sind übrigens viel seltener, als man gewöhnlich annimmt.

Das Christentum aber ist eine Religion, das heißt, es geht nicht darum, die Ehrlichkeit auf brutale Art anzuwenden, wie eine Moral ohne Liebe, sondern darum, dem Kranken durch die persönliche Gemeinschaft mit Christus die geistige Atmosphäre zu bringen, in welcher er die Wahrheit ertragen kann und durch sie Gott näher kommt, anstatt in Auflehnung oder gar in Todesangst zu geraten.

Die Botschaft von Christus ist ein Ganzes, von dem man ein wesentliches Stück wie die Ehrlichkeit nicht lostrennen kann; man muß auch das Weitere bringen, nämlich die Liebe und vor allem die persönliche Gotteserfahrung. Wenn ein Arzt einem Schwerkranken noch nicht ohne Gefahr die volle Wahrheit sagen darf, so hat er seinem Patienten noch nicht zu jener geistigen Reife verholfen, kraft deren er dem Tode ins Antlitz schauen darf und ihm in stetem Aufstieg entgegengehen kann. Man soll nicht denken, daß ich hier die Familienangehörigen leichthin kritisiere. Es ist mir bewußt, wieviel Liebe,

Mitleid und Bestreben, dem Kranken überflüssige Prüfungen zu ersparen, in der schonenden Vorsicht liegt, ihm die Wahrheit zu verbergen. Ich spreche nicht leichtfertig über ein Gewissensproblem, dessen vielseitige Schwierigkeiten ich aus Erfahrung kenne. Aber ich bin überzeugt davon, daß es auf dem Boden der Moral keineswegs zu lösen ist. Seine Lösung liegt nur in einem göttlichen Wunder. Ich selbst habe nicht allen Sterbenden, die ich behandelt habe, die Wahrheit gesagt; weit davon entfernt! Ich kann auch nicht sagen, daß mich die Angehörigen daran gehindert hätten, aber eines weiß ich: wenn ich in allen diesen Fällen nicht wahrhaftig gewesen bin, so zeigt dies den Mißerfolg meines Priesteramtes und beweist, daß ich es nicht verstanden habe, meinen Kranken zur Gemeinschaft mit Gott zu führen.

Meine Mutter, die sechs Jahre lang verwitwet war, starb in der Blüte ihrer Jahre, zwei kleine Kinder hinterlassend, nach jahrelanger unerbittlicher Krankheit, der drei Operationen keinen Einhalt zu gebieten vermochten. Ich erinnere mich, daß während ihrer letzten Monate oft ein Architekt zu ihr kam, um ein Bauprojekt, das er in die Länge zu ziehen verstand, mit ihr zu besprechen. Sicherlich gab sich niemand Illusionen hin und meine Mutter selbst vielleicht auch nicht. Man wußte, daß sie den ersten Spatenstich nicht erleben würde.

Man kann es den Familien nicht verargen, wenn sie solche falschen Vorstellungen unterhalten; sie tun es in der frommen Absicht, den Geist des Patienten von der Krankheit weg mehr auf die Zukunft zu richten.

Heute aber weiß ich, daß es ein gründlicheres und wirkungsvolleres Mittel gibt zur Stärkung der seelischen Verfassung des Patienten. Es besteht darin, ihm zu helfen, durch Gottes Geist im Glauben fest zu werden. Am Tage ihres Todes sprach meine Mutter das Bedauern aus, daß man ihrer religiösen Reife nicht mehr Vertrauen geschenkt habe; diese hätte ihr ohne Zweifel erlaubt, der Wirklichkeit gefaßt ins Auge zu schauen. Sie hätte sich gerne, sagte sie, besser auf den Tod und die Trennung von ihren Kindern vorbereitet.

So tief und ernst das Problem der Wahrheit über die Diagnose und Prognose der Krankheit auch sein mag, so ist es doch nur ein Teil des Problems der Ehrlichkeit in der Medizin.

In der täglichen Praxis haben wir es ebensooft, wenn nicht viel mehr, mit bescheideneren Schwierigkeiten zu tun.

Oft habe ich einem Kranken gestehen müssen, daß ich ihn belogen, wenn ich ihm sagte, ich habe in einer Analyse nichts gefunden, die ich einfach vergessen hatte, oder wenn ich irgend einen Vorwand erfand, um das Vergessen einer Verabredung zu verbergen. Es ist eine täglich wiederkehrende Schwierigkeit, auf bestimmte Fragen unserer Patienten unsere Unwissenheit zuzugeben. Für den Arzt, der versucht, seinen Glauben auch im praktischen Beruf zu bewahren, spielen solche kleinen Geständnisse eine Rolle und sind für ihn oft schwerer als die großen. Wir befürchten so das Vertrauen der Kranken zu verlieren. In Wahrheit ist es eher die Sorge um unsern Ruf und unser Ansehen bei den Patienten, um die es uns geht. Im gesamten sozialen Leben wird diese Angst, das Vertrauen zu erschüttern, benützt, um die Verdrehung der Wahrheit zu rechtfertigen, und all diese versteckten Verdrehungen der Ehrlichkeit sind die wahre Ursache der Vertrauenskrise, an der die Welt krankt.

Wenn ich nun einige charakteristische Stellen aus einer Krankengeschichte anführe, so möchte ich eine andere Seite beleuchten, die subtiler und für das Problem der Ehrlichkeit in der Medizin nicht weniger wichtig ist.

Nennen wir Edmée das Mädchen, das von einer beidseitigen Beinlähmung befallen war.

Sobald ich mit ihr in Berührung gekommen war, wurde ich von verschiedenen Personen ihrer Bekanntschaft über einige Tatsachen in Kenntnis gesetzt, die die Ehrlichkeit des Mädchens fraglich erscheinen ließen. Ihre Pflegerin gestand mir ihre Verlegenheit. Sollte sie, um Edmées Empfindlichkeit zu schonen, tun, als ob sie gewisse Lügen nicht bemerkte, und sie auf das Konto der Krankheit setzen, oder sollte sie ihr diese Unwahrheiten im Gegenteil vorhalten, auf die Gefahr hin, ihre seelische Vereinsamung zu verstärken?

Edmée war in diesem verhängnisvollen Teufelskreis der Neurose gefangen, den ich im vierten Kapitel beschrieben habe: der Verlust der Natürlichkeit. Zur Verteidigung seiner Empfindsamkeit nimmt der Neurotiker eine gekünstelte Haltung ein. Dieser Mangel an Natürlichkeit weckt das Mißtrauen der Umgebung. In dieser Atmosphäre des Mißtrauens wird die Empfindsamkeit des Kranken noch gesteigert und treibt ihn zur Anwendung noch feinerer Listen.

Ich fühlte mich selbst in dieses Getriebe verwickelt: alles, was man mir von Edmée berichtet hatte, machte mich ihr gegenüber mißtrauisch, während doch das Vertrauen allein ihr zur Wiedererlangung der Natürlichkeit verhelfen konnte.

Man kann aber nicht vergessen, was man von einem Kranken weiß, und ihm auf Befehl hin vertrauen. Diese Situation kommt häufiger vor als man glaubt; ein Angehöriger sucht uns heimlich auf und erzählt uns Dinge über unsern Patienten, die geeignet sind, uns vorsichtig zu machen. Er fügt hinzu: «Wohlverstanden, Herr Doktor, sagen Sie ihm bitte kein Wort davon!» Daraus folgt ein Unbehagen zwischen unserm Patienten und uns, wenn wir ihn behandeln und ihm dabei verbergen müssen, was wir von ihm wissen.

Es geschah öfters, daß ich mich weigerte, dieses Familiengeschwätz anzuhören, um eine seelische Trennung zwischen meinem Patienten und mir zu vermeiden, eine Schranke, die von vornherein alle meine Bemühungen um ihn unwirksam machen würde. Oder dann ersuche ich im voraus die Familie, mir nichts zu berichten, was ich vor dem Patienten nicht wiederholen dürfe. Denn diese restlose Offenheit des Arztes seinem Kranken gegenüber bildet die Grundbedingung einer christlichen Medizin, besonders bei Nervenkranken.

Ohne absolute Ehrlichkeit gibt es kein Vertrauen. Der Mißerfolg so vieler unserer Bemühungen ist sicher darauf zurückzuführen, daß wir allzu oft mehr auf unsere Geschicklichkeit bauen als auf die Wirkungen der lauteren Offenheit. Wir zählen auf unsere Psychologie und diese Psychologie ist oft nichts anderes als Diplomatie; Diplomatie aber ist immer Mangel an Ehrlichkeit.

Ich trat also mit Edmée in Berührung, fest entschlossen, ganz offen zu sein. «Ich kann Ihnen nur helfen», sagte ich zu ihr, «wenn ein unbedingtes Vertrauen zwischen uns zustande kommt, und eine absolute Aufrichtigkeit meinerseits ist die Bedingung eines solchen Vertrauens. Ich will Ihnen daher alles sagen, was man mir von Ihnen erzählt hat und alles, was ich von Ihnen denke. Es ist dies der größte Vertrauensbeweis, den ich Ihnen geben kann». Ruhig, ausführlich und sachlich erzählte ich ihr alles, was man mir berichtet hatte.

Ich wußte gar nicht, was jetzt geschehen könnte, und ob ich nicht etwa eine Nervenkrise auslösen würde; aber die Kranke ließ mich im Gegenteil sprechen, ohne ein Wort zu sagen, entspannte sich nach und nach, betrachtete mich mit großen, erstaunten Augen, in denen ein neuer Glanz aufleuchtete; sie war sichtlich erleichtert zu wissen, woran sie mit mir war. Zuletzt berichtete ich ihr von meinen eigenen Lügen: ich erzählte ihr eine der letzten, an die ich mich noch gut erinnere. Einige Tage zuvor hatte ich irgendwo einen schwarzen Kaffee getrunken und dazu ein Päckchen Zigaretten bestellt und ich hatte in meiner Abrechnung eingetragen: Vesper Fr. 1.20, während in Wirklichkeit Kaffee und Trinkgeld 55 Rp. und die Zigaretten 65 Rp. ausmachten. Ich war mir damals in der Tat bewußt, etwas zuviel für Zigaretten ausgegeben zu haben, und es war mir nicht unangenehm, daß der Gesamtbetrag am Monatsende etwas kleiner ausfiel. Es war gewissermaßen eine bewußte Fälschung.

Am folgenden Tag sagte ich Edmée, ich wolle weiterhin ihr gegenüber ehrlich sein. Der größte Vertrauensbeweis, den ich jemandem bekunden könne, sei der, ihm die Gedanken mitzuteilen, die mir am Morgen in den Sinn kamen, wenn ich mich vor Gott sammelte.

An jenem Morgen war ich, nach dem Lesen eines Kapitels aus dem Evangelium, bestürzt gewesen über meinen Kleinglauben. Ich erkannte, daß Edmée zu den Kranken gehörte, die Christus und seine Jünger mit einem einzigen Wort heilten, und ich wußte wohl, daß mein mangelnder Glaube daran Schuld war, wenn mir die Heilung nicht gelang. Dies alles hatte ich niedergeschrieben und noch manches andere, das ich Edmée vorlas.

Als ich sie am folgenden Tage wieder aufsuchte, las ich ihr wieder vor, was ich am Morgen aufgeschrieben hatte. Da sagte sie mir, sie habe auch versucht, sich mit ihrer Krankenschwester vor Gott zu sammeln; Gott habe ihr jedoch nichts offenbart.

Ich sagte ihr, es sei mir selbst anfänglich nicht leicht gefallen, dieses Stillesein vor Gott zu erlernen. Das erste Mal sei mir ebenfalls nichts eingefallen; wenn ich eine Bibelstelle gelesen hatte, besann ich mich, was für eine Predigt man darüber halten könnte, was mich aber hinderte, mich wirklich zu sammeln.

Am vierten Tage teilte mir Edmée mit, sie habe sich am Abend nach meinem Weggang vor dem Angesicht Gottes gesammelt und eine Seite niedergeschrieben. An diesem Morgen habe sie sich nochmals gesammelt und wieder eine Seite geschrieben, die sie mir jetzt lesen wolle. Ich darf natürlich den Inhalt dieser zwei Seiten hier nicht wiedergeben, an dessen Einzelheiten ich mich übrigens nicht erinnere. Aber ich war davon überwältigt. Edmée hatte gelernt, sich selbst gegenüber wieder wahrhaft ehrlich zu sein. Es war ein Geständnis verschiedener Verfehlungen. Es galt da und dort um Verzeihung zu bitten, Lügen zu gestehen, sich von Angstgefühlen zu lösen, sich mit gewissen Menschen auszusöhnen. Sie hatte nun eine klare Einsicht in die tiefen Hintergründe ihrer Krankheit, und endlich kam sie zum Entschluß, ihr Leben Jesus Christus zu widmen und von nun an nach dem Willen Gottes statt nach dem eigenen zu trachten.

Ein Gebet beschloß unsere Unterredung.

Am gleichen Tage, als die Krankenschwestern sie unter den Armen stützend führten, nahm ich sie bei der Hand und ließ sie so, mit dieser leichten Stütze, zum ersten Mal seit mehr als einem Jahre, einige sichere Schritte tun.

Einige Wochen später öffnete sie mir ihr Herz restlos und vertraute mir das große Leid an, das schon immer im Verborgenen an ihrem Leben genagt.

Eine Krankheit kann der feierliche Anlaß zu einem Eingreifen Gottes in ein Menschenleben sein.

Ohne die Krankheit hätte Edmée ihre berufliche Tätigkeit beibehalten und damit auch die große, innere Leere und ihre seelischen Verwicklungen, ihre kompensierende, fieberhafte Betriebsamkeit, und hätte nie ihre Liebe ausstrahlen können.

Ich kann diese wenigen Seiten über die Ehrlichkeit in der Medizin nicht abschließen, ohne auf die Sozialversicherungen hinzuweisen. Neben vielen anderen hebt auch Dumesnil in seinem Buche «L'âme du médecin»[1], den Einfluß hervor, den die Verbreitung der Versicherungsgesellschaften auf die Entwicklung des Ärztestandes ausgeübt hat, und den Samen des Mißtrauens, den diese Entwicklung in die Beziehung zwischen Arzt und Patient gesät hat. Die Kranken- und Unfallkassen vermehren ihre Vorsichtsmaßnahmen, um die Betrugsmöglichkeiten zu vereiteln. Die Ärzte lassen sich beeinflussen, ob sie es wollen oder nicht, und nehmen systematisch eine Mißtrauenshaltung ein, was zu einem Problem der heutigen Medizin führt. Darauf hat Dumesnil keine Antwort, ebensowenig übrigens, wie auf alle andern moralischen Probleme, die in seinem Buche aufgeworfen werden. Die Antwort liegt offenbar in dem Schritt, den kürzlich eine Frau bei mir unternahm. Ich hatte sie kurz vorher anläßlich ihres Eintritts in eine Krankenkasse untersucht. Bald darauf begegnete sie christlichen Freunden und kam durch sie zu einem lebendigen Glauben. In der Selbstprüfung, besonders beim Aufsuchen von dem, was in ihrem Leben nicht ehrlich gewesen war, hatte sie sich daran erinnert, daß sie mir absichtlich bei der Untersuchung eine frühere Krankheit verheimlicht hatte. Sie hatte erkannt, daß sie, um ihrem Glauben treu zu sein, mir diese Unehrlichkeit gestehen müsse.

[1] René Dumesnil. L'âme du médecin, Paris, Plon. Coll. «Présences», 1939.

XV. KAPITEL

*Die Gesetze des Lebens*

Die Aufgabe des Arztes besteht darin, die Menschen die körperlichen und geistigen Gesetze des normalen, das heißt des gottgewollten Lebens zu lehren. Diese Auffassung der Heilkunde ist tief verwurzelt in den höchsten Überlieferungen unserer Körperschaft.

Im sechsten Jahrhundert vor Christus erklärte Pythagoras, daß die edelste Aufgabe, die man sich auf Erden stellen könne, die sei, die Menschen zu lehren, richtig zu leben.

Als Philosoph lehrte er sie, in der Berührung mit Gott die Quellen eines normalen Lebens zu suchen. Seine Schüler begannen den Tag mit Gebet. Dann sammelte sich jeder auf einem einsamen Gang, «um so sein Tagewerk vorzubereiten»[1].

Am Abend tauschten sie auf einem gemeinsamen Spaziergange die empfangenen Eingebungen aus.

Als Staatsmann erneuerte Pythagoras die Sitten, die Politik und die Geschäfte, und es gelang ihm, in Krotona ein wahrhaft goldenes Zeitalter heraufzuführen.

Endlich lehrte Pythagoras als Arzt die Menschen, nach Gottes Plan zu leben. «Er betrachtete die Gesundheit als eine Harmonie, die Krankheit als eine Gleichgewichtsstörung»[2].

Er verlangte, daß die Ernährung ebensosehr der Gesundheit als der seelischen Erhebung diene und setzte seine aus Pflanzenkost bestehende Ernährung ein.

Seine Anschauungen machen ihn zum Vorläufer des griechischen Genius, seiner größten Philosophen, eines Sokrates und Plato, wie auch seines größten Arztes: Hippokrates. Trousseau und Pidoux konnten füglich schreiben: «Die Wissenschaft hat sich seit Hippokrates oft gewandelt; und doch hat dieser große Mann die Heilkunde auf so feststehende, allgemeine Wahrheiten gegründet, daß sie zum Selbstverständlichen in der Medizin und zur unumstößlichen Regel der ärztlichen Kunst geworden sind. Diese der Wissenschaft entstammenden Grundsätze haben die wechselnden Fluten derselben zu ihren Füßen vorbeiziehen sehen»[3]. Denn für Hippokrates ist die Heilkunde mehr noch eine Kunst als eine Wissenschaft, eine Kunst, die

---

[1] P. Carton. La vie sage, S. 13. Paris, Le François.
[2] E. Boinet. Les doctrines médicales, S. 19. Paris, Flammarion.
[3] Trousseau et Pidoux. Traité de thérapeutique, Vorwort, S. 7.

auf dem Verständnis des Menschen als Einzelwesen und nicht des Menschen als Allgemeinbegriff beruht. «Das Leben ist kurz», schreibt er, «die Kunst ist lang, die Gelegenheit zum Handeln ist rasch entflohen, die Erprobung voller Tücken, die Beurteilung schwer»[1].

Nach Hippokrates ist es die Natur, die da heilt, das heißt die Lebenskraft – $πνεῦμα$ – die Gott dem Menschen schenkt; die Heilkunde besteht hauptsächlich darin, den Menschen in Lebensbedingungen zu stellen, die der Wirkungskraft der Natur nicht zuwiderlaufen. Er schreibt: «Wenn man krank geworden ist, muß man seine Lebensweise ändern. Es ist klar, daß die, die man befolgte, schlecht war, in allem oder größtenteils, oder in irgend etwas».

Ich könnte noch weitere Stellen anführen, die uns Hippokrates als den Erneuerer der Lebensgestaltung erscheinen lassen. «Es gibt zwei Weisheitsregeln der Gesundheit; weniger essen, als man eigentlich könnte, und arbeiten.» Wie Pythagoras, betont auch er die Wichtigkeit der stillen Sammlung, die unsere moderne Welt vergessen hat: «Das beschauliche Besinnen bedeutet für den Geist des Menschen so viel wie das Gehen im Freien für den Körper». Ambroise Paré sagt später: «Ich verband, Gott heilte». Er schreibt: «Wenn die Heilkunde Erfolg hat, so verdankt sie ihn der Gottheit». Und weiter: «Man kann die Heilkunst nicht lieben, ohne die Menschen zu lieben.»

Endlich muß der Arzt, der den Menschen zur Erneuerung ihres Lebens verhelfen will, sein eigenes Leben erneuern. «Wie meine Kunst, so will ich auch mein Leben rein und heilig halten», lautete das Gelübde des Hippokrates.

Diese Auffassung der spiritualistischen Medizin, die den Menschen heilen will, indem sie ihn zum Gehorsam gegen Gott führt, hat sich durch die Jahrhunderte fortgesetzt trotz aller Triumphe der materialistischen Medizin. Es ist nicht meine Absicht, an alle medizinischen Größen zu erinnern, die sich dazu bekannt haben. Aber den großen Sydenham möchte ich doch nicht unerwähnt lassen.

Tronchin, der Arzt Voltaires, der von Philipp von Orléans nach Paris gerufen worden war, um seine beiden Kinder gegen die Pocken zu impfen, unternahm es, die Sitten der weltlichen Gesellschaft des Jahrhunderts zu sanieren, «in jenen Kreisen, die durch ein allzu leidenschaftliches, vergnügungssüchtiges Leben aufgebraucht, und unter jenen hysterischen, launenhaften Frauen, die durch allerlei Ausschweifungen entnervt waren».

---

[1] Littré: Oeuvres complètes d'Hippocrate.

«Diesen Neurasthenikern, wie wir heute sagen würden, die man durch Schröpfen, Abführ- und Brechmittel, mit Bädern und Chinin behandelte, empfiehlt Tronchin ausschließlich moralische Heilmittel, im löblichen Bestreben, vor allem das Leibliche durch das Seelische zu heilen. Die schädlichen Blähungen beheben durch Mäßigung der Leidenschaften, durch Beruhigung der Erregungen, indem er allen wieder Mut zusprach, das war der Inhalt seiner Lehre. Er trat sofort auf als der Mann der Natur, der Verkünder eines gesunden und einfachen Lebens, als Gegner des gekünstelten Lebens der großen Städte und machte aus jedem Kranken seinen Freund ... Man konnte damals in Paris das seltsame Schauspiel sehen: Wohnungen wurden nach den Weisungen des feinen Genfers umgewandelt, die schweren Vorhänge, die den Eintritt der Luft verhinderten, entfernt; durch weites Öffnen der Fenster ließ man die Sonne in die dunkeln und muffigen Stuben eindringen; Flaumdecken, Matratzen, Daunenkissen wurden weggeräumt und durch Roßhaarbetten ersetzt; die Teppiche wanderten in die Rumpelkammer. In den Straßen verzichteten die schönen Damen auf Karossen und Sänften und gingen in kurzen Röcken mit kleinen Schrittchen zu Fuß, mitten unter den andern Straßengängern. Daheim geht die Gnädige hin und her, reibt den Parkettboden auf, putzt das Kupferzeug; der gnädige Herr zieht den Rock aus, spaltet Holz, oder verstellt die Möbel»[1].

Aus der Gegenwart will ich Dubois, von Bern, erwähnen. Er behandelte die Nervösen, indem er ihnen zu einer Neueinstellung zum Leben verhalf. Ich nenne Reymond von Chexbres, der seine Patienten Holz sägen ließ und vor allen Liengme, von Vaumarcus, der ihnen seine «Lebensregeln» beibrachte[2]. Da er unter ihnen Undisziplinierte fand und solche, die sich auflehnten gegen ihre Umwelt und gegen sich selbst, unternahm er an ihnen eine wahre sittliche Erziehung. Eine seiner Lieblingsideen war, daß die Bibel als das wertvollste Buch der Psychologie zu betrachten sei und daß alles Gute, was diese Wissenschaft entdeckt hat, schon vor ihr in der Heiligen Schrift ausgesagt worden ist.

In der deutschen Schweiz hat ein Mann einen tiefen Einfluß auf die Volksgesundheit ausgeübt, nämlich Dr. Bircher-Benner. Seine Methode bestand in einer Neuerziehung der Denkweise, zur Disziplin, zur Übung, zur Hygiene und Ernährung.

[1] Jules Bertrand. Le Temps, 21 mai 1938.
[2] Liengme. Pour apprendre à mieux vivre. Conseils pratiques aux «nerveux». Neuchâtel, V. Attinger.

Man kann behaupten, daß vor 50 Jahren die deutsche Schweiz viel schlechter aß als die welsche, die mehr Gemüse und weniger Wurstwaren verzehrte. Heute hat die deutsche Schweiz, und zwar vornehmlich unter dem Einfluß Birchers, eine gesundere Ernährungsweise als die welsche. Vielerorts ißt man «Birchermüesli», Obst und rohes Gemüse.

Dieser Überlieferung der hippokratischen Heilkunde schließen sich alle «Naturheilschulen» an, die von Kneipp, Sigaud und andern.

Carton, in Paris, hat nach meinem Ermessen den philosophischen und geistigen Sinn einer das Leben der Einzelnen erneuernden Heilkunde am besten erfaßt.

Er betont immer wieder die Wichtigkeit des Gehorsams, des Verzichtes und des Opfers für jeden, der sich nach den Gesetzen eines gesunden Lebens richten will. Das allzu leichte Leben hat seine Gefahren, und man muß mit den falschen, trügerischen Vorstellungen aufräumen: in erster Linie mit dem Glauben an die Möglichkeit einer weitgehenden Dienstbarmachung der Naturkräfte zu unserem Vorteil, die aber nur durch die Mißachtung der Gesetze, die das Leben und den menschlichen Entwicklungsgang beherrschen, erreicht wird; ferner mit der Annahme, daß die Gewinnung und Verteilung der Bodenschätze unbegrenzt seien und der gesteigerten Bequemlichkeit und der raffinierten Ernährung zu dienen hätten; endlich mit dem Bestreben, durch ein Mindestmaß von Leistung ein Höchstmaß des Genusses zu erreichen. Alle diese Träume von leichtem und unbegrenztem Glück sind bedenkliche Trugbilder, weil der menschliche Fortschritt sich nur im einfachen und natürlichen Leben vollzieht[1]. Er zitiert Bouchard: «Vor allem sollen die Ärzte denken können und sich die Zeit nehmen, nachzusinnen; sie sollen nicht stehen bleiben vor der Erscheinungsform der Krankheiten, sondern vielmehr sich die Bedingungen vorstellen, die diese Krankheiten verursachen und unterhalten; sie sollen sich eine Lehre schaffen und sich zu den allgemein gültigen Ideen erheben»[2].

Es war ein Schüler Cartons, Dr. Schlemmer, der mich veranlaßte, über den wahren Sinn der Heilkunde nachzudenken, als er mir eines Tages sagte: «Die Medizin ist die Kunst, die Menschen zu beraten, wie sie leben sollen».

---

[1] P. Carton. Traité de médecine, d'alimentation et d'hygiène naturistes, S. 117.
[2] Bouchard. Introduction aux éléments de thérapeutique de Nothnagel und Rossbach, S. XXIV.

Es gibt also Lebensgesetze, gegen die man nicht verstoßen kann, ohne die Gesundheit zu gefährden. Die Zivilisation und ihr Streben nach Wohlbehagen drohen unaufhörlich, sie aufzuheben. Nicht ungestraft kann man die Nacht zum Tag machen, die Wohnungen im Winter überheizen, nur noch Auto fahren, sich nach seinen Gelüsten ernähren oder mit den Mitmenschen im Streit leben.

Weil nun Gott das Leben geschaffen hat, so ist es klar, daß wir seine Gesetze am besten durch die Bibel kennen lernen. Die Bibel ist sehr reich an wertvollen Weisungen für die Heilkunde. Dieser Gegenstand ist so umfassend, daß ich nicht daran denken kann, ihn hier im Einzelnen zu behandeln. Ich hoffe, daß es mir später einmal möglich sein wird, ihm ein Buch zu widmen. Bereits habe ich die Wichtigkeit der biblischen Antwort auf das Problem des Leidens und auf das des Geschlechtslebens gezeigt. Jeder weiß, daß die Bibel die Ordnungen des geistigen, sittlichen und sozialen Lebens der Menschen enthält. Ich möchte später einige Gesichtspunkte ihrer psychologischen Botschaft darlegen. Sie bringt aber auch unzählige Hinweise für das leibliche Verhalten des Menschen.

Die Bibel fordert die Arbeit: «Sechs Tage sollst du arbeiten[1]». Die Arbeit ist eine der Bedingungen für die Gesundheit. Ein Staat, der sich um die Erhaltung der Volksgesundheit müht, sollte den Müßiggang nicht dulden. Die Bibel fordert auch die Ruhe: «Am siebenten Tag ist der Ruhetag des Herrn, deines Gottes; da sollst du keine Arbeit tun»[2] und «Es kommt die Nacht, da niemand arbeiten kann[3]». Auch die Ruhe ist eines der Hauptgesetze für die Gesundheit.

Die Bibel gibt viele Weisungen in bezug auf die Ernährung, vor allem den Satz aus dem I. Buch Mose: «Gott sprach: Sehet da! Ich habe euch gegeben allerlei Kraut, das sich besamet auf der ganzen Erde, und allerlei fruchtbare Bäume, die sich besamen, zu eurer Speise[4]».

Früchte und Gemüse bilden also die Hauptnahrung des Menschen. Die Vorurteile einer auf das Geld gegründeten Kultur haben in dieser Beziehung die Auffassungen vieler Menschen gefälscht. In unzähligen Familien schränkt man den Obstgenuß für die Kinder ein unter dem Vorwand, es sei ein «Nachtisch» und man droht ihnen sogar, sie bekämen keinen Nachtisch, wenn sie nicht brav seien! Ich habe ein

[1] II. Mose 20, 9.
[2] II. Mose 20, 10.
[3] Ev. Johannes 9, 4.
[4] I. Mose 1, 29.

Dienstmädchen behandelt, das unter dem Obstmangel litt: ihre Herrschaft gab ihr Fleisch an beiden Mahlzeiten, gestattete ihr aber nicht, an die Fruchtschale zu rühren, die nur für den Herrschaftstisch bestimmt war.

Zu viel essen ist ein Ernährungsfehler, zu wenig essen ebenfalls. Gott hat einen Plan für unsere Ernährung, und wer von gewissen Nahrungsmitteln, die er uns bestimmt hat, keinen Gebrauch macht, der setzt sich notwendigerweise Störungen der Gesundheit aus. Trägheit, Genußsucht, Mode oder sektiererische Auffassungen veranlassen viele Leute, die Abwechslung in ihrer Ernährungsweise bedenklich zu vernachlässigen.

Lehrreich ist folgende Beobachtung.

Die erbliche Belastung der Patientin, die wir Marcelle nennen, ist eindeutig. Ein Onkel und eine Tante sind beide Asthmatiker. Die Krankheit der Patientin hat mehrere Formen angenommen, deren Folge ihren Zusammenhang bestätigt: ernste Darmentzündung in der Kindheit – im Verdauungsalter[1] – die von wiederholten Anfällen von Bronchitis und von immer neuen, drüsenartigen Wucherungen gefolgt war – im Atmungsalter – die wiederum ein hartnäckiges Ekzem – im Muskelalter – zur Folge hatten, das endlich einem schweren Asthma wich, das ihr jetzt jede Betätigung verunmöglicht und den Umgang mit den Mitmenschen verbietet.

Diese wohlbekannten sich folgenden krankhaften Wandlungen zeigen, wie verfehlt es wäre, jede dieser Erscheinungen als eine lokale Einzelkrankheit zu behandeln. Es ist klar, daß sie nur das sichtbare Auftreten eines allgemeinen, tieferliegenden Übels ist.

Beiläufig erwähne ich noch den psychischen Faktor: ohne die Sorgen besonders zu betonen, die ihr Krankheitszustand in ihr geweckt hat, und die natürlich nicht dazu angetan sind, ihr ein Loskommen vom Gedanken an die Krankheit zu erlauben, stelle ich vor allem fest, daß, seit ihre Verlobung wegen mangelnder Gesundheit aufgelöst worden ist, ihr Asthma sich furchtbar verschlimmert hat. Als willensstarke Natur hat sie ihren Kummer mehr in sich verschlossen als wirklich angenommen. Aus dem Wunsch, ihrer Familie die Rückwirkung ihres Schmerzes zu ersparen, tat sie so, als ob sie ihn vollkommen ertragen könne.

Ein derartiger Versuch, die Äußerungen seiner Erregung zu sperren, läuft dem menschlichen Gesetz der kindlichen Unmittel-

---

[1] Siehe VI. Kapitel, Die Temperamente S. 74.

barkeit so zuwider, daß er stets schädliche Folgen für die Gesundheit mit sich bringt. Da er hier bei einem so geschwächten Allgemeinzustand gemacht wurde, hatte er schlimme Folgen.

Was mir aber bei Marcelle besonders auffiel, war das Ernährungsmoment. Vom zartesten Kindesalter an hatte sie einen ausgesprochen krankhaften Widerwillen gegen den Zucker. Das weitere Verhalten war einfach: sie mied von da an überhaupt den Zucker. Diese Enthaltung fixierte die Idiosynkrasie. Die Mundschleimhaut wird schon durch Berührung mit Zucker überreizt und das Verschlucken löst sofortiges Erbrechen aus.

Aber das Problem wird noch schlimmer: die Idiosynkrasie gegen den Zucker hat schließlich noch die Ablehnung der Früchte, sogar derer von geringstem Zuckergehalt, herbeigeführt. So hat Marcelle seit nahezu 20 Jahren keinen Zucker und kein Obst mehr zu sich genommen.

Ist die Idiosynkrasie ein Symptom krankhafter Veranlagung? Ist im Gegenteil die Veranlagung durch den Mangel an Zucker und Früchten verursacht worden? Man hat Grund anzunehmen, daß das eine wie das andere wahr ist und daß es sich auch hier wieder um einen jener, in der Medizin so häufigen, verhängnisvollen Zirkelschlüsse handelt.

Das Mindeste, das man sagen kann, ist, daß keine Spezialbehandlung der Bronchitis, des Ekzems oder des Asthmas, daß keine Adrenalineinspritzung – sie hat solche monatelang zweimal täglich bekommen – zu einem an sich befriedigenden Resultat führen kann, solange ein so gefährdender Mangel an einem grundlegenden Nahrungsstoff wie dem Obst anhält. Kein Arzt hat wahrscheinlich Marcelle sorgfältig genug ausgefragt, um diesen Ausfall aufzuspüren. Es ist schon so lange her, daß sie sich angewöhnt hat, kein Obst zu essen, daß sie gar nicht mehr daran denkt, diesen Umstand als eine wichtige Tatsache zu erwähnen.

Ich erkläre Marcelle, daß das Obst das Hauptnahrungsmittel des Menschen ist; sie müsse sich an diese Nahrung gewöhnen, koste es, was es wolle. Das mag nun so lange dauern, als es will. Sie muß mit einem winzigen Bißchen geschabter Äpfel im Tag beginnen und die Dosis langsam, langsam steigern. Aber die Überwindung ihrer Idiosynkrasie gegen das Obst wird die «conditio sine qua non» einer wahren Heilung sein.

Einige Monate später schildert sie mir, wie weit sie in ihrer Wiederanpassungskur gekommen ist: bereits erträgt sie ohne Störung einen halben Apfel im Tag. Ihr Allgemeinzustand und ihr Asthma sind schon beträchtlich besser. Sie braucht nur noch eine Adrenalineinspritzung und hat viel weniger Schmerzen.

Eine Kur auf dem Mont Dore hat ihr vollends die Heilung gebracht.

Die normale Ernährung des Menschen muß stets im richtigen Verhältnis folgende drei Kategorien von Nährstoffen enthalten:

1. Die Elemente des Gerüstes, die für den Aufbau und die fortwährende Erneuerung der Gewebe bestimmt sind. Es sind einerseits die Eiweißstoffe, stickstoffhaltige Erzeugnisse, die sich vornehmlich im Fleisch, in den Eiern und im Käse vorfinden. Die Bibel verbietet das Fleisch nicht, wie viele Leute glauben. Anderseits sind es die Mineralsalze, die sich besonders in den Grüngemüsen und im Getreide vorfinden. Diese Nahrungsmittel sind besonders den Organismen notwendig, die sich im Wachstum oder im Erholungszustand befinden.

2. Die Elemente der Verbrennung, die dazu bestimmt sind, dem Organismus die ihm notwendige Wärme und Kraft zu liefern. Es sind die verschiedenen Zucker, die Mehlspeisen und Fette. Sie sind besonders dann unentbehrlich, wenn der Mensch eine hohe körperliche Leistung zu vollbringen hat oder wenn die Außentemperatur niedrig ist.

3. Die lebenden Elemente, die Vitamine enthalten, das heißt jene feinen, von der heutigen Chemie nachgewiesenen Körper, deren Bedeutung schon seit geraumer Zeit von einsichtigen Klinikern erkannt worden war. Diese Elemente sind in den Früchten und in den Rohgemüsen enthalten.

Man wird im allgemeinen gut tun, dafür zu sorgen, daß jede Mahlzeit Nahrungsmittel der drei Kategorien aufweist.

Bei jeder Mahlzeit Obst zu essen, schon zum Frühstück und besonders zu Beginn der Mahlzeiten, ist eine einfache und für die Gesundheit bedeutsame Ernährungsreform. Eine Frucht ist ein Keim, der die ganze Lebenskraft einer Pflanze in sich trägt. Aus demselben Grunde ist das Naturkorn eines der wertvollsten und stärkendsten Nahrungsmittel, und darum ist das Brot eines der Hauptnahrungsmittel des Menschen.

Ein Rohkostmittel, das leicht zu beschaffen ist und das jeder anpflanzen kann, sogar auf dem Fenstersims, sind die Radieschen, die rasch wachsen und fast das ganze Jahr zu haben sind. Man kann so jeden Morgen sich einige davon ausziehen und frisch verknuspern.

Allzu viele Leute, die vom Kochen nicht lassen können, ersetzen die Früchte immer wieder durch konzentriertes Zuckerwerk, Süßspeisen, durch Konditoreiwaren und Eingemachtes.

Ich erwähne noch einen meiner Patienten und nenne ihn Lukas. Er ist scheu, ängstlich, voll von Minderwertigkeitsgefühlen seinen Geschwistern gegenüber schon in seiner Jugend und heute gegenüber seiner Frau. Aber ich möchte hier nicht auf seine psychologischen Probleme eintreten.

Er hat einen starken, weißen Hornhautfleck. Ich befrage ihn eingehend über seine Ernährung und erfahre, daß er durch seine Frau, die starr an ihren Ideen festhält, einer übertriebenen, ausschließlichen Pflanzenkost unterworfen wurde. Es liegt bei ihm ein deutlicher Mangel an Stickstoff vor. Es scheint mir daher wichtig, seine Nahrung zu verbessern, indem man ihr statt Fleisch, von dem seine Frau grundsätzlich nichts wissen will, mehr Käse, Pilze, Getreidemehl, Haselnüsse, kurz stickstoffhaltige vegetarische Kost beifügt, die ebenso wichtig ist für seine Entfaltung wie die geistigen und psychologischen Ermahnungen, an denen ich es natürlich auch nicht fehlen lasse.

Es liegen den Ernährungsfehlern noch manche andere moralische Ursachen zugrunde. Man kennt die heroischen Verzichte in der Ernährung, die sich Frauen aus Eitelkeit zumuten, um schlanker zu werden, oder im Gegenteil die stumpfsinnige Überernährung, der sich ängstliche Naturen unterziehen, im naiven Glauben, daß Beleibtheit ein Schutz gegen Tuberkulose sei.

Endlich gibt die Bibel Hinweise auf eine Ernährungsregel, die für die Gesundheit von größter Bedeutung ist: das regelmäßige Fasten. Die Eßlust und die Schlauheit der Menschen, sogar derer, die sich im Prinzip den Vorschriften der katholischen Kirche unterziehen, haben ihnen gestattet, sich deren Forderungen so trefflich anzupassen, daß ihre Gesundheit Schaden nimmt. Und bei den Protestanten ist die Sache noch viel schlimmer. Unser eidgenössischer Buß- und Bettag – le Jeûne fédéral – der einer religiösen Inspiration entspringt und ein Fasttag sein sollte, ist ein Tag der Festessen geworden.

Während Tausenden von Jahren hat die Menschheit wirkliche Fastentage und -zeiten eingehalten, zuerst wohl aus Notwendigkeit, wie es eben der Zufall in der Zeit des Urmenschen mit sich bringen mochte, und in der Folge nach religiösen Vorschriften. Es ist noch gar nicht lange her, daß der Brauch eines wirklichen Fasttages für die große Mehrheit der Menschen praktisch verschwunden ist. Die Zivilisation ist schuld daran, daß alles vereinheitlicht wird und daß wir uns alle Nahrungsmittel ohne Rücksicht auf die Jahreszeiten beschaffen können. Die Zivilisation wird durch die Selbstsucht und den Stolz der Menschen herbeigeführt. Wenn sich die Menschen im Gegenteil in der Stille sammeln, so finden sie den Plan Gottes für ihr Leben wieder und nehmen das Fasten an, dessen geistige und heilkundliche Bedeutung so groß ist. Die Erfolge von Ärzten, die, wie Guelpa, einfache, regelmäßige Fastenkuren für die Ernährungskrankheiten eingeführt haben, zeigen deutlich den Irrtum einer Kulturepoche, die den Plan Gottes verachtet hat.

XVI. KAPITEL

## *Inspiration*

Im vorangehenden Kapitel habe ich gezeigt, daß die Bibel die sicherste Quelle ist, um uns Aufschluß über den Plan Gottes für das Leben des Menschen zu geben. Es hieße jedoch die Wunderbotschaft Jesu Christi verkennen, wenn man in der Bibel nur eine Sammlung göttlicher Gesetze sehen wollte, welchen nachzuleben der Mensch sich bestreben muß. Das hieße der Gesetzlichkeit, dem Formalismus und dem Moralismus verfallen. Es besteht ein völliger Gegensatz zwischen dieser sittlichen Anstrengung und der wunderbaren Wandlung, die Christus dem schenkt, der ihm sein Herz öffnet. Das Evangelium ruft uns nicht zu einer Anstrengung, sondern zum Glauben auf. Die Psychologen haben gezeigt, wie nutzlos es ist, sich anzustrengen, um eine Zwangsvorstellung zu vertreiben, um wieder Vertrauen zu fassen und um sich eines vergessenen Namens wieder zu erinnern. Daß die Lösung eines Problems einem während des Schlafes kommen kann, ist der Beweis der Wirkung der inneren Entspannung auf die psychische Leistung.

Wer große Anstrengungen macht, um besser zu werden, gleicht einem Menschen, der sich gegen eine Türe stemmt, die sich nach innen öffnet. Er muß vor allem seine Anstrengung aufgeben, damit die Türe sich öffnen und er hinausgehen kann. Es wird berichtet, daß, als Im Grund unsern nationalen Helden Niklaus von der Flüe aufsuchte, um ihm die ernsten Zwistigkeiten der Eidgenossen vorzulegen und seinen Rat zu holen, der Begnadete seinen Strick nahm, einen Knoten darein knüpfte und ihn jenem hinreichte mit den Worten: «Willst du diesen Knoten lösen?» Es gelang Im Grund ohne Mühe. «Auf diese Weise», sagte ihm Niklaus von der Flüe, «muß man die Schwierigkeiten der Menschen lösen.» Als jener aber den Kopf schüttelte, indem er sagte, daß dies nicht so leicht sei, antwortete ihm Niklaus: «Diesen Knoten könntest du auch nicht lösen, wenn jeder von uns an einem Ende des Strickes zöge; und gerade so wollen es die Menschen ja immer machen.»

Das christliche Erlebnis ist der Einbruch Jesu Christi in ein Leben, der ihm eine bis dahin ungeahnte Entspannung, Zuversicht und befreiende Kraft bringt und seine bisherige Entwicklung durchbricht. Die Gesetzlichkeit hingegen ist eine Versklavung an die «Prinzipien», an die fortwährenden Bemühungen, den Anforderungen einer Sittlichkeitsordnung zu genügen.

Die wahre Befreiung durch Jesus Christus ist aber, unseres Kleinglaubens wegen, eine sehr seltene Erscheinung. Um sich diese Unzulänglichkeit der wirklichen Erfahrung zu verbergen, tut der religiöse Mensch oft so, als ob er von Sünden und Leidenschaften frei wäre, von denen er ganz und gar nicht befreit ist. Dieser Mangel an Aufrichtigkeit sich selbst gegenüber schafft in seinem Innern einen Konflikt. Und der Arzt sieht alle diese religiösen Leute, wie sie von unentwirrbaren inneren Konflikten erdrückt werden. Und der gewöhnliche Mensch ahnt etwas davon, ohne Psychologe zu sein, und erklärt einfach, er beneide diese Leute nicht.

Es läßt sich sogar aus der Lehre Christi ein neues Sittengesetz ableiten, das die Seelen ebenso knechtet wie das jüdische Gesetz, das der Apostel Paulus der Gnade Jesu Christi gegenüberstellt. Ob sich nun die gesetzliche Moral christlich nennt oder nicht, jedenfalls führt sie immer wieder zu psychischen Niederlagen.

Dieser Gefahr entgeht auch die Naturheilmethode nicht und man sieht, wie ihre Anhänger erdrückt werden von einer wahren Angst, sie könnten den Gesetzen des natürlichen Lebens zuwiderhandeln.

Ein «neugeborener Mensch» sein heißt keinem System verhaftet sein. Nichts ist an und für sich gut oder böse. Das Gute wie das Böse liegt im Menschenherzen und nicht in den Dingen. Das Christentum appelliert an den Aufschwung des Herzens und zählt auf Wunder, während die Gesetzlichkeit zur moralischen Anstrengung aufruft, auf den Willen baut und Urteile fällt.

Nichts liegt dem Geiste Christi ferner, als eine kranke Seele zu einer Willensanstrengung zu ermahnen, zu der sie ja nicht fähig ist.

Sie mit Christus in persönliche Berührung bringen, heißt sie die Wunderkraft finden lassen, die sie zu Siegen führen wird, die ihre Bemühungen ihr nicht verschaffen konnten.

Für all das kann man ein mathematisches Bild aus der analytischen Geometrie anführen, wenn man die Gleichung einer Kurve ihrer Abgeleiteten gegenüberstellt. Die erstere bestimmt Werte, Koordinaten, rechnet mit Mengen, ebenso wie die formelle Moral behauptet, den sittlichen Wert der Menschen anzugeben, während die Abgeleitete den Verlauf einer Kurve angibt, gleichgültig, welches der Kurvenpunkt sei, das heißt, welches auch seine Koordinaten sein mögen. Und die christliche Erfahrung ist vergleichbar einem Vorzeichenwechsel der Abgeleiteten, die negativ war und positiv wird, sowohl bei einem tugendhaften Menschen als auch bei einem andern.

Wenn ich so nachdrücklich den angerichteten Schaden der gesetzlichen Religion betone, so geschieht es, weil gerade durch sie so viele Ärzte von der christlichen Auffassung des Menschen abgestoßen wurden. Sie sahen so viele «Fromme», welche andern die Lösungen der Lebensprobleme zu bringen meinten, ohnmächtig kämpfen mit Schwierigkeiten, die oft größer waren als die der Ungläubigen, und denen die gleichen Niederlagen, die gleichen Leidenschaften und die gleichen Leiden nicht erspart blieben! Darum haben so viele Ärzte die Augen verschlossen vor der inneren Verwirrung, welche tatsächlich vorhanden ist, eines jeden Herz erfüllt und eine so große Rückwirkung auf die Gesundheit hat. Und dieser geistige Aufruhr des Menschen ist der der Sünde, welche die Grundursache aller Lebensprobleme ist. Wenn die Ärzte die Sünde leugnen, so geschieht es aus Protest gegen eine gesetzliche Auffassung, deren Verheerungen sie wohl kennen, die aber nicht die Auffassung des Evangeliums ist.

Nun ist es aber keine geringe Sache, gegen die Sünde anzukämpfen! Es genügt nicht, die Welt zu ermahnen, sich aufzuraffen, ihr zu zeigen, was ihre Fehler sie kosten, den heutigen sittlichen Niedergang anzuklagen, treffliche Artikel über die Gewinnsucht zu schreiben, welche so viele Ärzte erfaßt hat. Es heißt die Macht der Sünde unterschätzen, wenn man glaubt, daß einige diesbezügliche Bücher eine Lösung bringen. Die Macht Jesu Christi allein vermag die Macht der Sünde im Schach zu halten. Einen Menschen in einer stillen Sammlung zu einer persönlichen Begegnung mit Jesus Christus führen ist der einzige Weg zu einer wahren Lebensänderung.

Mit Gesetzen und guten Ratschlägen allein läßt sich ein Leben nicht umwandeln ohne Gefahr, daß diese Gesetze ihren Anhängern eine neue drückende Knechtschaft bringen. Das heißt vor allem die peinigende Zerrissenheit des Menschen verkennen und sein Unvermögen, sein Leben mit seinen Grundsätzen in Einklang zu bringen. «Unfähig, aus eigener Kraft das Gute zu tun» ... sagte Calvin. Um dem Plan Gottes gehorsam zu werden, brauchen wir etwas anderes als Gesetze und Ermahnungen. Wir müssen eine wahrhafte innere Wandlung durchmachen. Jegliche Lebenserneuerung quillt aus der persönlichen Gemeinschaft mit Jesus Christus.

Deshalb, dünkt mich, liegt der tiefste Sinn der Medizin noch nicht darin, Ratschläge zur Lebensgestaltung zu erteilen, sondern darin, den Kranken zu dieser persönlichen Begegnung mit Jesus Christus zu führen, damit er durch diese Bejahung eine neue Lebensqualität findet, den Plan Gottes für sich erkennt und die Wunderkraft erhält, deren er bedarf, um ihm zu gehorchen.

Den Lesern des «Esprit médical» schreibt Dr. H. Bon in seinem ausgezeichneten Précis de médecine catholique[1] folgendes: «Ein verneinender Satz könnte paradoxerweise dazu dienen, zu zeigen, wie sehr die Ärzte für die Theologie vorgeschult sind. Liest man nicht oft aus ärztlichen Federn: Weitergehen hieße Metaphysik treiben; oder: Hier betreten wir ein Gebiet, welches zur Philosophie oder zur Religion gehört. Diese einfache Aussage, diese Anerkennung der ständigen Berührung mit dem Nachbargebiet zeugt für den engen Zusammenhang der medizinischen mit den religiösen Fragen.

Und ist dies nicht der Grund, weshalb im Lauf der Jahrhunderte zahlreiche Ärzte Priester und Ordensbrüder wurden? Da ist zuerst Lukas, ‚der Arzt, den Paulus so sehr liebte‘, und dem wir eines der Evangelien verdanken; weiter Niels Stensen, der Bischof und Apostel in Norddeutschland wurde und, um aus unserer Zeit nur einen unter vielen zu nennen, R. P. Gemelli, Rektor der Katholischen Universität in Mailand. Nicht zu vergessen, daß in den Reihen der Heiligen der katholischen Kirche ungefähr 60 Ärzte zu finden sind.

In Wirklichkeit ist der Zweck der Medizin die Erhaltung des Lebens und der Kampf gegen den Tod, ein metaphysisches Ziel. Was ist eigentlich dieses Leben, das man erhalten will? Was ist dieser Tod, vor dem man seine Kranken retten will? Es haben sich denn auch die Ärzte immer sehr für das Wesen des Lebens interessiert, so sehr, daß Barthez und die Schule von Montpellier eine wahre Theorie hierüber

[1] Paris. Alcan 1936.

aufgestellt hatten. Und in Bezug auf den Tod haben Bichat, Buisson, Dastre und manche andere ihre Betrachtungen gemacht ...

Die Heilkunde hat sich im Grunde genommen vom Priestertum getrennt, aber sie hat den Geist nicht ganz ablehnen können, der sie früher mit dem Priestertum verband. Die Heilkunst kann nur ein Priesteramt sein; sie hat Teil an dessen Pflichten und an dessen Größe, und darum nimmt die Theologie in der medizinischen Literatur einen so großen Raum ein»[1].

Welcher Arzt hat nicht die Nutzlosigkeit der meisten Ratschläge ermessen, die er zur Erneuerung des Lebens erteilt? Ich könnte es für alle besprochenen Lebensprobleme nachweisen. Der Arzt weiß genau, daß die wohlgemeinten Verwarnungen, die er zum Beispiel einem Alkoholiker gibt, ohne Erfolg bleiben werden, wenn nicht eine gründliche Wandlung des Menschen eintritt. Dieser hat sich nicht aus Neigung oder Durst dem Trunk ergeben, sondern um die Leere in seinem Leben auszufüllen, um den Niederlagen in der Familie zu entfliehen, den schmerzlichen Niederlagen in den Konflikten oder den zermürbenden der Enttäuschungen. Im unnatürlichen Rahmen des Wirtshauses hören seine Freunde ihn über alles leichthin reden, was in der Welt gebessert werden müsse. Aber ihm selbst fehlt die Kraft, die Ratschläge zu befolgen, die ihm der Arzt für sein eigenes Leben gibt.

Die Ratschläge wirken nur von außen her. Die geistige Revolution wirkt von innen her.

Wenn ein Mensch Christus begegnet, fühlt er sich mit einem Mal befreit, sei es von einer Leidenschaft, von einer Gewohnheit, deren Sklave er war, von einer Angst oder von einem Groll, gegen die er umsonst den größten Kraftaufwand entfaltet hatte.

Wie können wir bei den Menschen eingreifen, um sie zu einem entscheidenden religiösen Erlebnis zu führen, ohne in moralische Ermahnungen oder ins Predigen zu verfallen, was eine Angelegenheit der Geistlichen und nicht der Ärzte ist?

Die Quelle jeglicher geistigen Erneuerung besteht in einer persönlichen Begegnung mit Gott. Wir wissen wohl, daß es trotz aller unserer Bemühungen und aller unserer Erfolge, trotz aller unserer Grundsätze und unseres besten Willens, trotz aller unserer Kenntnisse und aller unserer Erfahrung in unserm Leben Schwierigkeiten gibt, welche der Wille nicht überwinden, Probleme, welche die Ver-

[1] L'Esprit médical, 29. Februar 1940.

nunft nicht lösen kann, Fehler, welche die Zeit nicht zu verwischen vermag. Eines Tages, mitten im gehetzten Lauf unseres Tuns und Denkens haltmachen, um unser Leben aufrichtig vor dem Angesicht Gottes zu prüfen, das ist der Weg zu jeder religiösen Erfahrung. Der Arzt meint vielleicht, er müsse, um die Probleme eines Menschen zu erfassen, ihn ohne Zartgefühl und ohne Rücksicht ausfragen. Meistens genügt die Bereitschaft, mit Geduld und Vertrauen zuzuhören. Ich denke an einen Kranken, den wir Constant nennen wollen und der immer wieder eine Aussprache verlangt hatte, die schon mehrmals verschoben werden mußte. Es war zur Zeit des abessinischen Krieges. Als er eintrat, sagte ich ihm einfach: «Ich nehme an, daß Sie nicht mit so viel Beharrlichkeit mich zu sehen verlangt haben, um mit mir vom Krieg in Afrika zu sprechen». Weiter sagte ich nichts. Er setzte sich und fing an, mir von seinem Leben zu erzählen, von seiner mangelhaften Gesundheit und nach und nach von seinen Fehlern und von den Sackgassen, in die er durch sie geraten war. Constant sprach zwei Stunden lang, ohne daß ich ihn unterbrach. Als er fertig war, schlug ich ihm einfach eine neue Begegnung vor.

Diesmal erwiderte ich sein Vertrauen damit, daß ich ihm meinerseits aus meinem Leben erzählte. Er ließ mich ebenso frei sprechen, wie ich ihn das erste Mal hatte sprechen lassen.

Mein Leben war von dem seinen sehr verschieden, vor allem viel begünstigter. Es gab eine Zeit, da ich glaubte, wir könnten nur denen helfen, die unter den gleichen Schwierigkeiten litten wie wir. Aus Taktgefühl vermied ich es, mit jemandem, der mit seiner Frau im Zerwürfnis lebte, von meinem ehelichen Glück zu sprechen oder mit einem, der nicht weiß, wie durchkommen, von meiner finanziellen Lage zu reden. Jetzt habe ich die Erfahrung gemacht, daß man allen hilft, denen man sich gibt. Und sich selbst geben heißt, ganz einfach von seinen eigenen Erlebnissen, von seinen Leiden, von seinen Fehlern und von seinen Siegen zu sprechen.

Als Constant mich wieder aufsuchte, sagte ich ihm: «Bei Ihrem ersten Besuch haben Sie gesprochen, beim zweiten ich. Heute wollen wir Gott sprechen lassen». Ich gab ihm ein Blatt Papier in die Hand und bat ihn, alles aufzuschreiben, was ihm während der stillen Sammlung in den Sinn komme.

Als er mir sein Blatt reichte, hatte er, fast ohne zu wissen wie, einen ganzen Plan für die Neugestaltung seines Lebens aufgeschrieben. Es galt da Lügen zu gestehen, gewisse Gegenstände zurückzuerstatten, um Verzeihung zu bitten, sich mit Mitmenschen auszusöhnen. Mir blieb nichts anderes, als ihm zu sagen: «Wohlan! Setzen Sie dies alles in die Tat um».

«Die Intelligenz», schreibt Bergson, «ist geradezu durch eine natürliche Verständnislosigkeit für das Leben gekennzeichnet[1]». Die Wissenschaft, welche die Grundlage unserer Kultur bildet, geht nur analytisch vor, doch vermag die Analyse das Leben keineswegs zu erfassen. Diese Kultur, welche den Vorrang des logischen Denkens über das intuitive, des Gelehrten über den Künstler, der Technik über den Menschen, des Logikers über den Gläubigen, der Sachverständigen über das Leben bestätigt hat, macht eine ernste Krise durch. Diese Krise ist der Beweis für das Versagen der Intelligenz und der Technik, da, wo diese beiden nicht mit der Inspiration verbunden sind. Die Menschheit hat Kenntnisse angehäuft, es gelingt ihr aber nicht mehr, die einfachen Dinge zu erfassen: der Völkerbund konnte die Begriffe Krieg und Frieden nicht mehr genau bestimmen, die Rechtswissenschaft vermochte nicht mehr genau zu sagen, was Gerechtigkeit ist, die Medizin, was Gesundheit ist. Und diese Menschheit sehnt sich heute darnach, die tiefen Quellen des Lebens wiederzufinden. Sie kann sie nur auf dem Weg des inneren Lebens wiederfinden, das sie in die Gegenwart Gottes rückt, der der Schöpfer des Lebens ist.

Wenn wir uns sammeln, erkennen wir ganz einfache Dinge in unserm Leben, die unser Verstand uns nicht zeigen konnte. Wir finden auch die Inspiration zur Tat. Denn das wahre Leben besteht aus diesen zwei sich gegenseitig ergänzenden Wechselzuständen: Sammlung und Tat; das stille Nachsinnen, welches zur Tat führt und die Tat, welche in der stillen Betrachtung zur Reife gelangt. Das ist der allumfassende Rhythmus zwischen Einrollung und Entwicklung, Zusammenziehung und Ausdehnung, zwischen innerem und äußerem Leben. Das Handeln, das in der Sammlung vorbereitet wird, ist von ganz anderer Wertbeschaffenheit als jene erregte, atemraubende Betriebsamkeit, welche unsere Zeit kennzeichnet, sie mit Lärm, Aufregung und Raserei erfüllt, und die eine der Hauptursachen des katastrophalen Überhandnehmens der Nervenkrankheiten ist. Man sagt, es seien die Eisenbahnen, die Autos, das Telephon, das Radio und die wirtschaftlichen Schwierigkeiten daran schuld. Ja, gewiß; aber vor allem ist der Mensch schuld daran.

Ich war lange Zeit selbst aufgeregt, immer in Eile, immer gehetzt, unfähig, meinem Seelenleben das ihm nötige Teil zukommen zu lassen. Seitdem ich meinem religiösen Leben täglich ungefähr eine

---

[1] Bergson. L'évolution créatrice, S. 179.

Stunde, oft aber weit mehr widme, habe ich gewisse Tätigkeiten, welche ich für unumgänglich notwendig hielt, aufgeben müssen; aber ich gewann dafür mehr Freude und bessere Leistung in meiner Arbeit.

Ein Hypochonder, den wir Benjamin nennen, schleppt seit Jahren seine Hoffnungen, seine Leiden und seine Klagen von einer Klinik zur andern. In der einen wurde er mit ultravioletten Strahlen behandelt, in einer andern wurde er reichlich mit Rohgemüsen gefüttert, in einer weiteren gab man ihm Beruhigungsmittel, anderswo hat man ihm vielwertige Drüsenpräparate verabfolgt. Er fügt sich übrigens all diesen Behandlungen sehr mangelhaft, erörtert sie immerfort, fürchtet das Klima, nimmt die Hausordnung nicht an, drückt sich um die Turnstunden und verläßt den Arzt, von welchem er das Heil erwartete, um anderswo neuen Illusionen nachzujagen.

Er war ein intelligenter, vielgereister Mann. Er hatte ein Kind, das einst seine Mutter zu den Großeltern nach Übersee begleitete.

Benjamin hatte darauf bestanden, daß seine Frau allein zurückkam und das Kind dort ließ. Zwei Jahre später starb das Kind nach kurzer Krankheit.

Dieser Verlust ging Benjamin sehr nahe. Er geriet in eine Depression und mußte eine Klinik aufsuchen. Verdauungsstörungen traten auf und fixierten seine Selbstbeobachtung. Alsdann stellten sich noch verschiedene andere Störungen ein. Er ist ein unglückseliger Mensch, der für nichts anderes mehr Interesse aufbringt als für seine Leiden, der nur noch spricht, um sich zu beklagen oder bei jedem Ratschläge zu holen; er ist in allem unschlüssig, führt unzählige Medizinfläschchen mit sich herum, findet kaum die Möglichkeit, sich zu ernähren, weil seine verschiedenen Ärzte von so vielen Speisen sagten, daß sie ihm nicht zuträglich seien.

Er hat soeben einen Spitalaufenthalt zur Beobachtung bei einem berühmten Nervenarzt durchgemacht, welcher ihn in meiner Gegenwart versicherte, daß keinerlei organische Veränderung vorliege.

Dieser Beobachtungsaufenthalt, wo eine Krankenschwester nachts alle Stunden nachsah, ob er gut schlafe, hat jedoch trotz aller beruhigenden Worte des Spezialisten seine Befürchtungen und sein Selbstmitleid wieder neu aufleben lassen. Er hat sich in den Kopf gesetzt, daß nur ein längerer Aufenthalt in dieser Klinik ihn heilen könne, und er empfängt mich ziemlich unfreundlich.

Ein Versuch, ihn über all die vermeintlichen Leiden zu beruhigen, wäre erfolglos. Es würde nur zu einer endlosen Auseinandersetzung führen. Ich würde auch sein ganzes Vertrauen verlieren, wenn ich sie nicht beachten würde oder ihn aufforderte, sie zu vergessen. Er sagt, ihm wäre nichts lieber als gesund zu werden, um seine Leiden vergessen zu können. Es wäre ebenfalls erfolglos, ihm mit religiösen Ermahnungen zu kommen; er hat nichts übrig für religiöse Betrachtungen, welche in seinem Leben schon lange keine Rolle mehr spielen.

Als ich zu ihm kam, lag er ausgestreckt auf seinem Bett. «Mein lieber Freund», sagte ich ihm, «heute will ich Ihnen aufrichtig die Ursache Ihrer Krankheit sagen. Es ist der Tod Ihres Kindes. Und Sie hätten ohne Zweifel Ihren Kummer ertragen, wenn er nicht von Gewissensbissen begleitet gewesen wäre: von Gewissensbissen, Ihr Kind entfernt und es seinen Großeltern anvertraut zu haben, bei denen es von der tödlichen Krankheit befallen wurde. Von dieser Zeit an fliehen Sie vor sich selbst, um Ihren Gewissensbissen zu entrinnen, und alle Ihre Leiden sind nur eine unbewußte Flucht vor dem Leben, das mit dieser Belastung zu ertragen Sie nicht mehr den Mut haben. Ich bin sicher, daß alle Ärzte, die Sie nacheinander behandelten, im Grunde genommen das Gleiche gedacht haben wie ich und Ihre Krankheit der gleichen Ursache zuschrieben wie ich. Es gibt keine Last, die ein Leben so sehr bedrückt, daß Jesus Christus dieses Leben nicht davon befreien könnte.

Sie befinden sich jetzt an einem Scheideweg. Diese Stunde ist ohne Zweifel die Gelegenheit, die Gott Ihnen vorbehalten hat, um Ihnen die Entscheidung zu ermöglichen. Vor Ihnen liegen zwei Wege. Der eine führt weiter, von Klinik zu Klinik, freilich voller Leiden, aber verhältnismäßig leicht. Auf diesem Weg erwarten Sie die Heilung durch andere, durch Ärzte, die erfahren genug sind, um irgend eine neue Kur herauszufinden, die Ihnen Heilung bringen soll.

Der andere Weg ist viel schwerer. Es ist der Weg Jesu Christi, der uns vorhergesagt hat, daß sein Weg schmal und schwer sei. Auf diesem Weg muß man sein Los annehmen, sein Kreuz tragen, seine Leiden aushalten, sich mutig wieder an die Arbeit machen und dem Leben tapfer ins Auge sehen, trotz des Leidens. Dieser Weg fordert die Umwandlung unseres eigenen Herzens. Aber auf diesem Weg ist man nicht allein, und wenn er auch die größten Opfer verlangt, so findet man dort die Freude, weil man durch die Gemeinschaft mit Christus die Vergebung seiner Verfehlungen findet ...»

Benjamin schaute mich aus tiefster Seele an, als ich beendet hatte. Und dann sagte er ruhig: «Ich will den schweren Weg wählen. Man muß mir aber helfen, weil ich nicht weiß, was ich machen muß.»

Darauf gab ich ihm meinen Rezeptblock und einen Bleistift in die Hand. Ich selber nahm ein Notizbuch aus der Tasche. Ich sagte ihm einfach: «Gott wird Ihnen sagen, was Sie zu tun haben. Wir wollen zusammen auf ihn hören und Sie schreiben auf, was er Ihnen sagt.»

Ich schrieb alle Gedanken, die mir einfielen, ausführlich nieder und las sie ihm vor.

Er reichte mir dann sein Blatt und ich las, was er geschrieben hatte: «Ich bin krank, weil ich mich ausschließlich mit mir selbst beschäftige. Ich muß jemandem etwas Liebes tun.»

– Wem wollen Sie etwas Liebes tun? fragte ich dann.
– Meiner Frau.
– Haben Sie ihr schon lange nicht mehr geschrieben?
– Es sind wenigstens drei Monate her.
– Wollen Sie ihr schreiben?
– Ja.
– Wann?
– Jetzt.
– Kann ich um sechs Uhr wiederkommen, um Ihren Brief zu sehen?
– Ja.»

Darauf verließ ich ihn.

Als ich zurückkam, fand ich seinen Brief auf dem Tisch. In den freundlichsten Ausdrücken erkundigte er sich bei seiner Frau nach ihrem Ergehen. Dann erzählte er ihr ganz einfach, daß er Gott gefunden habe und ihm sein Leben widmen, Tag für Tag auf ihn hören wolle, um zu vernehmen, was er von ihm erwarte, und daß er bereit sei, ihm zu gehorchen. Er habe die Zuversicht, daß er mit Gottes Hilfe sein Leben und seine Leiden werde tragen können. Sie hätte recht gehabt, fügte er hinzu, ihm zu sagen, daß er erst wieder gesund würde, wenn er glauben könne. Und er bat sie um Verzeihung dafür, daß er ihr nicht geglaubt habe. Und dann bat er sie noch für vieles andere um Verzeihung. Er freute sich darauf, wieder bei ihr zu sein, sie glücklich zu machen und zu arbeiten.

Beim Abendessen waren Benjamins Freunde erstaunt zu sehen, wie er so guter Dinge war, von allem aß, geistreiche Bemerkungen machte und tausend Reiseerinnerungen erzählte.

Ich will hier nicht verheimlichen, daß die folgenden Tage für Benjamin noch sehr schwer waren; denn ich hüte mich davor, die Botschaft des Evangeliums allzu einfältig erscheinen zu lassen. Zweifel befielen Benjamin und zugleich tauchten seine hypochondrischen Veranlagungen wieder auf. In Gottes Gegenwart geführt, fand er jedoch den Aufschwung und das Vertrauen wieder, die ihn davon befreiten.

Das Evangelium aber sagt deutlich, daß es entscheidende Stunden im Leben eines Menschen gibt, in denen unter dem Einfluß des göttlichen Geistes eine wesentliche Wandlung seiner inneren Haltung vor sich geht. Es ist damit freilich noch nicht alles bei ihm in Ordnung, und der kritische Beobachter wird leichtes Spiel haben, diese radikale Änderung zu bestreiten. Und doch ist in seinem Herzen ein neues Leben geboren. Es wird im Laufe der Jahre sichtbare Früchte tragen und sich nach und nach durch merkliche Veränderungen offenbaren.

Man kann sich ein Leben lang anstrengen, Gott gehorsam zu sein, sich mit Gewissenhaftigkeit, Regelmäßigkeit und Methode darum bemühen, dabei sich selbst gegenüber streng und peinlich genau in den kleinsten Dingen sein, ohne je diesen Ausdruck der Freude kennen zu lernen, diese ganz neue Kraft, welche der Begegnung mit Gott entspringt im Augenblick, wo man zu ihm von ganzem Herzen »ja« sagt.

Dieses Erlebnis ist von großem Einfluß auf die Gesundheit des Menschen: unmittelbar durch die Freude und das Aufblühen der Lebenskraft, welche in dieser entscheidenden Stunde nie ausbleiben; mittelbar durch die Lösung der Lebensprobleme und die Abklärung der Persönlichkeit, die es mit sich bringt.

Es gibt Funktionen im Organismus, unbewußte Funktionen, welche dem Einfluß des menschlichen Willens entzogen sind. Verstoßen wir also in den Funktionen, in denen wir frei sind, gegen diesen Plan, so entsteht eine innere Unstimmigkeit. Dieser Zustand würde einem Bienenstock gleichen, wo ein Teil der Bienen den göttlichen Plan instinktmäßig befolgte, während die andern sich davon entfernen würden. Es entstünde eine wahre Krankheit des Stockes.

Darum führen die Erforschung des Planes Gottes für unser Leben in stiller Sammlung und die persönliche Gemeinschaft mit Jesus Christus, die uns von Hindernissen befreit, allein zur Abklärung der Persönlichkeit. Sie ist eine Bedingung für die Gesundheit.

Christus selber hat diese religiöse Erfahrung mit dem keimenden Senfkorn verglichen. Dieses enthält potentiell die ganze Kraft, die sich in seinem Wachstum entfalten wird; aber der Baum, der daraus hervorgeht, ist noch nicht sichtbar. Der Übergang vom trockenen Korn zum keimenden Samen bedeutet eine wesentliche Veränderung. Ein neues Leben wird geboren. Aber dieses Werden ist noch verborgen; äußerlich betrachtet ist kein Unterschied wahrzunehmen. Es handelt sich um eine qualitative Änderung, die quantitativ noch nicht meßbar ist.

Ganz gleich ergeht es einem Menschen, der eine Lebensumwandlung durchmacht. Etwas Übersinnliches, Werterhöhendes und Unbedingtes hat sich in ihm vollzogen. Er spürt es und spricht es aus. Aber die Früchte dieser Wandlung werden erst in dem Maße in Erscheinung treten, als er deren notwendige Folgen erfaßt hat. Wie eine junge Pflanze braucht er noch sorgfältige Pflege, obwohl die Kraft, die seine Heilung sicherstellen wird, bereits in sein Herz eingedrungen ist. Darum widersprechen sich Glaube und Wachsamkeit keineswegs.

Eines Tages sagte mir einer meiner Patienten, daß sein Beichtvater mich sprechen möchte. Bei meinem Eintritt in sein Arbeitszimmer stellte mir der Stiftsherr folgende Frage: «Wie fangen Sie es an, Herr Doktor, wenn sie einen Menschen umwandeln? Nach jeder Konsultation bei Ihnen kommt Ihr Klient zu mir, und ich kann feststellen, daß er nach und nach von selbst entdeckt, was ich ihm schon so lange vergeblich beizubringen versuchte.»

«Vor meiner Bekehrung, bis vor einem Jahr», schreibt mir ein junger Mann, «litt ich fortwährend an Migräne. Sie ist seither vollständig verschwunden. Kommt sie gelegentlich wieder, so gehe ich in der Stille in mich, um zu prüfen, was bei mir nicht in Ordnung ist, denn ihre unmittelbare Ursache sind Kompromisse (Unreinheit der Gedanken), Gewissensbisse oder eine Spannung infolge mangelnder Hingabe.»

«In den ersten Jahren meiner Ehe», schreibt mir eine junge Frau, «war ich in ärztlicher Behandlung und litt immer wieder an Darmkatarrh und hartnäckiger Gebärmutterentzündung. Von dem Augenblick an, wo ich bereit war, mein Leben von Gott leiten zu lassen, war von diesen Krankheiten nichts mehr zu spüren ... Ich bekam seither eine Kraft und Ausdauer, wie ich sie nie zuvor gekannt. Gott hat mich auch von zwei schlechten Gewohnheiten befreit: von der Gewohnheit, zu viel Schokolade zu naschen und zwischen den Mahlzeiten alles Eßbare zu verzehren, was mir in die Finger kam, Gewohnheiten, die ich bis dahin nicht hatte ablegen können, obwohl ich genau wußte, daß sie meiner Gesundheit nicht zuträglich waren.»

Und ihr Mann schreibt mir folgendes: «Was mich betrifft, so habe ich bis zum 38. Jahre zwei schlechte Gewohnheiten gehabt, von denen ich mich trotz aller Anstrengungen nicht habe freimachen können: das Rauchen und die Onanie. Beide Übel sind ohne Anstrengung verschwunden, seitdem ich sie Gott übergeben habe. In den letzten drei Jahren sind mehrfache Rückfälle vorgekommen, aber immer in Augenblicken, wo mein Ich wieder Mittelpunkt meines Lebens wurde und jedesmal bin ich durch erneute aufrichtige Hingabe an Gott befreit worden. Zur Zeit fühle ich mich von diesen beiden Lastern vollständig frei.»

«Ich war nervös», schreibt mir eine junge Frau; «aus einer Phase der Begeisterung fiel ich sehr rasch in eine Phase der Depression mit wechselnden Stimmungen, die sehr ermüdend waren für meine Umgebung und für mich, da ich Schlafmangel nicht ertrage. Meine Verdauung war schlecht, ich aß zu hastig und erbrach oft und leicht. Ich litt an Nesselfieber. Als Leckermaul kämpfte ich ohne großen Erfolg gegen meine Naschhaftigkeit. Bei meiner mangelnden Selbstbeherrschung brach alles, Zorn, Begeisterung, Verzweiflung mit einer gewissen Heftigkeit hervor und diese hat um mich her viel Unheil angerichtet. Ich hörte auf Gott, war gehorsam, und mein Leben war von da an auf Jesus Christus als seinen Mittelpunkt eingestellt. Eines Tages kam ich zur Einsicht, daß sich in meinem Körper eine gewisse Ausgeglichenheit eingestellt hatte: ein harmonisches Gleichgewicht; ich weiß fast nicht mehr, was Verzweiflung oder Depressionen sind; ich erlebe große aber tiefere und stillere Freuden ... Ich schämte mich meiner sexuellen Begierden, die ich zügelte, so gut es eben ging; darunter hatte ich seinerzeit viel zu leiden und verlor dadurch oft mein inneres Gleichgewicht. Jetzt kann ich mich auch besser ausruhen. Mein Nesselausschlag ist fast vollständig verschwunden. Ich verdaue besser, muß fast nie mehr erbrechen. Meine Naschhaftigkeit ist auch ganz verschwunden, ohne daß es mich viel gekostet hätte. Ich schätze die guten Sachen noch mehr, ohne der Versuchung zu erliegen, zu viel davon zu essen. Mein Sexualleben ist ausgeglichen und natürlich. Ich hielt mich damals auch sehr schlecht, weil ich Rückenschmerzen hatte. Ich habe eines Tages eingesehen, daß ich in der Frühe turnen sollte und bekam auch die Ausdauer dazu, was mir sehr geholfen hat. Meine Gesundheit zeugt davon. Aber das kam wie von selbst, ich möchte sogar sagen, unbewußt. Mein Zustand hängt davon ab, ob ich auf Gott höre und mich ihm übergebe; es ist nicht etwas Erworbenes, es bleibt und besteht nur solange und soweit ich Gott gehorche, mich ihm anvertraue und von meiner Sünde befreit werde. Meine körperliche Gesundheit hängt von meiner seelischen Gesundheit ab.»

«Ich war äußerst nachlässig in Bezug auf Hygiene und Sauberkeit», schreibt mir ein Fräulein, «Gott führte mich dazu, diese Sünde zu bekennen, was sehr schwer und demütigend war, aber doch eine Wandlung in meinen Gewohnheiten brachte. Ich bin auch dazu geführt worden, viel weniger Wein und Alkohol zu trinken als früher ....»

Ein Greis schreibt mir: «Ich habe es erfahren, daß meine physische Gesundheit in direkter Beziehung zu meiner moralischen und geistigen Gesundheit steht.»

Ich könnte natürlich noch viele solche Briefstellen anführen.

Nicht die Anwendung der Lebensgesetze führt zu Jesus Christus, sondern die persönliche Begegnung mit Christus verwandelt das Leben und hilft uns, die Lebensgesetze wieder zu erfüllen. Das wollte ich in den Ausführungen dieses Kapitels hervorheben. Um die Menschen zu dieser persönlichen Begegnung mit Christus zu führen, bedarf es weder religiöser Vorträge noch theologischer Lehren. Ich kann wohl sagen, daß ich von mir aus nur selten ein religiöses Gespräch beginne. Es sind meistens meine Patienten, die mich darauf bringen, denn dorthin führen schließlich alle jene Lebensprobleme.

Da ist ein Kranker, den wir Max nennen wollen, an den ich immer denke, wenn ich versucht bin, dem religiösen Pathos zu verfallen.

Ich hatte ihn bereits seit mehreren Jahren wegen ungefährlicher Beschwerden behandelt, als er eines Tages eine Embolie des Herzmuskels bekam. Ich sah ihn natürlich anfangs mehrmals im Tag und nachher wochenlang jeden Tag. Nach und nach wurden die Besuche seltener. Ich hatte eine ganz natürliche Sympathie für ihn, und durch diese lange Krankheit wurden wir enger verbunden. Er hatte ganz jung seine Frau verloren, hatte sich seither der Erziehung seiner Kinder gewidmet und dazu eine ermüdende berufliche Tätigkeit und unzählige hauswirtschaftliche Arbeiten bewältigt. Anläßlich meiner kurzen, aber zahlreichen Besuche sprachen wir von seinem und meinem Leben, niemals aber führten uns unsere Unterhaltungen auf ausgesprochen religiösen Boden. Ich interessierte mich einfach für ihn und gewann ihn lieb.

Ich erinnere mich meines Staunens, als er mir eines Tages ohne Umschweife sagte: «Wissen Sie, Herr Doktor, diese Krankheit ist ein entscheidender Wendepunkt für mein religiöses Leben gewesen. Ich habe meine Bibel wieder hervorgeholt, in der ich seit vielen Jahren geschäftigen Lebens nicht mehr gelesen hatte. Meine täglichen Betrachtungen wurden immer länger und tiefer. Ich habe die Gemeinschaft mit Gott wieder gefunden, und sie hat mir viel geholfen, die lange Prüfung meiner Krankheit zu tragen. Wir haben ja nicht davon gesprochen, aber ich weiß, daß Sie glauben und daß Sie mir geholfen haben, ohne es zu wissen und ohne mit mir über Gott zu sprechen. Jetzt möchte ich Ihnen danken, denn ich habe einen inneren Frieden gefunden, den ich in meinem Arbeitseifer nicht gefunden hatte. Ich fühle, daß ich nach Wiederaufnahme meiner beruflichen Tätigkeit die tägliche stille Einkehr nicht mehr werde missen können. Ich bin dankbar für diese Krankheit, die mir dieses neue Leben gebracht hat.»

Einige Zeit später erzählte er mir von einer Arbeitskollegin, die große Schwierigkeiten in ihrem Leben hatte und welcher er durch sein Zeugnis hatte helfen können, die Lösung ihrer Probleme durch Gott zu finden.

Er verlor seine Stelle, blieb dabei aber frohen Mutes und voller Zuversicht.

Er fand bald eine neue Stelle, ohne sie nur zu suchen, eine solidere als die frühere, und war dort so geschätzt, daß ein Jahr später sein neuer Vorgesetzter ihn beglückwünschte.

Mitunter kann aber jeder Christ aufgerufen werden, seinen Glauben offen zu bezeugen.

Ich denke an eine Frau von schlechtem Lebenswandel, die ich von Zeit zu Zeit wegen verschiedener Beschwerden behandelte. Nennen wir sie Antoinette.

Manchmal wurde ich wegen neurotischer Anfälle zu ihr gerufen. Ich dachte natürlich, daß der Zustand ihrer Nerven, wenigstens teilweise, mit ihrem zweifelhaften Leben zusammenhing. Wenn ich sie besuchte, stellte ich mich, als ob die vielsagenden Bilder, die ihre Wände bedeckten, mich vollständig unberührt ließen. Aber ich wußte wohl, daß diese scheinbare Gleichgültigkeit zum großen Teil Heuchelei verdeckte, und es ist wahrscheinlich dieses Gefühl der Unaufrichtigkeit, das mich immer verhindert hatte, dieser Kranken die Botschaft zu bringen, deren sie bedurfte.

Aber einmal, mitten in der Nacht, erscholl aufs Neue ein dringender telephonischer Anruf. Während ich mich in jener Nacht ankleidete, erfaßte mich auf einmal die starke innere Überzeugung, daß ich diesmal von Gott sprechen müsse.

Wie ich es erwartet hatte, fand ich Antoinette in einem Anfall hochgradiger Nervenstörungen; heftiger, schmerzhafter Krampfzustand eines Beines. Wie gewöhnlich verabfolgte ich ihr ein Linderungsmittel und beruhigte sie über ihren Zustand. Und dann stellte ich ihr Fragen über die Ereignisse des Vortages, über ihre Sorgen oder etwaigen Konflikte. Sie war wenig geneigt zu vertraulichen Mitteilungen. Die Unterhaltung ging schleppend und klang hohl. Ich dachte bei mir selbst fortwährend an den deutlichen Befehl, den ich beim Ankleiden von Gott erhalten hatte.

Ich bemühte mich alsdann, in gewundenen Sätzen das Gespräch auf religiösen Boden zu bringen. Ich sprach umständlich und verlegen von den «Abgründen des Lebens», und von den «geistigen Werten». Ich war keineswegs mit mir zufrieden und fühlte sehr wohl, daß all dies Gerede nicht das Ziel traf. Alsdann, ganz im Innersten meines Herzens, vernahm ich einen klaren Ruf. Es schien mir, Gott halte mir meinen Ungehorsam vor. Und dieser Vorwurf konnte so ausgedrückt werden: «Ich habe nicht von dir verlangt, von Religion zu sprechen, sondern von Gott.»

Darum änderte ich plötzlich die Sprache. Ich ließ alle meine gelehrten Sätze fahren und sprach zu meiner Kranken von Gott, von Jesus Christus, von der persönlichen Erfahrung, die ich von Christus gemacht hatte und von meiner Überzeugung, daß er auf alle Probleme des Menschen eine Antwort habe. In der Stille der Nacht haben wir mehr als zwei Stunden lang offen miteinander gesprochen. Dann sagte mir Antoinette: «Gehen Sie, bitte, in die Küche zu meinem Freund und sagen Sie ihm das alles auch.» Da hielt mich das gleiche Zögern wieder zurück, und ich hatte die gleiche Mühe, von den religiösen Erörterungen zum unmittelbaren, schlichten Zeugnis überzugehen ...

Einige Tage später kam Antoinette wieder zu mir in die Sprechstunde, eine gewöhnliche Konsultation, in der weder sie noch ich die geringste Anspielung auf unsere nächtlichen Gespräche machte, aber ganz unvermittelt, auf der Türschwelle, im Moment, da sie Abschied nahm, drehte sich Antoinette zu mir um und sagte: «Ich habe mich entschlossen, den von Ihnen angegebenen Weg zu gehen, ich habe mit meinem Freunde gebrochen, der mich zu dem Leben drängte, von dem Sie wissen, ich habe mich mit meinem Mann versöhnt, der nach Hause gekommen ist, und nun bin ich glücklich.»

Als ich wieder zu Antoinette kam, fand ich ihr Heim ganz verändert, sauber und nett und mit Geschmack eingerichtet ...

XVII. KAPITEL

## *Vom Bekennen*

Einer meiner Freunde, der innerlich sehr beunruhigt war, hatte einen jungen Mann aufgesucht. Sie verbrachten fast die ganze Nacht im Gespräch. Mein Freund sagte: «Ich habe so viele ungelöste Probleme». Der junge Mann antwortete ihm: «Es gibt keine Probleme. Es gibt nur Sünden».

Wenn ich mich selber und das bewegte, zerrissene Dasein des Menschen, das mein ärztlicher Beruf mir Tag für Tag vor Augen führt, ehrlich betrachte, so sehe ich deutlich, daß im Grunde hinter allen Lebensproblemen einfach die Sünde steckt.

Um sich selbst die eigene Sünde zu verbergen, hat der Mensch mit solchem Eifer eine gewisse positivistische, die Sünden leugnende Wissenschaft angenommen. «Daß es Gut und Böse gibt, will man nicht mehr wahrhaben. An Stelle der strengen Grundsätze setzt man psychologische Erklärungen. Die Sünde verwirft man als veralteten Begriff, den ein Jahrhundert der Intelligenz nicht mehr gelten lassen kann ...[1]»

Seltsame Lage unseres Zeitalters, «das der Sünde fröhnt, das ihrem Reiz verfällt und sie doch mit Leidenschaft leugnet[2]», sie wie ein «Geschäft» ausbeutet[3] auf die Gefahr hin, die öffentliche Gesundheit mehr als jedes andere Gut zu gefährden.

Die Kartesianische Vernunftsphilosophie glaubte die unbedingte Sachlichkeit zu vertreten, wenn sie jedes Vorurteil geflissentlich verwarf und nur Tatsachen, Ursachen und Wirkungen anerkannte und sich von vornherein jedes moralische Urteil versagte. Nun aber ist jedes Urteil a priori ein Mangel an Sachlichkeit. Der innere Daseinskampf des Menschen beherrscht aber derart das Problem des Menschen, daß die Wissenschaft, die darauf verzichtete, auf das Problem überhaupt einzutreten, sich vom Leben entfernte. Sie baut Systeme, die zwar die Vernunft befriedigen, die aber nicht imstande sind, die wahren Nöte des Menschen zu lösen, des Menschen, den sie in seinem aussichtslosen inneren Kampf sich selbst überläßt.

Der Kartesianismus hat eine grundlegende Trennung von Geist und Stoff herbeigeführt, und an dieser Trennung krankt die moderne

---

[1] L'homme et le péché. Coll. «Présences», S. I, Paris, Plon.
[2] Ibid. J. Chevalier. Le sens du péché, S. 107.
[3] Ibid. P. H. Simon. Le péché est une affaire. S. 185.

Welt. Denn in der göttlichen Schöpfung bilden das Geistige und das Materielle eine Einheit.

Offen gestanden, wenn die Wissenschaft die Sünde geleugnet hat, so hatte sie dazu gute Gründe. Wenn sie die Seelen als «krank» bezeichnete, die die Theologen «Sünder» nannten, so wollte sie diese vom unerträglichen Druck befreien, unter dem eine gewisse soziale Heuchelei sie niederhielt, indem sie dem Wort Sünde einen ganz andern Sinn beilegte, der nicht dem des Evangeliums entspricht.

Über «die Medizin und das Leben» befragt, zeigt Mauriac einleuchtend, daß, wenn die Medizin die Sünde leugnet, es nur geschieht, um die Menschen verstehen zu lernen, Erbarmen mit ihnen zu haben und sie nicht zu verurteilen, anders gesagt, um die Haltung Christi gegenüber der Sünde zurückzugewinnen. Er fügt hinzu: «Jawohl, es wäre gut, wenn die Theologen Ärzte wären ... Aber noch wichtiger ist es, daß Gott Arzt ist[1]».

Die Haltung, die Christus gegenüber dem Problem der Zusammenhänge von Sünde und Krankheit einnimmt, ist ganz klar. Vor allem stellt er diese Zusammenhänge fest, wenn er zum Lahmen spricht, bevor er ihn heilt: «Deine Sünden sind dir vergeben[2]». Er bringt so zum Ausdruck, daß seine Macht, die Sünden zu vergeben und die Kranken zu heilen, zwei verschiedene Aspekte eines gleichen Priesteramtes sind. Diese innere Einheit zwischen der geistigen und der medizinischen Wirkung geht aus allen Texten des Evangeliums hervor.

Aber anderseits, als seine Jünger in Bezug auf die Heilung des Blindgeborenen[3] und die Opfer des Turmeinsturzes von Siloa[4] ihn veranlassen wollen, diesen Zusammenhang zwischen Sünde und Leiden, wenn ich so sagen darf, theologisch zu formulieren, so weist er solches Ansinnen kategorisch zurück. Er will offenbar vermeiden, daß die Beziehungen zwischen Sünde und Krankheit, die sein ganzes Priesteramt bejaht, der Heuchelei der Menschen diene, die dann die Kranken als die größeren Sünder verurteilen würden.

Aber er fügt sofort hinzu: «So werdet auch ihr alle umkommen, wenn ihr nicht Buße tut». Auf diese Weise führt er seine Jünger zu ihrer eigenen Sünde zurück.

---

[1] Mauriac. La médecine et la vie. Le Temps médical, März 1939.
[2] Ev. Matthäus 9, 2.
[3] Ev. Johannes 9, 3.
[4] Ev. Lukas 13, 4.

So ruft Christus den Menschen auf, angesichts der Leiden der Menschheit seine eigene Sünde besser zu erkennen, aber nicht dazu, daraus eine Verurteilung der Sünden der Andern abzuleiten.

Die Praxis des christlichen Lehramtes bestätigt immer wieder die doppelte Wahrheit, die nur für unsere Vernunft sich zu widersprechen scheint: sobald wir einerseits gegenüber dem Patienten auch nur das geringste Werturteil aufkommen lassen, so errichten wir durch dieses Urteil eine Schranke zwischen ihm und uns, und wir können ihm dann nicht mehr helfen, trotz all unserer Bemühungen und all unserer Liebe. Aber wenn wir durch unsere ärztliche Einstellung die Sünde verneinen und damit den Patienten ermuntern, die Augen über seiner Sünde zu verschließen, um sie wegen seiner Krankheit zu entschuldigen, so hindern wir ihn daran, die Befreiung zu finden. Denn die Befreiung kommt nur durch die Demütigung.

In der Tat, durch das Verneinen der Sünde, indem man z. B. einen Charakterfehler durch eine schlechte Funktion innersekretorischer Drüsen zu erklären sucht oder eine bestimmte Versuchung zur Unreinheit als psychologischen Komplex bezeichnet, zerstört die Wissenschaft im Menschen den Sinn für seine moralische Verantwortung. Der gegenwärtige Zustand der Menschheit zeigt, wohin das führt.

In den folgenden Zeilen scheint mir Frank Abauzit die Beziehung zwischen dem Sinn der sittlichen Verantwortung und der vernunftmäßigen Erklärung der Tatsachen klar darzulegen[1].

«Ich war beauftragt worden, ein kleines Kind auf seinem Spaziergang zu begleiten. Wir gingen durch eine ziemlich belebte Straße. Der Kleine trippelt vor mir her und kommt oft zurück, um mich wieder bei der Hand zu fassen. Plötzlich höre ich einen Hund bellen, dann einen durchdringenden Schrei, dann Stimmengewirr ... Im selben Augenblick beobachtete ich eine Person, deren Gegenwart mich fesselte; völlig abgelenkt durch diese Erscheinung, richtete ich mein Augenmerk nicht sofort auf das Kind, das, durch den Hund erschreckt, sich auf die andere Seite der Straße gestürzt hatte. In seinem tollen Lauf wird es von einem Automobil umgeworfen. Um diesen Vorfall zu beurteilen, bieten sich mir zwei Betrachtungsweisen: die wissenschaftliche Methode und die sittliche Methode. Ich kann alle Ursachen des Unfalls zusammenstellen, das Erscheinen des Hundes, die Erregung des Kindes, die rätselhafte Person, die mich bannte, die Ungeschicklichkeit des Fahrers, die Schnelligkeit seines Wagens, usw. Das ist der wissenschaftliche Standpunkt. Oder aber, ich kann mir

---

[1] Rede, gehalten am Gymnasium von Valence.

einfach sagen: es ist meine Schuld. Das Kind wurde infolge meiner Nachlässigkeit verletzt. Das ist der moralische Standpunkt.

Der sittliche Standpunkt besteht darin, seine eigene Verantwortung zu spüren und deren Last tapfer auf sich zu nehmen, sich schuldig zu bekennen, sobald man an einem unglücklichen Ereignis mitbeteiligt ist, und nie auch nur ein Teilchen der Verantwortung auf andere abzuwälzen. Der leichtfertige Mensch, der unmoralische Mensch (ach! wir alle sind es mehr oder weniger) sagt sich: ‚Die Eltern dieses Kindes haben es schlecht erzogen; warum hat es meine Hand losgelassen? Seht doch, wie es davongelaufen ist, wie unfolgsam es war! Der Besitzer dieses Hundes hätte ihn nicht auf der Straße herumlaufen lassen sollen. Dieser Wagenführer ist eigentlich ein Verbrecher: er hat ein Kind überfahren!' – Nein! Der aufrichtige Mensch, der sittliche Mensch muß sich einfach sagen: Ego adsum qui feci; ich bin der Schuldige. Alle andern Ursachen erscheinen ihm fast belanglos, denn sie hängen nicht von ihm ab. Er ist in seinen eigenen Augen der eigentliche Urheber des Unglücks.»

Es gibt also in der Betrachtung jedes Lebensproblems zwei Gesichtspunkte, die beide wahr sind: der Gesichtspunkt der wissenschaftlichen Erklärung und der der moralischen Verantwortung. Nur unsere Logik will sie einander gegenüberstellen, während die sittliche Verantwortung die wissenschaftliche Erklärung ebenso wenig in Abrede stellt, als diese die sittliche Verantwortung leugnen kann.

Dieser Sinn nun für die sittliche Verantwortung ist der Weg zu jeder wahrhaften, geistigen Erfahrung. In der Praxis begegnen wir in unseren Aussprachen zweierlei Haltungen: die Einen erzählen uns die Umstände, deren Opfer sie sind, alles Unglück, das ungerechterweise durch die Fehler der Eltern, ihrer Umgebung, durch die Verhältnisse oder die Bakterien über sie gekommen ist. Die andern sprechen unmittelbar von dem, was sie verschuldet haben, von ihrer eigenen Verantwortung im Unglück, das ihnen widerfährt. In diesem Verhalten liegt der ganze Unterschied zwischen vertraulichem Mitteilen und offenem Bekennen. Aber diejenigen allein, die eine Sündenerkenntnis durchmachen, erleben eine religiöse Befreiung von ihrer seelischen Not, auch dann, wenn ihr Leben noch mit zahllosen Leiden belastet bleibt.

Ich erinnere mich noch, wie ich mich in jüngeren Jahren über das Sündenbekenntnis Calvins empörte, wie es in unserer Liturgie lautet: «Geboren in der Verderbnis»... Das kam daher, daß ich trotz meines ehrlichen Willens, ein christliches Leben zu führen, noch nicht zu einer wahren Sündenerkenntnis gelangt war. Sie wurde mir erst bewußt am Tag, da ich Christen begegnete, die von ihren eigenen Sünden zu mir sprachen, von ihrer eigenen Erfahrung und von ihrer persönlichen Gemeinschaft mit Christus.

In der Andacht, vor den sittlichen Forderungen des Evangeliums und in der eindringlichen Gegenwart Christi ermessen wir unsere Sünde und erfassen die tiefe Wirkung, die sie in unserem Leben ausübt.

Die Seelsorge besteht darin, die Menschen in die Berührung mit Christus zu führen. Außerhalb dieser Erfahrung bleiben alle unsere Anstrengungen unvollständig, und wir erreichen nichts Entscheidendes. Die Sündenerkenntnis läßt sich nicht weitergeben.

Erst im tiefen Erleben der Sündhaftigkeit vor Gottes Angesicht begründet sich ein wahrhaft christliches Seelsorgeramt. «Willst du wissen», schreibt der heilige Franziskus von Assisi, «warum sie alle zu mir kommen? Willst du wissen, warum alle Leute hinter mir herlaufen? Ich habe es nämlich vernommen von Gott, dem Allmächtigen, dessen Augen das Gute und das Böse auf der ganzen Erde sehen. Nun denn! Weil diese heiligen Augen nirgends einen größeren Sünder, einen ärmeren, erbärmlicheren gefunden haben als mich; weil auf dem ganzen Erdenrund Gott keine elendere Kreatur angetroffen hat, um durch sie das wunderbare Werk auszuführen, das er ausführen will.»

Die Wissenschaft erwirbt man nicht nur mit der Intelligenz, und darum schreibt N. J. Mathieu von diesem Gefühl der Schuld und der Sünde, es sei «die höhere Form der Erkenntnis»[1].

Damit, daß die Wissenschaft die Sünde und die sittliche Verantwortung verneint, hat sie auch den Sinn für das Ringen der Mächte im Menschen verloren. Es ist das große Verdienst Freuds, wie mir scheint, dies wieder ans Licht gebracht zu haben.

Zur Zeit, da Freud das Ergebnis seiner ersten Forschungen der Welt mitteilte, war sogar die Vorstellung, daß psychische Störungen aus einem verborgenen psychischen Konflikt hervorgehen können, sozusagen verloren gegangen. Die Betrachtungsweise der rein somatisch orientierten Psychiatrie hatte zu diesen allzu vereinfachten Vorstellungen über die menschliche Seele geführt. Wenn aber die grundlegende Wirklichkeit der intra-psychischen Konflikte so weitgehend verkannt werden konnte, so sind die Christen daran schuld; denn das

---

[1] L'homme et le péché. Coll. «Présences», Paris, Plon. N. J. Mathieu. L'appe de l'abîme, S. 294.

Evangelium weist durchweg auf die bewegte Zerrissenheit des mit sich selbst im Streit liegenden Menschen hin. Das psychasthenische Schema von Janet, nach welchem der Kranke innere Konflikte hat, weil er krank ist (déficit primitif), hat Freud durch sein Schema ersetzt, nach welchem der Kranke krank ist infolge seines inneren Konfliktes. Und dieser innere Freudsche Konflikt ist nichts anderes als das, was die Bibel den Konflikt der Sünde nennt und den Paulus in seinem Brief an die Römer beschreibt. So wird Freud in mancher Beziehung – so paradox es klingen mag – ein Befürworter des Christentums. Nach Janet ist die Grundtatsache ein Ungenügen an Kraft, nach Freud dagegen ist sie eine entgegengesetzte Kraft. An diese entgegengesetzte Kraft, an diese Macht des Bösen glaubt das Christentum, es personifiziert sie sogar und nennt sie Satan. Weil Christus den Satan ernst genommen und seine Macht ermessen hat, ermessen auch wir das menschliche Drama der Sünde in seiner ganzen Tragweite.

Ich habe mir die zweihundertundsechzig klinischen Fälle, die Freud in seinem Buche: «Zur Psychopathologie des Alltagslebens» anführt, noch einmal genauer angesehen. Alle, ohne Ausnahme, lassen sich unter einen der vier Aspekte der Sünde einreihen, wie sie die Bergpredigt beschreibt: 57 entspringen der Unaufrichtigkeit, 39 der Unreinheit, 122 der Selbstsucht und 42 der Lieblosigkeit. Es fällt einem in dieser Zusammenstellung auf, daß im Gegensatz zu dem, was man bei Freud erwartet hätte, die kleinste Zahl der Fälle der Unreinheit entspringt.

Man wird jetzt begreifen, daß ich behaupte, Freud bestätige die christliche Lehre, da er doch zeigt, daß alle psychischen Konflikte der Menschen aus der Verletzung der Forderungen Christi herrühren.

Wer jene Berichte liest, muß erkennen, wieviele geheime Hintergedanken sich in unserer Redeweise verstecken. Freud gibt einen sachlichen und bis ins einzelne gehenden Beweis von der abgründigen Unehrlichkeit des Menschen.

Die so häufige Furcht vor dem Psychiater ist die Furcht, die man vor dem Menschen empfindet, der unsere kleinen Lügen aufdeckt. Die Psychoanalyse hat über das menschliche Herz ein solches Licht verbreitet, daß man kühnlich behaupten darf, daß kein Mensch auch nur einen Tag verbringt, ohne zu lügen, selbst wenn er kein Wort spricht. So hilft man dem Menschen auch, die unabänderliche Zwangsläufigkeit der Sünde zu ermessen; denn eine Lüge zieht eine andere Lüge nach sich, die eine weitere wieder verdecken will. So ist die einzige Lösung die absolute Ehrlichkeit, die Christus verlangt.

Die Aufrichtigkeit Freuds besteht darin, daß er diese Sünden nicht nur bei den Andern aufgewiesen, sondern sie auch bei sich selbst zugegeben hat. Auf Seite 115 des angeführten Werkes spricht er von einem Lapsus, der ihn selbst einer kleinen Lüge bewußt werden ließ, die er dann bekennt. Nach dem Geständnis einer kleinen Lüge, das er einem seiner Patienten gemacht, um dadurch zu versuchen, seine Autorität zu wahren, fügte er hinzu: «Ich mußte offen sein; nachdem ich so oft meinem Patienten seine eigenen symptomatischen Handlungen vorgehalten hatte, konnte ich meine Autorität nur retten, wenn ich selbst ehrlich blieb und ihm ohne Vorbehalte die verborgenen Motive meiner Befürchtungen bezüglich seiner Reise gestand. Man ist erstaunt festzustellen, daß das Streben nach Wahrheit viel stärker ist, als man gemeinhin glaubt. Vielleicht muß man als Folge meiner psychoanalytischen Studien die Tatsache ansehen, daß ich fast unfähig geworden bin, eine Unwahrheit zu sagen.»

Das ist genau die Erfahrung des Christen, der im Lichte des Evangeliums seine Unehrlichkeit mit wachsender Schärfe wahrnimmt und auf diesem Gebiete immer höhere Anforderungen an sich stellt, obgleich er immer deutlicher spürt, wie unehrlich er ist.

Was soll man dazu sagen, daß Freud die Bedeutung der Unreinheit in unserem Leben aufgedeckt hat? Man muß gestehen, daß die Feindschaft, die seinen Arbeiten seitens religiöser Kreise zuteil wurde, in der Hauptsache dem Scharfblick zu verdanken ist, mit dem er die ungeheure Unreinheit des Herzens aufdeckte, die sich unter der scheinbaren Ehrbarkeit der Kirchenleute verbarg. Aber vor ihm schon hatte Christus von den «übertünchten Gräbern» gesprochen[1].

«Früher», schreibt mir ein junger Mann, der sein Leben Christus übergeben hat, «konnte ich ungefähr einen Drittel meiner Gedanken der Unreinheit zuschreiben (besonders unreine Absichten beim Anblick von Frauen); sie verfolgten mich in meinen Träumen und brachten mich so um meine gesunde Nachtruhe. Ich verbrauchte einen großen Teil meiner Energie, um gegen solche Gedanken anzukämpfen und mich vor unreinen Handlungen zu bewahren, aber das erschöpfte meine Kraft.

Mit der Wandlung in meinem Leben ist dieser Zustand verschwunden, und jetzt ist mein Geist frei. In Bezug auf meine Gedankenarbeit hat sich meine geistige Leistungsfähigkeit ganz beträchtlich verstärkt. Die Hauptumstellung bestand darin, alle geschlechtlichen Energien auf einer andern Ebene einzusetzen, und dadurch wurde auch die Nutzleistung meines Lebens gewaltig erhöht.»

[1] Matthäus 23, 27.

Man wird bemerkt haben, daß in der Aufstellung, die ich von den Freudschen Fällen gegeben habe, die Mehrzahl aus Verstößen gegen die völlige Selbstverleugnung, die das Evangelium fordert, herrühren. Unser Herz ist erfüllt von all den Sorgen um das liebe Ich, von jenen Ängsten, verborgenen Regungen des Ehrgeizes, der Eifersucht, der Eigenliebe, von jenen inneren Auflehnungen, die immer wieder in unserem Benehmen zum Vorschein kommen, wenigstens für den, der die Menschen zu beobachten weiß; und ganz besonders jener Anspruch auf teilnehmende Liebe und jene Minderwertigkeitsgefühle, die die Beziehungen zu unsern Mitmenschen so verhängnisvoll stören.

Sünde ist alles, was uns von Gott trennt, und alles, was uns von den Mitmenschen scheidet; und sobald wir aufhören, uns im Unbestimmten zu bewegen und vom Nächsten nur im Allgemeinen zu sprechen, und an bestimmte Menschen denken, an unsere Frau, an unsern Mann, an unsere Eltern oder unsere Kinder, an unsern Vorgesetzten oder unsern Konkurrenten oder an unsern besten Freund oder einen gewissen Politiker oder öffentlichen Gegner, so ermessen wir den Abstand, der uns von der absoluten Liebe, die das Evangelium fordert, noch trennt. Die Ausübung der christlichen Seelsorge führt uns also zu denselben Entdeckungen, wie die psychoanalytische Forschung. Die menschliche Seele, wie Paulus sie sich vorstellt, ist also nicht anders als die, die Freud beschrieben hat.

So konnte man zur Behauptung gelangen, man habe die Psychoanalyse erfinden müssen, um die Unzulänglichkeit der Kirche auf dem Gebiet der Seelsorge zu ergänzen. Dieser Mangel ist besonders bedenklich in den protestantischen Ländern, wo die Praxis der persönlichen Beichte – trotz der Ermahnungen Calvins – sehr wenig verbreitet ist. Der Protestantismus mit seiner stark intellektuellen, lehrhaften Tendenz, hat allzu einseitig die Predigt, die Betätigung an der Gesamtgemeinde, gepflegt. Ich glaube, daß der Protestantismus, wenn er seinem Auftrag treu bleiben will, wieder den Sinn für die persönliche Seelsorge finden muß. Man streut die Saat in freiem Flug, und so wird auch das Wort Gottes ausgesät, aber, um einen günstigen Boden zu finden, muß das Samenkorn auf gepflügtes Ackerland fallen. Und die Auflockerung des Bodens vollzieht sich nur von Mensch zu Mensch.

Gleicherweise war ich oft erstaunt über die große Zahl von Katholiken, die, zwar an die Praxis der Beichte gewöhnt – vielleicht nur allzu oft an eine oberflächliche – in der Seelsorge, wie man sie mich gelehrt hat, eine Befreiung fanden, die sie bis dahin nicht erlebt hatten. Sie erkannten, wenn sie sich mit mir in der Stille sammelten, verborgene Fehler, und es wäre ihnen früher niemals in den Sinn gekommen, sie dem Priester zu beichten. Sie fanden da in der Beichte vor einem Laien eine Demütigung, eine enge Pforte, die sie ebenso wenig im Beichtstuhl erlebt hatten als so viele Protestanten im stillen Bekennen vor Gott allein.

Eine Kranke, die wir Violaine nennen wollen, hat in der Mission gearbeitet. Bei ihrer Rückkehr erwartet sie einen warmen Empfang seitens ihrer Familie, für die sie durch ihre aufopfernde Arbeit in der Mission Ehre eingelegt hatte. Ihre Enttäuschung war groß, als sie eine Familie vorfand, deren eigene Lebensgewohnheiten festgelegt waren, und die sich durch Violaines Heimkehr eher gestört fühlte. Ihrem Bruder, der sich verheiratet hatte, gefiel es wohl in der Familie seiner Frau, und bald zog auch seine Mutter dorthin.

In ihrer Enttäuschung nahm Violaine ihnen gegenüber eine durchaus kritische Haltung, voll Erbitterung, ein. Man schickte sie in eine Klinik für Nervenkranke. Nach einigen Monaten begab sie sich in psychoanalytische Behandlung. Diese dauerte drei Jahre und brachte ihr wohl Klarheit über die psychischen Vorgänge ihrer Kindheit, aber doch keine Lösung für ihre seelische Not. Eine zweite analytische Behandlung im Ausland hatte kaum einen besseren Erfolg. Die Zeit tat das ihre. Violaine betätigte sich wieder, aber ohne Freude und ohne das innere Gleichgewicht zu finden.

Eines Tages nun, nachdem sie sich bei christlichen Freunden ausgesprochen hatte und von ihnen aufgefordert worden war, sich ehrlich vor Gott zu sammeln, begriff sie plötzlich, daß ihr ganzes Leben durch eine Sünde gehemmt war: ihre ausschließliche Beschäftigung mit sich selbst, ihr Anspruch auf Liebe von seiten ihres Bruders und ihrer Mutter. Sie suchte sie auf, bat sie um Verzeihung und fühlte sich alsbald befreit.

Natürlich möchte ich damit nicht die Wirksamkeit der Psychoanalyse in Abrede stellen; ich behaupte nur, daß die innere Sammlung, richtig durchgeführt, Ergebnisse zeitigen kann, die mit denen der Psychoanalyse durchaus vergleichbar sind und die noch rascher zum Ziele führen. Ich habe viele andere Patienten gesehen, die lange in psychoanalytischer Behandlung gewesen waren und die schon bei der ersten stillen Sammlung verdrängte Erinnerungen von größter Bedeutung wieder gefunden haben, Erinnerungen, die im Verlauf der Analyse nie in das Feld des Bewußtseins aufgetaucht waren.

Eine Patientin, die ich Kathrine nenne, hat sich mir in einem umfassenden Bekenntnis anvertraut.

Sie kam eines Tages zu mir, ohne von mir und meinen religiösen Überzeugungen etwas zu wissen. Anfänglich lehnte ich es überhaupt ab, sie zu empfangen, denn sie war schon in Behandlung eines Psychiaters, der sich ihrer sehr gewissenhaft annahm. Aber sie bestand darauf und verständigte sich mit ihrem Arzt.

Ich erklärte ihr, daß ich kein Spezialist sei wie mein Kollege, aber wenn sie wünsche, daß ich ihr helfe, Ordnung in ihr geistiges Leben zu bringen, so hätte ich darin etliche Erfahrung. Ich fügte hinzu: «Es kann wohl sein, daß, wenn Sie einmal Ihr geistiges Leben in Ordnung gebracht haben, es auch Ihrer Seele und Ihrem Körper besser geht».

Die erste Bedingung, um Ordnung in sein geistiges Leben zu bringen, ist absolute Ehrlichkeit gegen sich selbst, und man kann erst dann absolut ehrlich gegen sich selbst sein, wenn man sich vor Gott stellt.

Von der ersten Konsultation an bereitete Kathrine in der stillen Sammlung vor, was sie mir zu sagen hatte.

Ich erklärte ihr, daß, um in sich klar zu sehen, es genüge, Gott zu bitten, uns zu zeigen, was alles in unserem Leben seinen Forderungen widerspricht, und alles niederzuschreiben, was einem in der Stille in dieser Beziehung in den Sinn kommt.

Das ist ein Versuch, den jeder leicht machen kann. Noch nie sah ich einen Menschen, der ihn ehrlich unternommen, der nicht eine wirkliche Sündenerkenntnis empfunden und hernach einen geistigen Sieg erlebt hätte. Ich habe aber Menschen gesehen, die mir schon beim ersten Versuch ein ganzes Heft brachten, in dem sie uneingestandene Fehler niedergeschrieben hatten: Lügen in Wort oder Benehmen, Verstellung, Täuschung, Schmuggel und Steuerbetrug, unrichtige Eintragungen im Haushaltungsbuch, Falschheit, unreine Gedanken, Gebärden und Blicke, Empfindlichkeiten, Eifersucht, Auflehnungen, Angst, Groll, Ehrgeiz, Konkurrenzneid, Feindschaft und Haß.

Indem Kathrine sich von vornherein mit mir auf den Boden des christlichen Bekenntnisses stellte, sprach sie sich mir gegenüber sehr sachlich aus. Ich unterstreiche dies, denn es fällt uns schwer, gerade die genauen Einzelheiten preiszugeben. Sie allein verbürgen die Wirkungskraft des Bekennens.

Eine Atmosphäre wahrer Lauterkeit bestand nun zwischen Kathrine und mir, in der ich ihr helfen konnte, den undurchdringlichen psychischen Wirrwarr aufzulösen, in den sie verwickelt war. Leicht war es nicht. Sie war derart negativ eingestellt, daß ich manchmal, am Anfang wenigstens, eine halbe Stunde warten mußte, bis sie auch nur ein Wort hervorbringen konnte. Sie flüchtete sich in die Haltung jugendlichen Irrsinns, sie sperrte sich bei der geringsten Ungeduld, beim kleinsten Vorwurf ab, verlor jegliche Natürlichkeit und zeigte funktionelle Störungen, die mit ernsten psychischen Komplexen verbunden waren.

Kathrine gegenüber enthielt ich mich stets jeglichen ausgesprochen psychoanalytischen Verfahrens. Die stille Sammlung und das Bekenntnis ließen unzählige verdrängte Erinnerungen, eine nach der andern, in das Bewußtseinsfeld aufsteigen. Mit einem Wort, wir sind stets auf dem Boden der christlichen Seelsorge geblieben.

Trotzdem weckten die analytischen Entdeckungen so sehr mein Interesse, daß der Psychologe in mir allmählich die Oberhand über den Seelsorger gewann. Erst kürzlich hat mir Kathrine meinen Irrtum gezeigt und mich an die Zeit erinnert, da sie vor mir stand wie eine Menschenseele vor der andern und nicht wie ein Fall vor seinem Arzt. Sie empfand das Bedürfnis, den geistigen Boden wiederzufinden, um ein noch tiefergehendes Bekenntnis abzulegen, ohne befürchten zu müssen, daß sie eher der Gegenstand meines psychologischen als meines religiösen Interesses würde.

Und jedesmal, wenn wir so den Weg des wahren Bekennens einschlugen, statt uns in interessanten, aber unerschöpflichen Spitzfindigkeiten zu verlieren, sind wir auf die Hauptpunkte gestoßen, die zu den wahren Befreiungen führten. Alles wandelte sich in ihr, Schrift, Gesichtsausdruck, Gang und Blick. Ihre Sammlung vertiefte sich immer mehr, und sie legte ihre ganze drückende Last nieder: Sünde, Angst, phantastische Vorstellungen, arglistige Eingebungen, die ein anderes Ich in ihrem Innern ihr zuzuflüstern schien, um ihre Schritte zu hemmen. In jedem von uns läßt sich etwas wie ein verneinender Geist vernehmen, als Echo auf jeden eingegebenen Gedanken, der mit Einflüsterungen des Zweifels antwortet, und erst vor Gott vermögen wir darin unser wahres Selbst zu unterscheiden. Eines Tages schrieb mir Kathrine: «Zerreißen Sie meinen Brief, denn alles, was ich schreibe, kommt vom Bösen in meiner Seele.» Wenn aber unsere Aussprachen ausgefüllt waren mit dem Abladen der Schlacken ihres Herzens, so folgte sich in ihrem Leben doch Sieg auf Sieg. Sie vertraute sich andern an, fand wieder eine natürliche Haltung, fing wieder an zu reden, überwand ihre Scheu, gewann auch ihr Selbstvertrauen wieder, erkannte ihre geistige Berufung und wurde eine helfende Kraft für andere.

So führt das christliche Bekenntnis zu den gleichen psychischen Befreiungen, wie die besten psychoanalytischen Behandlungen.

Zur Stunde, da ich diese Zeilen niederschreibe, denke ich bewegten Herzens an eine Unterredung, um die mich eine barmherzige Schwester gebeten hat. Ich nenne sie Florence. Sie wurde mir von ihrer Oberin zugeschickt.

Von vornherein gestand sie mir ihre Verlegenheit, da sie nicht wußte, wo sie beginnen sollte mit den Problemen, die sie mir vorzubringen hatte. Wir begannen also mit einer gewöhnlichen Unterhaltung über ihre Arbeit. Florence ist peinlich gewissenhaft, ängstlich, finster, macht sich Sorgen wegen allem und besonders wegen ihrer Aufgabe, die sie zu langsam verrichtet. Gerade dieser Umstand ist der Grund zu neuen Beunruhigungen, denn sie wirft sich vor, durch ihr so unfrohes Wesen ein schlechter Zeuge Christi zu sein. Darum zweifelt sie an ihrer Berufung, und dieser Zweifel bricht die letzte stützende Kraft, die sie noch aufrichten könnte: ein verhängnisvoller Teufelskreis verneinender Gedanken, die aus ihr eine Kranke machen. Schon manchmal haben ihre Vorsteherinnen sie in einen andern Dienst versetzt, aber ohne ihr damit eine merkliche Besserung zu verschaffen.

Ich rede kaum. Ihre Erzählung geht allmählich bis in die Anfänge ihrer Berufung zurück, dann bis in die Kindheitserinnerungen, zum frühen Tod ihrer Mutter, zu den seelischen Schranken, die sie von ihrem Vater getrennt haben. Dann plötzlich schürft sie noch tiefer. Während ich still bete, erzählt sie von schrecklichen Gefühlserschütterungen aus ihrer Kindheit, die während ihres ganzen Lebens auf ihr gelastet haben. Ich kann sie selbstverständlich hier nicht vorbringen, aber was ich zeigen will, ist, daß sie zu jenen verdrängten Erinnerungen gehören, die das psychoanalytische Verfahren manchmal, aber nie so rasch, ans helle Licht zu bringen vermag.

Als ich Florence für das mir mit solcher Offenheit geschenkte Vertrauen danke, antwortete sie mir einfach, es sei ihr nur darum möglich gewesen, weil sie sich mit mir vor Gottes Angesicht gestellt hatte.

Ich schlug ihr dann vor, wir wollten zusammen beten, um diese ganze Vergangenheit vor das Kreuz Christi zu tragen. Aber sie wagte zuerst noch nicht, laut zu beten und gerade diese Scheu war wirklich ein großes Hindernis für ihren christlichen Dienst. Nach einigen Minuten des Schweigens fand sie doch den Mut, auch diesen zweiten entscheidenden Schritt zu tun. Strahlend verließ sie mein Sprechzimmer und zweifelte nicht mehr an ihrer Berufung.

Es gibt gewaltige psychische Hindernisse, die das wahre Bekenntnis hemmen. Den leichten Bekenntnissen darf man nicht trauen. Ein aufrichtiges Bekenntnis ist immer ein herber Kampf, der den Beichtvater oft ebensosehr hernimmt wie das Beichtkind. Ich weiß noch von Fällen, die mich krank gemacht haben. Diese Schranken hat Freud die «Zensur» genannt.

Um die Widerstände der Zensur zu überwinden, wurden gewisse Analytiker dahin geführt, die Sünde einfach zu leugnen. Um es dem Kranken leichter zu machen, versicherten sie ihn, daß er irgend welche Erinnerungen, Gebärden, Gefühle, Gedankenassoziationen vorbringen dürfe, ohne befürchten zu müssen, sich dadurch einem sittlichen Werturteil auszusetzen.

In Wirklichkeit kommt zu dieser doktrinären Verneinung der Sünde ein feines, unbestimmbares Moment hinzu: die verständnisvolle, geduldige, von allem Formalismus freie Haltung, die der Analytiker seinem Patienten gegenüber beobachtet, und die ihm ohne Zweifel sein Vertrauen mehr sichert als jene rein theoretische moralische Neutralität.

Aber das Christentum hat seit zwanzig Jahrhunderten eine andere Methode erprobt, um die Widerstände der Zensur zu überwinden und das Vertrauen zu schaffen. Nicht nur leugnet es die Sünde nicht, sondern es nennt sie bei ihrem Namen, es zeigt zugleich, daß, wenn Gott die verborgene Sünde verabscheut, er doch immer das Bekenntnis des reuigen Sünders annimmt. Dieser ist gewiß, am Fuße des Kreuzes jene Befreiung von jeder engherzigen Verurteilung zu finden, die der Psychoanalytiker zu erreichen sich bemüht.

Wenn man dies näher betrachtet, merkt man, daß es in Wirklichkeit zwei «Zensuren» gibt. Die eine, die von den Analytikern ans Licht gebracht wurde, widerstrebt der Rückkehr einer verdrängten Erinnerung in das Bewußtseinsfeld, die zweite widerstrebt dem Bekenntnis dieser Erinnerung vor einem Dritten. Freud selbst scheint übrigens auf diese doppelte Zensur angespielt zu haben, wenn er von «unerkannten und uneingestandenen» Motiven spricht[1]. Der ersten Zensur müssen wir jene erstaunlichen Lücken zuschreiben, die wir so oft in den Krankengeschichten unserer Patienten feststellen, die in guten Treuen wichtige Ereignisse ihres Lebens darin unerwähnt

---

[1] Zur Psychopathologie des Alltagslebens.

lassen. Aber erst in der Überwindung der zweiten Zensur, der des Bekennens, erlebt man die wahren Befreiungen. Es besteht übrigens eine enge Beziehung zwischen beiden Zensuren. Sobald ein Mensch den Mut findet, vor einem Dritten den ganzen Inhalt seiner Bewußtseinssphäre zu bekennen. so sieht er darin andere Erinnerungen aufsteigen, die daraus verdrängt worden waren. So bringt die dauernde Übung der stillen Sammlung und des Bekennens eine fortschreitende Erweiterung des Bewußtseinsfeldes mit sich. Man weiß, daß gerade diese Erweiterung der Freudschen Auffassung der Neurosenbehandlung zugrunde liegt.

Aber wieviele Pfarrer nennen Seelsorge belanglose Besuche, bloße Gespräche der Fühlungnahme allgemeinsten Inhalts, einige Worte des Trostes, der Ermahnung, biblischer oder theologischer Unterweisung! Wieviele Geistliche haben mir ihre Verlegenheit eingestanden, wenn sie von diesen oberflächlichen Dingen zur wahren Seelsorge übergehen sollten, die doch immer die konkrete Sünde zum Gegenstand haben sollte, und die zu einem entscheidenden Erlebnis der Befreiung führen sollte.

Um die Widerstände der Zensur zu überwinden, braucht es eine Atmosphäre unbedingten Vertrauens. Nichts ist geeigneter, diese Atmosphäre zu schaffen, als die Gemeinschaft zweier Menschen, die sich zusammen vor Gott stellen.

Oft höre ich Frauen zu mir sagen: «Ich kann meinem Mann kein Vertrauen mehr schenken. Er hat mich zu oft angelogen.» Das Vertrauen, um das es sich hier handelt, das rein menschliche Vertrauen, das durch die Ehrlichkeit eines andern bedingt wird, ist eine reine Utopie. Es gibt niemand, der nicht täglich lügt. Und solches Vertrauen kann daher überhaupt nicht anders als enttäuscht werden. Und das Schlimme dabei ist, daß jedes Mißtrauen uns gegenüber uns nur noch mehr zum Lavieren veranlaßt. So entsteht wiederum ein verhängnisvoller, psychologischer Kreislauf: die Frau hat kein Vertrauen mehr, weil der Mann lügt und der Mann lügt umsomehr, als er ihr Vertrauen nicht mehr genießt. Tatsächlich verheert dieser Teufelskreis die Familie, die Büros und alle sozialen Beziehungen. Er ist die Ursache der Vertrauenskrise in der Welt. Überall erzeugt das Mißtrauen die Unehrlichkeit, und die Unehrlichkeit nährt das Mißtrauen.

Aber es gibt ein höheres, wertvolleres Vertrauen, das aus Gott stammt, das den Teufelskreis durchbricht und sich den andern gibt, um ihnen zu helfen.

Ich kenne eine alte Dame, die ihr Leben einem Evangelisationswerk gewidmet hat. Während mindestens fünfzig Jahren hat sie auf Generationen junger Leute einen entscheidenden Einfluß ausgeübt. Sie hat mir folgende kleine Geschichte erzählt. Eines Tages kam jemand zu ihr, um sie zu fragen, ob sie sich eines kleinen Knaben annehmen wolle. Das Kind hatte einen schlimmen Charakterfehler: das Stehlen. Alles hatte man versucht, um es zu bessern: Strafen, Versprechungen und Milde. Man hatte es hervorragenden Erziehern anvertraut, auch Anstalten hatten es mit dem Knaben versucht. Alles umsonst. Er stahl weiter. Er konnte einfach nicht anders. Die alte Dame sagte: «Schicken Sie ihn nur, ich will sehen, was ich tun kann». Einige Tage später meldet sich das Büblein an der Türe. Es läutet und unser Fräulein öffnet ihm selbst. Sie sagt zu ihm: «Ah! du kommst gerade recht; ich brauche nämlich Kleingeld. Willst du, bitte, auf die Post gehen und mir diese Hunderternote wechseln? Ich wäre so froh!» Eine Viertelstunde später kam der Junge mit dem gesamten Kleingeld und mit strahlendem Gesicht zurück. Er war umgewandelt. Zum ersten Mal hatte ihm jemand wirklich Vertrauen entgegengebracht. Er ist später ein Christ geworden und hat viele andere Menschen zu Christus geführt.

Jeder Mensch hat ein unendliches Bedürfnis nach Vertrauen. Die stärksten unter uns würden innerlich zerbrechen, wenn sie fühlten, daß diejenigen, von denen sie am meisten halten, ihnen ihr Vertrauen entzögen. Bei einer großen Zahl unserer Nervenkranken bemerken wir, daß der Hauptfaktor ihrer psychischen Störungen das Gefühl war, daß ihre Eltern ihnen kein Vertrauen schenkten. Umgekehrt erweckt nichts so sehr das Vertrauen wie Offenheit. Wenn ich von meinem Postament der Wissenschaft und der hohen Sittlichkeit, auf dem ich in den Augen des Kranken stehe, heruntersteige, wenn ich ihm als Mensch begegne, wenn ich in aller Ehrlichkeit über meine Schwierigkeiten, über meine Niederlagen, meine Sünden mit ihm spreche, so helfe ich ihm damit besser, die Widerstände seiner persönlichen Zensur zu überwinden und sich so zu geben, wie er ist, als mit allen meinen Ratschlägen.

Eine alte Dame schreibt mir: «Ich bin von Schwermutsanfällen, die bis zu Selbstmordgedanken gingen und die periodisch und fast immer scheinbar ohne Grund auftraten, völlig geheilt worden ... Seitdem ich dem Menschen, den es anging, eine schwere Verfehlung bekannt habe, sind die genannten Zustände nie wieder aufgetreten ...»

Das Gefühl eines geistigen Sieges verschafft sicherlich eine gehobene Stimmung. Aber die religiösen Erfahrungen wirken nicht nur durch gehobene Stimmungen. Wenn die erste Begeisterung abgeklungen ist, erhalten sie weiterhin das seelische Gleichgewicht durch ihre konkreten Auswirkungen im Leben. Wenn ein religiöses Erlebnis nach dem Geständnis einer schweren Verfehlung zu Versöhnungen geführt und sittlichen Zuchtlosigkeiten ein Ende bereitet hat, so wäre es kindisch, eine solche Wirkung einer bloßen, angenehmen Selbstsuggestion zuzuschreiben.

Eben betonte ich den Teufelskreis des Mißtrauens. Ich habe früher noch andere hervorgehoben, den Verlust der Natürlichkeit, die Angst. Je mehr ich den Menschen und die Heilkunde erforsche, desto wichtiger erscheint mir der Begriff der Teufelskreise, um die Entstehung der pathologischen Zustände zu begreifen. Ich habe nachdrücklich auf die gegenseitigen Verkettungen zwischen dem Körperlichen und dem Seelischen hingewiesen. Solche Zusammenhänge spielen eine noch viel größere Rolle im Verlauf der nervösen Zustände. Denn das Nervensystem beeinflußt sich wieder selbst: seine Beschaffenheit wirkt auf seine Funktion und seine Funktion auf seine Beschaffenheit. Alle physischen oder psychischen Nervenzustände, seien sie gut oder schlecht, haben die stetige Neigung sich zu steigern. So trifft man unter Greisen wenig mittlere Charaktere. Entweder erreichen sie eine erhabene, seelische Ausgeglichenheit oder sie verfallen einem tyrannischen, erbitterten Egoismus. Ein Nervenkranker war anfänglich nur «ein wenig nervös», erregbar, aber seine Erregbarkeit, deren er sich schämte, und die er verbergen wollte, hat ihn in eine falsche Einstellung zu seiner Umgebung geführt, und diese hat ihrerseits seine Erregbarkeit verschlimmert. So entsteht die Angst als Zwangsvorstellung (zum Beispiel Lampenfieber). Nach einem Versagen stellt sich die Angst vor neuem Versagen ein. Man spielt weniger gut, weil man Angst hat, und man hat Angst, weil man weniger gut spielt.

So entsteht krampfhaftes Muskelzucken (Tic) und Stottern. Die Tatsache, daß das Stottern mehr oder weniger zunimmt, je nachdem die Person, mit der der Stotterer spricht, ihn beeindruckt, oder je nach dem Gegenstand des Gesprächs, deutet auf seine innere Erregung hin.

Oft rührt hartnäckige Schlaflosigkeit von einem solchen Teufelskreis her. Jemand hat eine Zeitlang weniger gut schlafen können, aus dieser oder jener körperlichen oder seelischen Ursache; er hat zu lesen angefangen und die Gewohnheit des Schlafens verloren. Darauf hat er Schlafmittel genommen und kann nicht mehr davon lassen. Er hat vor allem Angst, nicht mehr schlafen zu können, und gerade diese Angst hindert ihn am Schlafen.

An einem Sonntagmorgen in der Frühe bat mich meine Frau, den Hund hinauszulassen. Ich tat es, aber nicht ohne inneren Protest: hatte ich nicht das Recht, am Sonntagmorgen auszuschlafen! Ich hatte Bedauern mit mir selber, weil ich aufstehen mußte. Verstimmt und verärgert lege ich mich wieder hin. Die Folge ist, daß ich überhaupt nicht mehr einschlafen kann. Und die Tatsache, daß ich nicht mehr einschlafen kann, verstärkt in mir den Kreislauf der negativen Gedanken und meines Anspruchs auf Ruhe. Plötzlich werde ich inne, daß das, was mich am Wiedereinschlafen gehindert hat, nicht mein kleiner Morgenspaziergang ist, sondern meine unerfüllten Ansprüche, die ich über diesen Vorfall in mir habe aufkommen und mächtig werden lassen. Ich erkenne, daß ich längst wieder eingeschlafen wäre, wenn meine eigenen, verletzten Gefühle den Schlaf nicht vertrieben hätten, daß ich das Opfer meiner selbstverschuldeten Erregungen und nicht der Umstände war, und ... alsbald schlafe ich wieder ein.

So entstehen die Zustände der Überempfindlichkeit. Mit N sei die normale Empfindlichkeit, mit $N^x$ die Empfindlichkeit des Nervösen bezeichnet. Wenn sich dieser mit andern Menschen vergleicht, so schämt er sich seiner Empfindlichkeit $N^x$, sucht ihre Ausdruckserscheinungen zu verschleiern, statt sie durch äußere Erregungserscheinungen zu entladen. Weil sie als solche nicht bejaht wird, erhöht sie sich auf Grund des Teufelskreises zu $N^{xy}$ und der Patient hat nun noch mehr Angst vor sich selbst. Hat er das Gefühl, verstanden zu werden und Vertrauen zu genießen, so ist der verhängnisvolle Zirkelschluß unterbrochen und der Koeffizient kann auf $N^x$ zurückgehen, aber nicht auf N. Der Kranke muß seine empfindliche Natur annehmen, da er sonst eine Verschlimmerung zu gewärtigen hat. Nun hatten aber alle Empfindlichen, die ich gesehen habe, eine negative Einstellung zu ihrer Empfindlichkeit, die für sie die Quelle so vieler Leiden ist. Sie können sie erst bejahen, wenn sie darin eine Gabe sehen, die von Gott gewollte Früchte tragen kann, Früchte des Taktes, des Herzens, der Feinfühligkeit, der Sympathie, schöpferischer Kunst und Einfühlung. Einer meiner Lehrer pflegte zu sagen: «Die Nervösen leiden mehr im Leben, aber sie genießen auch intensiver». Sobald ein Empfindlicher sich der speziellen Aufgabe der Empfindlichen an den Menschen bewußt wird, so kann er seine «Nerven» annehmen. Und wenn ihn seine Umgebung nicht versteht, so fühlt er sich doch von Gott verstanden.

Diese Verständnislosigkeit der Umgebung spielt in der Entstehungsphase der überempfindlichen Zustände eine große Rolle. Die neurotischen Symptome dieser Patienten, ihre Flucht in die Krankheit, sind nur Schutzreaktionen, um den Verletzungen zu entgehen, die ihre Empfindlichkeit nicht zu ertragen vermag. Wie die elektrischen Sicherungen schmelzen, wenn die Stromstärke zu groß wird, und den Strom unterbrechen, so sind auch die nervösen Reaktionen, sogar die hysterischen Anfälle, schützende Entladungen gegen noch schlimmere Ausbrüche. Wenn man diese Auffassung annimmt, so wird man auch ein besseres Verständnis für sie bekommen. Man wird dann in ihrem Verhalten nicht mehr nur eine Komödie erblicken.

Eine meiner Patientinnen weigerte sich hartnäckig, wie meistens die Nervösen, einzusehen, daß ihre funktionellen Störungen «nervös» seien. Sie ging manchmal noch weiter und fragte mich, was man eigentlich unter Hysterie verstehe und ob sie davon befallen sei. Lange Zeit flüchtete ich mich in ausweichende Antworten, die, ohne gerade falsch zu sein, doch auch nicht ganz ehrlich waren. Ich sagte ihr, daß die Auffassungen über die Hysterie, wie sie Charcot und Babinski vertraten, nunmehr aufgegeben seien, und daß die Forschungen der Psychoanalytiker sie auf Erscheinungen zurückgeführt hätten, die bei jedem Menschen mehr oder weniger vorhanden seien. Aber ein Unbehagen blieb bestehen. Es ist kaum zu sagen, welcher Schaden der psychischen Medizin durch den Ausdruck «eingebildete Krankheit» entstanden ist, der durch Molières Stück: «Der eingebildete Kranke» aufgekommen ist und durch die Vorstellungen, die die Allgemeinheit – mit Unrecht – aus den Arbeiten Babinskis übernommen hat. Man kann behaupten, daß der Ausdruck «das ist nervös» bei jedermann die Vorstellung weckt: «Das ist hysterisch – das ist eingebildet – das ist Suggestion – das ist Theater»... An allen diesen Ausdrücken haftet ein bißchen Verachtung und die falsche Vorstellung, daß die Kranken sich von ihren Störungen befreien könnten, wenn sie nur wollten, also ein Vorwurf der Unehrlichkeit; diese Auslegung ist eine schreiende Ungerechtigkeit.

Diese Patienten haben kein anderes Mittel, um sich gegen die in diesen Ausdrücken verborgenen Verdächtigungen zu wehren, als einfach zu leugnen, daß ihre Störungen «nervöser» Natur seien, und diese Einstellung verhindert ihre Befreiung.

Eines Tages jedoch entstand zwischen der erwähnten Patientin und mir jene geistige Atmosphäre, die mir ermöglichte, ihr, ohne ihren Protest hervorzurufen, zu sagen: «Ja, Ihre Störungen sind hysterische Symptome, und wenn ich mit einem Kollegen über Sie rede, so benütze ich diesen Ausdruck für meinen Befund».

Sofort erklärte sie mir, woher ihre Angst vor der Hysterie stamme. Sie kam daher, daß man eines Tages ihrer Mutter, in der Kindheit, das Wort «hysterisch» wie eine Beschimpfung nachgerufen hatte.

Diese selbe Krankheitsbezeichnung, die einst bei der Mutter eine solche Verdrängung bewirkt hatte, konnte ich jetzt aussprechen, aber diesmal, um die Tochter zu befreien.

Was nämlich einen Patienten empört, ist nicht die Wahrheit, sondern vielmehr jener Unterton der Verachtung, des Mitleids, des Richtens oder des Vorwurfs, der in dieser Wahrheit im Munde der Umgebung mitklingt. Das löst dann die Angst aus, überhaupt gesund zu werden. Die gleiche Patientin hatte mir eines Tages geschrieben: «Ich bekenne Ihnen heute mein Angstgefühl, wieder normal zu werden. Mir ist, als würden mich nun alle ausnützen und bedrängen... Ich wehre mich von vornherein dagegen».

Noch könnte ich manche andere psychologische Zirkelschlüsse anführen, wie zum Beispiel den zwischen Eltern und Kindern. Je nervöser eine Mutter, desto schwieriger ihr Kind. Je schwieriger das Kind, desto nervöser die Mutter.

André Thomas hat die Wichtigkeit dieser verhängnisvollen Teufelskreise hervorgehoben, als er schrieb: «Die seelische Störung wirkt sich in körperlichen Reaktionen und in erhöhter Erregbarkeit aus. Die körperlichen Reaktionen, die aus zahlreichen Suggestionen falsch gedeutet werden (Suggestionen, die um so stärker sind, als die Erregbarkeit erhöht und die verstandesmäßige Kontrolle vermindert ist), unterhalten oder vermehren noch die Erregbarkeit. Diese begünstigt ihrerseits wiederum den Ausbruch neuer Erregungen, die das körperliche Unbehagen verstärken und so fort.[1]

Um alle diese verhängnisvollen Zirkelschlüsse zu sprengen, um einen Durchbruch der Verkettungen herbeizuführen, braucht es eine transzendente Kraft des Vertrauens, die einem religiösen Erlebnis entspringt. In Gottes Gegenwart, in einer Atmosphäre des Vertrauens und der lauteren Gemeinschaft, lösen sich zwei Menschen plötzlich von allen Bindungen, die ihre gegenseitige Haltung bestimmt hatten; sie wagen es, ihr Inneres klar zu sehen und es den andern auch sehen zu lassen.

---

[1] Aus R. P. de Sinéty. Psychopathologie et Direction. S. 71. Paris, Beauchesne.

XVIII. KAPITEL

## Das Bewußtseinsfeld

Der Begriff der Einengung des Bewußtseinsfeldes, den wir Janet verdanken, und den die psychoanalytische Schule entwickelt hat, stellt die beste theoretische Erklärung der Neurosen dar. Diese Psychologen haben erklärt, daß, wenn aus der Tiefe stammende Tendenzen, die dem sittlichen Ideal des Subjekts entgegenstehen, sich in seinem Herzen kundtun oder sich in Handlungen offenbaren, die sein Gewissen verwirft, so wird die Erinnerung an diese schuldhaften Handlungen und Gefühle aus dem Feld des Bewußtseins verdrängt. Von nun an erscheinen diese zurückgedrängten Tendenzen und Erinnerungen wieder verkleidet in der Form von Bildern, von Träumen, von Fehlleistungen oder von neurotischen Symptomen, Lähmungen, funktionellen Störungen, Zwangsvorstellungen, usw. ...

Diese Lehre steht in völligem Einklang mit der christlichen Lehre von der menschlichen Seele, mit dem einzigen Unterschied, daß die christliche Lehre diese «aus der Tiefe stammenden Tendenzen, die dem sittlichen Ideal des Subjekts» entgegenstehen, ganz einfach die Sünde nennt. Die Bibel zeigt, daß der Mensch naturgemäß dazu neigt, die Augen über seinen Fehlern und seinen Leiden zu verschließen. Er sucht die Gedanken, die Erinnerungen, die Ereignisse, die Versuchungen, die mit der Sünde im Zusammenhang stehen, aus seinem Bewußtseinsfeld zu entfernen. Christus spricht bei Erwähnung des Propheten Jesaja von Augen, die nicht sehen, von Ohren, die nicht hören und von Herzen, die verstockt sind[1]. Man kann die Einengung der Bewußtseinssphäre kaum in klareren Worten beschreiben. Umgekehrt zeigt die Bibel, daß die grundlegende religiöse Erscheinung die Reue ist, das heißt das Wiederbewußtwerden einer Sünde, deren Erinnerung wir nur allzu gut aus dem Gedächtnis zu vertreiben vermochten.

Wenn man die Bewerber für eine Krankenkasse anhört, so könnte man meinen, die schlimmen Krankheiten, die Syphilis, die Tuberkulose, der Krebs oder die Geisteskrankheiten seien sehr selten. Die Versicherungsgesellschaften haben diese Erscheinung so oft festgestellt, daß sie vorsätzlich den guten Glauben der Bewerber in Zweifel ziehen. Es bedarf keiner besonderen Vertrautheit mit der analytischen Psychologie, um sich zu überzeugen, daß es sich um «ehrliches

[1] Ev. Markus 8, 18.

Vergessen» handelt, das heißt um Verdrängung von peinlichen Erinnerungen oder schweren Verfehlungen aus dem Bewußtseinsbereich.

Solche Verdrängung ist eine Art Unehrlichkeit gegen sich selbst, eine unwillkürliche Weigerung, sein abgelehntes Leiden und seine Sünde anzuerkennen.

Umgekehrt, je mehr ein Mensch wieder ehrlich gegen sich selbst wird, umsomehr Klarheit bekommt er, und sein Bewußtseinsfeld weitet sich wieder. Wenn ein Mensch sich vor Gott sammelt, so findet er auch die Fähigkeit wieder, seine Verfehlungen ins Auge zu fassen. Es vollzieht sich in ihm eine Erweiterung des Bewußtseinsfeldes, wie sie Janet durch Hypnose, Freud durch die Analyse der Träume und der Fehlleistungen erreichten. Während der christlichen Seelsorge ist mir immer, ich begleite meinen Patienten auf einem Rundgang durch sein Herz: er tritt dort wie in eine dunkle Kammer ein, anfänglich sieht man nichts; dann allmählich unterscheidet man formlose Massen – man ahnt gewisse Probleme. Langsam erhellen sich diese Massen, nehmen bestimmtere Formen an, Einzelheiten treten hervor – bis man sein Herz durch das Licht Jesu Christi richtig erkennt. Mit großer Mühe hat uns ein Kranker eine Sünde bekannt, die er bis dahin noch nie zu gestehen gewagt hatte. Am andern Tag kommt er wieder, nicht etwa erleichtert, wie man meinen sollte, sondern bedrückt: er hat ein neues Geständnis abzulegen, gewöhnlich ein schwerwiegenderes, als das vorangegangene.

In den ersten Zeiten, da ich noch wenig Erfahrung in der Beichte hatte, kam es sogar vor, daß ich an der Aufrichtigkeit eines solchen Menschen zweifelte und seine Redlichkeit vom Vortag in Frage stellte, wenn er behauptete, er habe alles gesagt. Ich weiß heute, daß es sich da gerade um jene Erscheinung von der Einengung des Bewußtseinsfeldes handelt. Erst nachdem eine erste Sünde in das Bewußtsein zurückgebracht und gebeichtet worden ist, kann diese Sphäre sich erweitern und die Erinnerung an andere Sünden darin auch aufsteigen.

Das ist so zutreffend, daß diejenigen, die gelernt haben, sich selbst zu sehen und sich täglich in stiller Sammlung zu prüfen, ihre Fehler mit solcher Klarheit zu erkennen vermögen, daß die andern es kaum verstehen können. So geschieht es oft, daß, wenn ich von einer meiner Sünden rede, zum Beispiel von einer Lüge, mein Partner mich mit den Worten unterbricht: «Aber das ist doch keine Lüge, das ist ein kleiner Kniff. Das ist doch nicht schlimm!» Die Praxis der stillen Sammlung führt somit zu einer rückläufigen Verschiebung der Grenzen zwischen dem Bewußten und dem Unbewußten. Denn das Unbewußte ist das, was wir vor uns selbst verbergen. Eine Kranke, ich nenne sie Germaine, wird mir von ihrem Arzt zugeschickt. Ihr Leben ist eine ununterbrochene Folge von Leiden, die ich nicht im einzelnen anführen kann: unglückliche Kindheit, Auftritte des Vaters, Verständnislosigkeit und Eifersucht in der Familie, Konflikt mit der Mutter bei ihrer Heirat, ungerechte Verdächtigungen, frühes Witwentum und Krankheit ihres Kindes.

Das alles bildet den Gegenstand unserer ersten Gespräche und hilft mir, Germaine zu verstehen. Aber ich erkläre ihr, daß, wenn sie wirklich fruchtbar sein sollen, sie sich in der Sammlung darauf vorbereiten müsse. In der Stille werde sie volle Klarheit über ihr Leben bekommen; so würden diese vertraulichen Mitteilungen nicht bloß Berichte bleiben, sondern sie würden bis zu den tiefsten Problemen ihres Seins hinunterdringen. Sie verspricht es mir.

Sie kommt wieder in tiefster Erregung. Sobald sie sich gesammelt hatte, war eine Kindheitserinnerung in ihr aufgestiegen, die sie nie erzählen zu können glaubte. Und doch wußte sie bestimmt, daß, wenn sie diesen Mut nicht aufbringen würde, alle unsere Unterredungen vergeblich wären. Schwierige Aussprache! In ihr tobt ein mächtiger Kampf. Erst nach gemeinsamem Beten vermag sie eine schlimme seelische Erschütterung, die sie in zartester Kindheit wegen einer kleinen lasterhaften Kameradin erlitten hat, mitzuteilen. In einem Krankenhaus hat sie einmal ein Buch gelesen: «Was jeder junge Mann wissen sollte.» Sie war entsetzt. Darob hatte sie schlaflose Nächte zugebracht. Aber ihrem Arzt hatte sie es nicht anvertrauen und davon mit ihm reden dürfen.

Von nun an wickelten sich unsere Gespräche mühelos ab. Bei jeder weiteren Begegnung wurde Germaine gelöster im Sprechen, heiterer im Gesicht, und bestimmter im Auftreten. Bald führte sie der eingeschlagene Weg der stillen Sammlung noch weiter. Sie erzählte mir nicht mehr die Leiden, deren Opfer sie gewesen war, auch nicht mehr die Verfehlungen, zu denen sie naiv durch andere verführt worden war, sondern Fehler, für die sie sich verantwortlich fühlte und die jetzt in ihr Bewußtsein drangen.

Wer sich so vor Gott sammelt und sich von ihm leiten läßt, der erweitert fortschreitend sein Bewußtseinsfeld. Der größte Dienst, den wir einem Kranken – und auch einem Gesunden – leisten können, besteht darin, ihn durch unser Beispiel zu lehren, wie man sich sammelt, damit er sich selbst gegenüber wieder ehrlich wird.

So treiben die Analytiker in Wirklichkeit Seelsorge, wenn sie einen Menschen dahin bringen, die Vorgänge, die sich in seiner Seele abspielen, die Triebe der Unreinheit und der Selbstsucht, die ihrem Handeln zugrunde liegen, klarer zu durchschauen; denn sie helfen ihm, gegen sich selbst ehrlicher zu sein. Darin besteht, nach meinem Dafürhalten, das Geheimnis ihrer Kurerfolge. Denn, einem Menschen helfen, gegen sich selber aufrichtig zu sein, heißt, ihn Gott näher bringen. Auch dann, wenn weder der Patient, noch der Analytiker sich einer religiösen Handlung bewußt ist.

Freud würde sagen, die Christen trieben, ohne es zu wissen, Psychoanalyse. Man kann ebenso richtig behaupten, Freud habe, ohne es zu wissen, christliche Seelsorge getrieben.

Aber ich muß noch weiter gehen. Das Christentum besteht nie in einer Methode, sondern im Geist. Alle Methoden, die der Überredung nach Dubois, der Psychoanalyse nach Freud, die der Neuerziehung der bewußten Kontrolle nach Vittoz, der Erforschung des Unbewußten durch die unmittelbare Zeichnung nach Dessoie, die der Suggestion nach Baudouin, des psychologischen Verstehens nach Janet, führen alle zu Ergebnissen. Aber diese Ergebnisse sind weniger diesen einzelnen Methoden selber und ihrer spezifischen Technik zu verdanken, als der christlichen Haltung des Therapeuten, der sie anwendet: in dem Maße, in dem er seinem Kranken gegenüber ehrlich ist, an seinem Ergehen teilnimmt, sich hütet, ihn zu beurteilen, ihm Liebe schenkt, Geduld an ihm übt, Verständnis zeigt, ihm hilft, sich vertrauensvoll mitzuteilen und sich zu sehen, wie er tatsächlich ist, hilft er ihm auch wirklich. Und umgekehrt liegen die Mißerfolge aller Methoden nicht an diesen Methoden, sondern an irgend einer Sünde im Herzen des Therapeuten: Unaufrichtigkeit, Mangel an Selbstlosigkeit und Liebe, Ungeduld, verurteilende Strenge und Unreinheit. Was ich da sage, enthält noch diese andere Wahrheit: nicht, weil man von Christus und der Bibel spricht, auch nicht, weil man sich sammelt und den Patienten lehrt, sich zu sammeln, bringt man eine «christliche Methode» zur Anwendung. So lange wir für unsere Kranken nicht noch mehr Liebe, Verständnis, Glauben und Geduld haben, als die andern Therapeuten, sind wir keineswegs christlicher als sie. Immerhin muß ich bemerken, daß, wenn das Merkmal der christlichen Seelsorge weniger in der Methode als in der seelischen Einstellung der Therapeuten liegt, sie doch weiter führt, als irgend eine nicht christliche Methode. Gewiß ist die Liebe, die ein Psychoanalytiker seinem Patienten erweist, eine christliche Tugend, die aus diesem Psychoanalytiker gewissermaßen einen christlichen Psychotherapeuten macht, sogar dann, wenn sich dieser als ungläubig erklärt. Aber diese Liebe, so groß sie auch sein mag, kann doch nicht zum entscheidenden Erfolg führen; diesen bringt allein die persönliche Begegnung mit Christus. Der Kranke, der Christus gefunden hat, hat auch die Kraftquelle gefunden, die ihm in der Folge den Sieg in allen Lebenslagen verbürgt. Etwas Grundlegendes hat sich in ihm verändert.

Wenn ich einen Menschen näher kennen lerne, so ist mir, ich begleite ihn in einen unbekannten Raum. Es kommt dann ein Augenblick, wo ein kaum merkliches Zögern mich verspüren läßt, daß dort, von der Tapete versteckt, eine geheime Tür in ein verborgenes Gemach führt, wohin dieser Mensch mich zu bringen wünscht und doch fürchtet. Ein Schritt und schon sind wir an dieser geheimen Tür vorbei, ohne sie geöffnet zu haben und die Unterredung verläuft im Sand. Mehr als einmal ward ich mir bewußt, daß ich an dieser Flucht mitschuldig war, wohl aus Angst, den neuen Problemen, die aus dem Dunkel sich erheben könnten, nicht gewachsen zu sein. Aber wenn wir unsern Gang in stillem Schweigen unterbrechen, so öffnet der Mensch die verborgene Tür und läßt das Licht in die dunkeln Winkel seiner verdrängten Erinnerungen eindringen.

Nur um diesen Preis können wir einen Menschen wirklich verstehen, wie wir uns selbst verstehen können. Die Wissenschaft erforscht den Menschen von außen her. Die stille Sammlung offenbart ihn von innen. Wir merken dann, wie oft das Bewußte und das Unbewußte sich das Gegengewicht halten; eine bewußte gute Eigenschaft verbirgt einen unbewußten Mangel. Wir sehen dann, daß die wahren Motive unseres Verhaltens weniger schmeichelhaft sind, als wir denken, und wir werden so die Brüder aller Sünder und aller Kranken. Wir entdecken in uns Verdrängungen und Verstellungen, Masken und Ängste, die denen unserer Kranken gleichen, und wir können ihnen so helfen, sich davon frei zu machen.

Ich schlage meinen Hund, weil er mir nicht gehorcht hat, aber in der stillen Sammlung merke ich, daß ich in Wirklichkeit gegen meine Frau aufgebracht war, wegen einer gegen mich gerichteten Äußerung, die ich scheinbar – aber nicht tatsächlich – angenommen hatte. Der Zorn gegen meinen Hund war das, was die Analytiker eine Affektverschiebung nennen. Im Augenblick, wo ich eine solche Entdeckung mache, wo ich sie in mein Notizbuch schreibe, wo ich sie meiner Frau gestehe und sie dafür um Verzeihung bitte, merke ich, daß ich bereits wußte, daß ich im Fehler war, aber nicht wagte, es mir unumwunden einzugestehen. Es bedurfte der stillen Sammlung, um dessen inne zu werden, was ich bereits wußte. Beim zentralen schwarzen Star zeichnet sich das Bild richtig im Aughintergrund, aber das Gehirn verwirklicht es nicht. So verhält es sich auch mit unserer moralischen Blindheit. Eigentlich wird nur das wirklich bewußt, was man ausdrückt, also das, was man klipp und klar niederschreibt, oder was man laut ausspricht.

Den Intellektuellen fällt es besonders schwer, sich stille zu sammeln. Sie werden von Zweifeln befallen und fragen sich, ob ihre Gedanken auch wirklich von Gott kommen; während zum Beispiel ein Arbeiter ohne langes Besinnen alles niederschreibt, was ihm in den Sinn kommt. Er merkt dann, daß alles so wahr, so konkret, so überzeugend ist, daß er nicht mehr zweifeln kann, daß es von Gott herkommt.

Ein Lapsus wird durch eine Ideen- oder Tonassoziation hervorgerufen. Aber wir versprechen uns nicht in allen diesen Verbindungen. Wir begehen den Lapsus nur, wenn er an ein Gebiet rührt, auf dem ein verborgener psychischer Konflikt vorliegt. Darum entdeckt der Analytiker darin einen Sinn, der ihm diese Komplexe offenbart. So läßt uns Gott in der Sammlung unter den vielen möglichen Gedankenassoziationen diejenigen finden, die sonst wegen unserer Kompromisse, das heißt unserer Sünde, uns unzugänglich geblieben wären. Es besteht also kein Widerspruch zwischen dem psychologischen Determinismus und der Führung Gottes im Geist des sich Sammelnden.

Die stille Sammlung ist weder das Wachrufen verworrenen Träumens, noch eine freie Ideenassoziation, noch der durch Konstellation aus dem Unbewußten sich aufdrängende Gedanke. Die Sammlung ist ein von Gott gelenktes Denken. Nichts frommt der Seele mehr, als einige in stiller Einsamkeit zugebrachte Tage, die völlig der Sammlung und dem Austausch der so empfangenen Gedanken gewidmet sind. Das haben wir, meine Frau und ich, schon mehrmals durchgeführt. Es gibt keine schöneren Ferien. Lichtvollere Tage kann man nicht erleben. Es ist auch die beste Art, sich unter Ehegatten gründlich kennenzulernen.

Gibt es eine pathologische Verengung des Bewußtseinsfeldes, so gibt es auch eine pathologische Ausweitung desselben. Wenn der erstere Vorgang den Neurosen zugrunde liegt, so scheint mir der letztere die paranoiden Zustände zu kennzeichnen. Jeder Mensch nimmt gegenüber dem andern fortwährend Haltungen ein, deren tiefe Beweggründe ihm nicht bewußt werden. Diese verborgenen Ursachen rühren von gewissen Sünden her: von der Eifersucht, von der Selbstsucht, vom Wunsch, seine Fehler zu verdecken. Wenn nun jemand aus der Umgebung des Patienten einen übermäßigen Scharfblick besitzt, sodaß er jene verborgenen Beweggründe zu durchschauen vermag, so bezichtigt der Kranke ihn böswilliger, unaufrichtiger und feindseliger Absichten, und zwar in seinem harmlosesten Verhalten. Der Kranke fühlt sich verkürzt und benimmt sich wie ein Verfolgter. Wenn man diese Gemütszustände genau betrachtet, so merkt man, daß immer etwas Wahres in diesen paranoiden Anklagen steckt. Aber die schuldhaften Gefühle, die sie den andern vorwerfen, sind diesen nicht bewußt; sie beteuern ihre Unschuld und betrachten diese Anklagen als Wahnsinn. Gerade dieses Abstreiten, das man ihren Anschuldigungen entgegenhält, drängt sie, dieselben systematisch auszubauen und die Beweise zu häufen, die ihre Ansicht stützen.

Ich will dafür ein einfaches Beispiel geben: ein altes Fräulein bescheidener Herkunft arbeitet in ihrer Kirchgemeinde mit andern Christen aus verschiedenen sozialen Schichten. Wie das häufig vorkommt, geht sie aus einem Kompensationsbedürfnis für ihre soziale Minderwertigkeit ganz besonders darauf aus, das Interesse und die Anerkennung von Leuten, die einen aristokratischen Namen tragen, zu gewinnen. So kann ein Pfarrer, der einer angesehenen Familie angehört, ihr nicht begegnen, ihr nicht die Hand drücken, sie im Vorbeigehen rasch begrüßen, ohne daß sie Mittel und Wege findet, die Unterhaltung zu verlängern, und ihn mit einem unwichtigen Gesprächstoff hinzuhalten, wie um den Beweis zu erlangen, daß er sie schätzt, trotz ihrer bescheidenen sozialen Stellung. Nun begegnet dieser Pfarrer ihr eines Tages auf der Straße, ohne sie zu sehen, und geht weiter, ohne sie zu begrüßen. Darob empfindet sie natürlich einen lebhaften Verdruß und beginnt nun über den Pfarrer allerlei Anschuldigungen auszustreuen. Sie behauptet, er sei «stolz» und tue, als ob er sie auf der Straße nicht mehr kenne. Vor lauter gekränkten Gefühlen ist eine wahre Wut in ihr ausgebrochen, in die sie bald noch andere Personen außer dem beschuldigten Pfarrer mit hineinzieht.

Diese Gerüchte kommen dem Pfarrer zu Ohren. Er unternimmt sofort Schritte bei der Gekränkten, versichert ihr aufs Herzlichste, daß er sie auf der Straße nicht bemerkt hat, daß er sie im Gegenteil viel zu hoch schätze, als daß er sich so von ihr abkehren würde, usw. ... Aber diese Beteuerungen überzeugen sie nicht ganz. Und tatsächlich, wer die Psychologie des Unbewußten kennt, merkt, was sich da zugetragen hat. Der Pfarrer weiß wohl, daß er das alte Fräulein nicht grüßen kann, ohne von ihr lange aufgehalten zu werden. Daher hat ihn sein Unterbewußtsein gegen das unerwünschte Aufgehaltenwerden geschützt, da er es so eilig hatte, und ihn verhindert, sie auf der Straße zu bemerken. Sie dagegen, durch ihren sozialen Geltungstrieb empfindlich geworden, hat durch Einfühlung im Unbewußten des Pfarrers gelesen. Sie weiß wohl, daß trotz aller seiner Beteuerungen sein Übersehen einen Wunsch bedeutet, zwischen ihr und ihm einen gewissen Abstand zu wahren. Er wird ihre Anklagen als reine Erfindung behandeln, wird darin ein krankhaftes Geltungsbedürfnis erblicken, und dennoch steckt etwas Wahres darin: sammelt er sich in der Stille, so merkt er, daß das alte Fräulein ihn durch ihr fortwährendes Verlangen, Bezeugungen der Wertschätzung von ihm zu erhalten, ein wenig belästigt. Er meint, sie beruhigen zu können, wenn er sie seines lebhaftesten Interesses versichert, und verwundert sich, daß sie ihm nicht glaubt. Er würde sie eher entwaffnen, wenn er das Stückchen Wahrheit, das in ihren Vorwürfen enthalten ist, offen zugeben wollte, denn der Geltungshungrige erhebt seine Ansprüche umso hartnäckiger, als man dieses Teilchen Wahrheit verneint.

Wenn die christliche Antwort auf die Verengung des Bewußtseins die stille Sammlung ist, so bedeutet die Vergebung die Antwort auf dessen pathologische Erweiterung. Denn die wahre Vergebung führt zum Vergessen des erlittenen Unrechts, zu seinem Verschwinden im Unbewußten. Anstatt beim Geltungbeanspruchenden auch noch das in Abrede zu stellen, was in seinen Ansprüchen berechtigt ist, muß man ihm helfen, den andern sogar das zu verzeihen, was in ihren Gefühlen ihm gegenüber unbewußt ist.
Folgender Fall möge diese Betrachtungen illustrieren. Nennen wir die Betreffende Gilberte. Sie kommt in Begleitung ihres Mannes, dem sie mit ihren scharfen, unaufhörlichen Sticheleien mehrfachen Treubruch vorwirft. Dieser hat versucht, sie eines besseren zu belehren, indem er ihr alles offen erzählte, ihr aufs genaueste Rechenschaft über den Gebrauch seiner Zeit während seiner Reisen ablegte. Er gab zu, gewisse Lokale besucht zu haben, die nicht gerade den besten Ruf genießen, bestreitet aber durchaus, sie hintergangen zu haben.

Diese Erklärungen, weit davon entfernt, eine Entspannung herbeizuführen, rufen nur noch heftigere Diskussionen hervor: die Frau beharrt auf ihren Anklagen. Der pathologische Charakter ihrer Anwürfe ist klar; denn sie legt auf argwöhnische Weise ein gewisses Benehmen oder harmlose Ausdrücke ihres Mannes aus. Jede Auseinandersetzung mit ihr über diesen Punkt ist vergeblich. Je mehr man ihr widerspricht, desto mehr ist sie von der Untreue ihres Mannes überzeugt. Sie sind beide unglücklich, sie, weil sie sich betrogen wähnt und er, weil sie ihn, wie er glaubt, ungerechterweise anklagt.

Ich bitte natürlich Gilberte, mir ihr Leben ausführlich zu schildern. Es wäre viel zu weitläufig, hier ihre Geschichte wiederzugeben. Mit ihren Faktoren der erblichen Belastung, des Temperaments, der Gefühlserschütterungen im Kindesalter, eines Vaterkomplexes, eines unsteten Lebens und der Enttäuschungen, erklärt diese Geschichte treffend die Bildung des psychopathischen Terrains, auf dem nun ihre krankhaften Auslegungen sich entwickeln. Sie erzählt mir Erinnerungen an Gesichts- und Gehörshallluzinationen aus ihrer Kindheit, die sie unter dem Einfluß einer Mutter verbracht hat, die selbst von religiösem Wahnsinn befallen war.

Ein Analytiker würde unfehlbar auch die Auflösung einer Verlobung erwähnen, die durch die Untreue des Bräutigams veranlaßt wurde. Diese Begebenheit ruft auch heute noch bei Gilberte eine derartige seelische Erregung hervor, daß man spürt, daß dieser Schock und der bittere Schmerz, den sie dadurch erlebt hat, nie überwunden worden sind. Sie identifiziert zweifellos in ihrem Unterbewußtsein die beiden Männer ihres Lebens, und die Vorwürfe der Untreue, die sie an ihren Mann richtet, zielen wahrscheinlich in ihrem Unterbewußtsein auf den untreuen Verlobten.

Das alles ist ohne Zweifel zutreffend. Sie begreift es übrigens, aber damit ist noch keinerlei Lösung geschaffen. Sie erklärt mir, daß sie sehnlichst wünsche, von ihren Zwangsideen befreit zu werden und ihrem Manne die vermeintliche Untreue zu verzeihen. Sie hat es unter Mithilfe christlicher Freunde versucht. Einen Augenblick meint sie wirklich verziehen zu haben, dann aber kehrt die Zwangsvorstellung wieder und tausend neue Argumente, die sie aus den geringfügigsten täglichen Vorkommnissen schöpft, drängen sich ihrem Geiste auf.

Kann man übrigens einem Menschen verzeihen, der selber nicht um Verzeihung bittet, ja, der sogar die Tatsachen leugnet, die man ihm zur Last legt?

Ich erkläre ihr dann den Vorgang der Erweiterung der Bewußtseinssphäre; das Gebiet der ehelichen Verfehlungen eignet sich hiezu ganz besonders. In der Bergpredigt sagt Christus, daß, wer ein Weib ansiehet, ihrer zu begehren, schon die Ehe mit ihr gebrochen habe in seinem Herzen.

An diesem Maßstabe gemessen, gibt es wohl keinen Mann, der seinem Weibe nicht untreu gewesen wäre. Aber es handelt sich bei den meisten Männern gewissermaßen um unbewußte Untreue. Es braucht schon eine durch eine lange Übung der inneren Sammlung erworbene Schärfe des Blickes gegen sich selbst, um sich der alltäglichen Verfehlungen gegen die eheliche Treue bewußt zu werden und sie als Sünde zu erkennen.

Wenn nun statt des Mannes die Frau durch pathologische Erweiterung ihrer Bewußtseinssphäre jene große Scharfsichtigkeit erwirbt für die unbewußten Verfehlungen ihres Mannes, so entsteht wiederum ein Wahnzustand.

Beweis dafür sind jene armen Wesen, die aus einer psychoanalytischen Kur einen solchen Scharfblick für die verborgenen Beweggründe im Verhalten anderer erworben haben, daß sie sich in einer Anwandlung wirklich krankhafter Geltungsansprüche gegen ihre Eltern erheben und ihnen tausend Vorwürfe machen, die diesen einfach unfaßlich sind.

Die einfühlende und empfindsame Natur Gilbertes, überreizt durch die ungelöst gebliebenen Komplexe, hatte ihren Blick für die feinsten Tönungen in den Gefühlsäußerungen ihres Mannes nur allzusehr geschärft: so konnte sie in seinem Unterbewußtsein Zeichen der Untreue seines Herzens lesen, deren er, von gröblicher Natur, sich nicht bewußt war. Deshalb sprach sie von Tatsachen, die sie sah; Tatsachen, die er nicht gelten ließ, weil er sie nicht sah. Die Diskussion verschärft nur die Gegensätze der beiden Thesen: je heftiger er leugnet, desto mehr neue Beweise führt sie ins Feld, erblickt immer schärfer die kleinen Anzeichen der Lieblosigkeit ihr gegenüber, die natürlich ihre streitbare Eifersucht noch vergrößert, bis zum Tag, da sie, geistig verwirrt, nicht mehr zwischen der Untreue des Herzens und der Untreue der Tat zu unterscheiden vermag.

Die christliche Antwort auf dieses Problem besteht in der Vergebung. Man muß zu Christi Füßen lernen, seinem Manne sogar die Untreue des Herzens, deren er sich nicht bewußt ist, zu verzeihen.

Je schärfer wir die Sünde der Menschen sehen, umsomehr müssen wir lernen, ihnen zu verzeihen.

Meine Aussprachen mit Gilberte fanden kurz vor Ostern statt. Am Karfreitag kam es zu einer besonders schlimmen ehelichen Auseinandersetzung. Aber am Ostertage hatte Gilberte ein großes religiöses Erlebnis. Plötzlich hatte sie das lebhafte Gefühl von der Gegenwart Christi: eine innere Überzeugung, daß er allein sie von ihrer ganzen Vergangenheit und von allem Groll befreien könne.

Als sie wieder zu mir kam, beteten wir zusammen. Sie erhob sich und sagte mir, sie spüre, wie ihr ganzer, bitterer Groll von ihr genommen wurde, wie eine Kettenlast von ihren Schultern. Sie fühlte sich frei und leicht. Sie verzieh alles, nicht nur ihrem Manne, sondern auch ihrem Verlobten, der sie einst betrogen hatte. Sie war bereit, ihrem Mann restloses Vertrauen zu schenken und ihn ohne Eifersucht zu lieben. Sie strahlte vor Freude. Ihr Mann, dem ich dies alles einige Tage später erzählte, bestätigte mir die völlige Wandlung, die sich seit jenem Tage im Verhalten seiner Frau ihm gegenüber vollzogen habe.

Da kommt eine kleine Alte in schon ziemlich senilem Geisteszustand zu mir; ich nenne sie Constance. Sie wird von einer unbändigen Eifersucht verzehrt. Sie ist ganz zitterig und denkt nur an ihre Geschichte, deren Einzelheiten sie sich in Gedanken immerfort wiederholt.

Man weiß, welche Formen ein solcher systematisierter Wahnzustand bei Greisen gelegentlich annehmen kann. Der Arzt betrachtet gewöhnlich solche Symptome der Senilität mit einem gewissen Fatalismus und begnügt sich, dem Betreffenden einige belanglose und freundliche Worte zu spenden.

Ich rede mit Constance ganz einfach von Jesus Christus, von der Vergebung, vom Frieden, den man in der Hingabe findet. Sie betrachtet mich mit ihren Äuglein mit wachsendem Staunen. Bald fängt sie an zu weinen und dann zu beten, um Gott alle ihre bösen Gefühle darzubringen und ihn zu bitten, sie davon zu befreien. Besänftigt und lächelnd geht sie wieder heim.

Ich war noch tiefer ergriffen als sie.

So erscheint das Verzeihen als eine Behandlung der pathologischen Ausweitung der Bewußtseinssphäre.

Wenn die Erweiterung sich nicht auf das Unbewußte anderer erstreckt, sondern auf dasjenige des Kranken selbst, so hat man das klinische Bild einer übertriebenen Selbstanalyse, des Skrupels und der Zwangsneurose. Übrigens geht in uns selber das Gleiche vor, wenn wir beim Studium der psychologischen Erscheinungen plötzlich von einem kleinen Schwindelgefühl erfaßt werden. Dann fühlen wir das Bedürfnis, spazieren zu gehen und uns vom Gift dieser Analyse zu befreien! Wir spüren in uns die gleiche Angst aufsteigen, wie sie der von Zwangsideen Befallene hat. Was uns von ihm unterscheidet, ist nur eine kleine Stufe, nämlich die, daß wir wissen, wann es Zeit ist, Halt zu machen. Wir haben uns jedoch bereits zu stark Dinge ins Bewußtsein gerufen, die normalerweise unbewußt sein sollten.

Ein wesentlicher Teil unseres psychologischen Mechanismus muß unbewußt bleiben, um normal zu funktionieren. So verbirgt man den Mechanismus einer Uhr hinter dem Zifferblatt, damit die Zeiger, die sich davon abheben, deutlich die Zeit angeben. Wenn die Uhr durchsichtig wäre und ihr ganzes Räderwerk zeigte, so würde das Ablesen der Zeit sehr schwierig werden.

Was aber bei den Neurotikern auffällt, ist der Umstand, daß neben der Verdunkelung der Bewußtseinssphäre in gewissen Punkten eine feine Hellsichtigkeit in andern Punkten vorhanden ist. Während sie die Erinnerung an wichtige Ereignisse ihrer Vergangenheit verloren haben, unterscheiden sie mit einer krankhaften Schärfe gewisse versteckte Dinge, die in ihrem Verhalten, in dem ihrer Umgebung und ihres Arztes eine Rolle spielen. Und sie leiden unter dieser außerordentlichen intuitiven Hellsichtigkeit, die so merkwürdig mit ihrer Blindheit in andern Dingen im Widerspruch steht.

Es gibt also bei ihnen zu gleicher Zeit Gebiete, die erhellt sein sollten und die in Dunkelheit gehüllt sind, und andere, die unbewußt sein sollten, und die erhellt sind. Es liegt hier gleichzeitig eine krankhafte Einengung und Ausweitung des Bewußtseinsfeldes vor, in einem Wort: Verschiebung dieses Feldes.

Das Bewußtsein ist mit der Energie vergleichbar: seine Größe bleibt konstant, aber seine Lokalisation ändert. Um einer Versuchung zu entfliehen, um eine uneingestandene Sünde zu vergessen, lenken wir unsern inneren Blick auf andere Objekte, die dann ins Licht rücken. Das ist der Mechanismus der Skrupeln, der Zwangsvorstellungen und des kritischen Geistes.

Oft hat man mich gefragt, ob es nicht gefährlich sei, die Übergewissenhaften zur inneren Sammlung aufzufordern. Ich glaube nicht, wenn die stille Sammlung richtig durchgeführt wird. Der mit Skrupeln Behaftete bauscht kleinste Probleme auf, um andere viel wichtigere Probleme seines Lebens nicht ins Auge fassen zu müssen. Vom Augenblick an, da er den Mut hat, sie ins Auge zu fassen, ist er von dem ewigen Aufspüren nichtiger Probleme befreit. Nichts ist unrichtiger, als alle diese Fluchtversuche mit dem christlichen Leben zu verwechseln. Die Skrupel haben nichts zu tun mit einem wirklichen Sündenbewußtsein, dem der Mensch mit seinen Skrupeln gerade zu entrinnen sucht. Die intellektuellen Einwände gegen den Glauben haben nichts zu tun mit einer wahren religiösen Angst, gegen die der Mensch sich mit seinen Diskussionen wehrt. Der philanthropische Betätigungsdrang hat nichts zu tun mit der wahren wohltätigen Liebe, der der Mensch durch tausend selbstgeschaffene Aufgaben auszuweichen sucht.

Der kritische Geist rührt in ähnlicher Weise von einer Verrückung des Bewußtseinsfeldes her. Christus hat sich darüber deutlich ausgesprochen, als er sagte: «Was siehst du den Splitter in deines Bruders Auge und bist nicht gewahr des Balkens in deinem Auge»[1]. Er hat in diesen Worten eine Lektion über die Psychologie des Unbewußten gegeben. Immer wieder bemerken wir, daß gerade die, die sich selbst gegenüber am nachsichtigsten sind, andern gegenüber umso kritischer auftreten. Den ganzen Lichtkegel, den sie nicht auf ihr eigenes Gewissen richten, um es zu erhellen, richten sie auf ihre Umgebung, um so allerlei Verkehrtheiten, Fehler und versteckte oder lächerliche Beweggründe in Erscheinung treten zu lassen. Ich habe viele Leute sagen hören: «Wie könnte ich meinen kritischen Geist loswerden? Ich kann doch nicht einfach die Fehler der andern nicht sehen, die mir in die Augen springen. Ich kann auch nicht tun, als ob ich sie nicht sähe, wenn ich sie doch sehe!» Im allgemeinen antwortet man ihnen, daß sie Verständnis aufbringen und Liebe haben sollten für die Mitmenschen, daß sie dann ihre Schwächen nicht mehr sehen werden. Diese Antwort scheint mir zu unbestimmt und zu wirkungslos. Man hat uns oft ermahnt, mehr Liebe zu haben, ohne uns indes zu zeigen, wie wir dazu gelangen. Zudem stimmt es gar nicht immer, daß die Liebe blind macht. Ganz im Gegenteil: eine wahre Liebe führt uns häufig dazu, bei dem, den wir lieben, Mängel zu sehen, die wir nicht entdeckt hatten, als er uns noch gleichgültig war. Was dann? –

Dann müssen wir eben auf das Christuswort zurückkommen: er bestreitet nicht, daß ein Splitter im Auge des Nächsten ist, er bestreitet auch nicht, daß es liebevoll sein könnte, ihn davon zu befreien. Er schlägt bloß vor, «zuerst» den Balken zu sehen, der in unserm Auge ist; das will sagen, daß wir den Lichtkegel unseres Bewußtseinsfeldes auf uns selber richten sollen.

[1] Matthäus 7, 3.

Je mehr Einsicht wir über unsere eigenen Fehler gewinnen, desto völliger werden wir vom kritischen Geist befreit.

So gibt denn die christliche Seelsorge durch die Reue und die Vergebung, zu denen sie führt, die Antwort auf alle Verwirrungen der Bewußtseinssphäre: Einengung, Ausweitung, die auf andere gerichtet ist, Ausweitung, die auf sich selber gerichtet ist, und Verschiebung des Bewußtseinsfeldes.

Aber sie verschafft dazu noch eine Hilfe ganz anderer Art für die verwirrte Seele, eine Hilfe synthetischer Art. Ich habe die Gefahr der übertriebenen Selbstanalyse erwähnt. Das Gegengewicht für diese Gefahr ist die christliche Berufung, von der ich im nächsten Kapitel sprechen will. «Überwinde das Böse durch Gutes»[1], schreibt der Apostel Paulus, wodurch er den, der sich im Wirrsal der Selbstanalyse verliert, auffordert, den Blick davon abzuwenden und sich an den positiven Aufruf des Evangeliums zu halten. Wenn die stille Sammlung ein Weg zur Analyse ist, so ist sie auch ein Weg zur Synthese; der Mensch findet darin nicht nur das analytische Bewußtwerden der begangenen Fehler, sondern auch die synthetische Vision der Aufgabe, zu der Gott ihn beruft. «Ich vergesse, was dahinten ist, und strecke mich zu dem, das da vorne ist, und jage nach dem vorgesteckten Ziel»[2], schreibt ebenfalls der Apostel Paulus. In der Gewißheit von Gottes Vergebung kann der Mensch seine Schwierigkeiten, ohne alle ihre weitläufigen Faktoren auf analytischem Wege zu zerlegen, in einem Male lösen durch den Aufschwung des Glaubens. Er verläßt das unfruchtbare Zurückkommen auf das Vergangene und die zum Stillstand führende Analyse des Gegenwärtigen, um sich der Tat zuzuwenden. Nachdem er seinen psychologischen Mechanismus durch die Analyse abgebaut hat, findet er für ihn eine neue Spannkraft, um ihn auf neuen Wegen wieder in Gang zu bringen.

Micheline wollen wir ein Mädchen nennen, das höhere Musikstudien betreibt. Sie hat wirklich Talent, nur ist sie gehemmt durch das «Lampenfieber». Sie behandelt alle Probleme verstandesmäßig, analysiert sich in einem fort und kompliziert damit alles. Ihre seelische Entwicklung ist teilweise durch Familienkomplexe in falsche Bahnen gelenkt worden.

Eine psychoanalytische Behandlung hat ihr wohl in dieser Beziehung eine gewisse Klärung gebracht. Aber ihrem natürlichen Hange

---

[1] Römerbrief 12, 21.
[2] Philipperbrief 3, 13.

folgend, gefällt und verliert sie sich im Irrgarten der Probleme, die dort ins Licht gerückt wurden. Auflehnungen gegen ihr Schicksal bestimmen weitgehend ihr Verhalten, hauptsächlich auf dem Gebiet des Gefühlslebens.

Die Folge davon ist eine Dysmenorrhöe, die noch verschlimmert wird durch die Angst, die sie jedes Mal aussteht, es könnte ihre Periode auf den Tag fallen, wo sie vorspielen muß.

Schon ist sie aber für eine religiöse Botschaft zugänglich. Von einer Freundin beraten, hat sie bereits angefangen, sich in der Stille zu sammeln, um eine Befreiung von ihren Familienkomplexen zu finden. Sie lehnt den Gedanken nicht ab, ihr Leben und ihre Leiden durch einen Schritt im Glauben fortan ganz anzunehmen.

Davor gewarnt, die stille Sammlung nur als Gewissensprüfung aufzufassen, hat sie sich im Gegenteil bemüht, darin das dynamische Element des Glaubens, des Mutes und der Tat zu suchen, das sie aus ihrer negativen Haltung herausführen konnte.

Bald fand sie Zuversicht, Freude und Befreiung.

Und als Micheline einige Wochen später ihr Examen mit feurigem Schwung und innerer Gelöstheit bestand, wie man sie bei ihr noch nie gesehen hatte, da fragte ihr Musiklehrer sie ganz bewegt: «Fräulein, was ist mit Ihnen geschehen? Ich kenne Sie nicht wieder!» Da antwortete sie ihm einfach: «Ich habe den Glauben gefunden.»

XIX. KAPITEL

*Berufung*

Soeben habe ich gezeigt, daß die Selbstprüfung nur ein Aspekt des Innenlebens ist. Wenn sie das Innenleben ganz ausfüllt, dann wird es verfälscht. Denn die Selbstanalyse, das Erforschen von dem, was in unserem Leben nicht stimmt, ist nur ein Weg, nicht ein Ziel, eine negative Phase unseres Innenlebens, die eine positive Phase vorbereiten muß. Sie könnte sogar für uns eine Versuchung werden, aus unserem Ich aufs neue das Zentrum unseres Lebens zu machen. Wenn wir dieses täglich in Ordnung bringen, so machen wir es brauchbar, in Taten Früchte zu bringen.

Durch die Pflege der Andacht werden uns die Augen über uns selber geöffnet, aber man wird auch scharfsichtig für das, was Gott von einem erwartet. Ein junger Mann hat mir von einem Gespräch berichtet, das er am Vorabend mit einem Freund gehabt hatte. Als er ihn aufforderte, in stiller Sammlung auf Gottes Ruf zu hören, unterbrach ihn sein Freund mit den Worten: «Das, was du Gott nennst, das nenne ich mein Gewissen». – «Unser Gewissen», erwiderte der junge Mann, «sagt uns, was man nicht tun darf, während Gott uns sagt, was man tun muß.»

Gott hat einen Plan für jeden von uns. Er hat uns dafür vorbereitet durch die besonderen Gaben und durch das Temperament, das er jedem gegeben hat. Diesen Plan herausfinden durch das tägliche Forschen nach seinem Willen, das heißt, das Ziel unseres Lebens finden. Ein Lebensziel haben ist eine Grundbedingung für eine körperliche, seelische und geistige Gesundheit. Ständig sehen wir Kranke, deren körperliche Widerstandskraft nachläßt, weil sie kein Ziel für ihr Leben mehr haben, keine Aufgabe, die sie begeistert. Wir sehen häufig junge Leute, die in der Unsicherheit über ihre Berufung an sich selber zweifeln, sich gehen lassen, den Mut verlieren und so körperliche und seelische Schwächlinge werden.

Oftmals kommt es vor, daß der Arzt von einem jungen Mann konsultiert wird, den verschiedene Umstände – Wechsel der Schule und des Wohnorts – und seelische Bedingungen – Disziplinlosigkeit, Mangel an Methode und Konzentration – zum Schiffbruch in der Schule geführt haben. Diese Mißerfolge haben ihn heftig betroffen und Minderwertigkeitsgefühle in ihm entstehen lassen.

Nicht weniger heftig aber haben sie seine Eltern betroffen, die in ihrer Eigenliebe verletzt worden sind. Auch ihre Vorwürfe, selbst ihre Ermahnungen, deren Freundlichkeit eine gewisse Gereiztheit kaum verbergen kann, bewirken nur, daß ihr Sohn, im Gefühl, ihr Vertrauen verloren zu haben, sich immer mehr verschließt.

Bald wird man ihm sagen: «Du taugst zu nichts; wenn du nicht eine gewaltige Anstrengung machst, wird man dich in die Landwirtschaft stecken müssen.» Und wenn er nun eines Tages in eine landwirtschaftliche Schule geschickt wird, in welcher doch seine Eltern die Hoffnung für den Wiederaufbau seines Lebens sahen, so erscheint ihm diese wie die Besiegelung seines seelischen und sozialen Niedergangs.

Alle diese negativen Gefühle vermindern ihrerseits seine moralischen Widerstandskräfte und treiben ihn zu Verfehlungen, die er vor seinen Eltern verbirgt, aus Angst, sie noch mehr zu verstimmen.

Wenn man ihn fragt, was ihm wieder Lebensfreude und Befriedigung geben könnte, so antwortet er ohne Zögern: «Mich bei den

Eltern rehabilitieren.» Aber sofort fügt er bei: «Das ist, glaube ich, unmöglich. Es brauchte eine außerordentliche Leistung. Sie trauen mir ja doch nichts mehr zu.»

So träumt er denn von Glanzleistungen und leidet unter dem Kontrast, der zwischen diesen Träumen und seinem wirklichen Leben besteht.

Die christliche Antwort in einem solchen Fall ist eine doppelte: einesteils gilt es, den Eltern darzutun, daß sie ihren Sohn nicht ausfragen dürfen, wenn sie sein Vertrauen wieder gewinnen und ihm helfen wollen, sich ihnen gegenüber zu öffnen, daß sie aber selbst offen gegen ihn sein müssen.

Das ist eine ganz einfache Erfahrungstatsache; aber oft vergißt man sie. Der Schlüssel, der die Herzen unserer Kinder öffnet, ist das Öffnen unseres eigenen Herzens.

Ich kenne manche Eltern, die viel darum gäben, wenn sie erfahren könnten, was in Wirklichkeit in der Seele ihres Kindes vorgeht, die aber nicht bereit sind, den Preis dafür zu zahlen: ihm erlauben, selbst zu sehen, was in ihrer Seele vorgeht.

Andernteils lautet die Antwort für den Sohn, daß es einen Plan Gottes gibt für sein Leben. Und das schönste Leben für jeden ist das Leben nach dem Plan Gottes, wie er auch sei. Diese Überzeugung befreit von jedem Vorurteil über eine sogenannte Wertstufenleiter unter den verschiedenen Berufen. Wenn Gott einen Menschen durch die Gaben, die er ihm verliehen, nicht für einen intellektuellen Beruf vorbereitet hat, so geschah es deshalb, weil er einen andern Plan für ihn hat. Nur nach diesem Bejahen seiner Natur kann der Mensch wirklich in voller geistiger Freiheit wahrhaft suchen, zu welchem Beruf Gott ihn durch die Gaben, die er ihm verliehen, vorbereitet hat.

Dann kann er wieder Vertrauen in sich selber und in seine soziale Brauchbarkeit finden, sich seiner Arbeit mit Freude und Ausdauer hingeben und in Erfolgen und in Siegen über sich selber eine neue Ermutigung zu diesem Wiederaufbau seines Lebens finden.

Um die Berufswahl geht es im folgenden Fall: der junge Mann, den wir Leo nennen, ist jüdischer Abstammung. Bisher als Geschäftsmann tätig, fragt er sich nun, ob er nicht seine Berufsrichtung verlassen und zur Hochschule zurückkehren solle, um einen intellektuellen Beruf zu ergreifen.

Seine ganze Kindheit war beherrscht von Minderwertigkeitsgefühlen, die zweifellos daher kamen, daß er Jude war.

Er war verschlossen und mied die andern Kinder und ihre Spiele, saß still in einer Ecke und hörte dem Gespräch seiner Eltern zu. Er hat nie einen ernsten Streit mit seiner Familie gehabt, aber es bestand auch keine wahre Offenheit zwischen ihnen.

Er flüchtete sich in ehrgeizige Träume. Er war von dem Wunsch beherrscht, etwas Großartiges zu leisten in seinem Leben, um sich selber und den andern seinen Wert zu beweisen. Er stürzt sich in die Arbeit und wird bald der Erste in der Klasse. Und er strebt nach diesem ersten Platz aus Bedürfnis, seine Minderwertigkeitsgefühle zu kompensieren, die sich in einer gewissen Verachtung für seine Kameraden auswirken.

Er befürchtet, daß das Studium der alten Sprachen zu lang sei, um ihn zu einem Erfolg zu führen. Sein Vater hat ihm stets das Geld gegeben, das er verlangte; aber aus Stolz will er so schnell als möglich selbständig werden.

Er geht deshalb in die Handelsschule und nimmt, sobald er das Diplom erhalten hat, die erste beste Stelle an. Er hat Werbearbeit zu leisten, die in völligem Widerspruch zu seinem Temperament steht. Aber sein Streben nach finanzieller Unabhängigkeit, die seinen Wert dartun soll, ist so groß, daß er seine Scheu überwindet.

Ein solcher Arbeitseifer trägt seine Früchte. Er wird bald Chef eines Büros im Ausland und hat eine große Zahl Angestellter und Reisender unter sich. Aber seine Minderwertigkeitsgefühle sind deshalb noch nicht verschwunden, er wacht im Gegenteil mit einer krankhaften Reizbarkeit über der Respektierung seiner Autorität als Bürochef und die Konflikte mit seinen Untergebenen und seinem Prinzipal häufen sich.

Nach einem harmlosen Zwischenfall kündigt er übereilt und verärgert seine Stelle. Er kehrt in die Heimat zurück, arbeitet bald in diesem, bald in jenem Geschäft unter ziemlich ärmlichen Bedingungen, voll Bitterkeit. Gegenwärtig ist er Versicherungsagent und zwar unter moralisch wie finanziell wenig günstigen Bedingungen, die zu dem Posten, den er früher im Ausland inne gehabt hatte, in auffallendem Gegensatz stehen.

Darum denkt er wieder daran, zum Hochschulstudium zurückzukehren und sich einem intellektuellen Beruf zuzuwenden.

Inzwischen hat sich sein Bruder zum christlichen Glauben bekehrt, was ihn stark beschäftigt; denn sein Bruder hat ihn um Verzeihung gebeten für das Unrecht, das er an ihm begangen hatte, und hat es wieder gutgemacht. Seit diesem Tag ist Leo innerlich umgetrieben.

Er ahnt, daß die Begegnung mit Christus die Antwort auf seine Lebensprobleme bringen würde. Er spürt, daß irgend etwas in seinem eigenen Herzen Schuld daran ist, daß soviel Eifer und Anstrengung nur zu einer kläglichen Niederlage in seinem Leben geführt haben.

Er hat angefangen, im Neuen Testament zu lesen. Schon hat er verschiedene Verfehlungen wieder gutgemacht. Aber an zwei Punkten stößt er sich noch.

Einmal an der Frage der Taufe: soll er sich taufen lassen? Will Christus nicht vielmehr sein Herz, als eine heilige Handlung? Und verrät er nicht seine Rasse in einem Zeitpunkt, wo sie gerade verfolgt wird? Und warum kann man sich nicht als Christ taufen lassen, ohne zwischen mehreren verschiedenen Konfessionen wählen zu müssen?

Zum andern – und das ist es, was ihn zu mir führt – hatte er sich in der Stille gesammelt, um Gott zu fragen, welches sein Plan für sein Leben sei, ob er im kaufmännischen Beruf bleiben oder auf die Hochschule gehen solle, und er hatte keine Antwort bekommen.

So treffen wir häufig Menschen, die Gott eine Frage gestellt haben, und die beunruhigt sind, weil sie keine Antwort erhalten. Sie geraten dadurch in Zweifel, daß Gott überhaupt einen Plan für sie hat. Dies ist gewöhnlich der Fall, wenn die Frage zu oberflächlich gestellt ist. Im Stillesein vor Gott sind übrigens die Fragen, die Gott uns stellt, fruchtbarer als die, die wir ihm stellen.

Anschließend an unsere Gespräche wurden wir gemeinsam stille vor Gott, und Leo hat seine Antwort erhalten. Zuerst erkannte er, daß er sich taufen lassen und sich rückhaltlos zu Jesus Christus bekennen müsse. Dann erkannte er, daß die Minderwertigkeitsgefühle und der entschädigungsanstrebende Ehrgeiz an der Niederlage seines Lebens schuld gewesen sind. Er sah ein, daß ein Berufswechsel eine neue Illusion bedeuten würde, brächte er doch sein unverändertes Herz mit. Er sah klar, daß er gerade aus kompensatorischem Ehrgeiz davon träumte, ein Intellektueller zu werden, daß er aber den Beruf eines Kaufmanns nach einer Niederlage verlassen würde. Er sah ein, daß er bereit sein müsse, sein Leben anzunehmen, wie es auch sei.

Einige Tage später rief er mich ans Telephon. Er berichtet mir von dem tiefen Gefühl von Befreiung, das sein Herz erfüllte, seitdem er bereit gewesen, mit Überzeugung Geschäftsmann zu sein. Er hatte dazu kaum den Entschluß gefaßt, als er unversehens ein sehr interessantes Arbeitsangebot im Ausland erhielt. Er macht sich zur Abreise bereit mit dem Entschluß, jetzt in der Freiheit und im Gehorsam seines neuen Glaubens zu leben.

So hängen diese beiden Aspekte der stillen Sammlung, von der ich sprach, zusammen: Klarheit über unsere Fehler und Klarheit über unsere Berufung.

Ich kenne eine Fürsorgerin, die im Konflikt steht mit dem Direktor, dem sie unterstellt ist. Sie hatte schon versucht, die Sache brieflich in Ordnung zu bringen, fühlte sich aber dadurch nicht befreit. Allein schon der Gedanke, den Direktor wiederzusehen, ruft in ihr so heftige, nervöse Reaktionen hervor, daß ich sie ins Bett schicken muß. Ich beginne ein Gespräch mit ihr über ihre Kindheit und über die Anfänge ihres Berufs. Sie ist jetzt verwirrt durch den Zweifel an ihrer Berufung. Jemand hat ihr gesagt, daß diese nervösen Störungen von einer «Berufskrise» zeugen. Dieses Wort verfolgt sie und steigert ihre Zweifel und ihre Verwirrung noch beträchtlich.

Nach mehreren Tagen der inneren Einkehr und des Gesprächs über weniger wichtige Dinge, bittet sie mich um eine entscheidende Unterredung, auf die sie sich ernstlich vorbereitet hat.

Sie bekennt mir eine heimliche Sünde, die keine direkte Beziehung zu ihrem beruflichen Konflikt hat, aber vom Moment an, da sie davon entlastet ist, gibt sie sich davon Rechenschaft, daß diese die wirkliche Ursache ihrer nervösen Reaktionen ist und nicht eine Berufskrise. Folgendes Bild steigt vor unserem Geiste auf: unsere Berufung ist der Weg, den Gott uns gehen heißt. Die Sünde gleicht den Steinen, die auf dem Wege sind. Es ist leichter, daran zu zweifeln, daß ein Weg unter den Steinen vorhanden ist, die ihn verbergen, als sich die Mühe zu nehmen, sie aus dem Wege zu räumen.

Noch während unseres Zusammenseins begreift meine Patientin, daß sie ihre Hingabe an Gott erneuern und in einem Brief ihrem Direktor bekennen müsse, daß einzig die uneingestandene Sünde in ihrem Herzen Zweifel an ihrer Berufung hat aufkommen lassen.

Diese zwiefache Tat hat sie zu einer wahren Befreiung geführt, und einige Stunden später kann sie mir mitteilen: «Zum erstenmal seit vielen Jahren habe ich zum Leben ja sagen können.»

Die Welt braucht dringend Menschen, die einen starken Glauben an ihre Berufung haben. Wenn man die Menschen befragt über das, was die Wahl ihres Berufes bestimmt hat, so ist man erstaunt, daß eine große Zahl sich darüber nicht klar bewußt ist. Andere gestehen, daß sie nebensächlichen Motiven gehorcht haben: der Hoffnung, ihr Brot leichter zu verdienen, der Anpassung an ein Familienvorurteil, einer mehr oder weniger naiven Bewunderung für einen Älteren. Ein Mensch, der von Gott seine Berufung erhält (und wohlverstanden, eine weltliche wie auch eine geistliche Berufung), bringt eine ganz andere Überzeugung mit sich. Der Plan Gottes für die Gesellschaft verwirklicht sich durch die Menschen, die darin den Platz einnehmen, den er für sie vorgesehen, zu dem er sie durch die Gaben, die er ihnen anvertraut, vorbereitet hat. Dieser Platz mag bescheidener sein als der, den die Empfehlungen eines einflußreichen Onkels ihnen hätten verschaffen können. Aber diese Menschen sind dort viel glücklicher und nützlicher.

Der Glaube an den richtig gewählten Beruf, welcher er auch sein mag, ist ein wahrer Lebenskraftspender, der die körperliche Entwicklung, das seelische Gleichgewicht und die geistige Freude verbürgt.

Wenn ein Künstler nicht schöpferisch tätig ist, dann wird er verzehrt von seiner inneren Flamme und wird darob krank. Diese schöpferische Kraft, die in ihm ist und die, gehemmt, Ursache so vieler seelischer Komplexe werden kann, muß Gott dargebracht werden, damit sie fruchtbar wird.

Hier ein Beispiel eines impulsiven, empfindsamen, künstlerischen, erfinderischen aber undisziplinierten Menschen, den wir Friedrich nennen.

Sein fleißiger und methodisch arbeitender Vater hatte große Mühe, die phantasiereiche Natur seines Sohnes zu verstehen.

Um seinen Willen zu befestigen und ihn zur Selbstbeherrschung zu erziehen, schickte er ihn schon in ganz jungen Jahren in ein Institut. Friedrichs starke Empfindsamkeit wurde überall verletzt, bäumte sich auf und äußerte sich in verschiedensten Reaktionen. Immer wieder versetzte man ihn in eine andere Pension, und wenn er heimkehrte, wurde er wieder verwöhnt, was seinen Charaktermangel noch verschlimmerte. In einer impulsiven Anwandlung gründete er eine Ehe – eine Liebesheirat –, die der Zeit nicht standhielt. In seinen Geschäften hatte er kein Glück und wurde bald arbeitslos. Von da an suchte er weltlichen Trost für das schreckliche Unbefriedigtsein in seinem Leben, gab unbesonnen Geld aus, konnte sich nirgends anpassen und ließ sich von allen möglichen Leidenschaften hinreißen. Trotzdem er ein talentierter Musiker war, war er doch nicht imstande, mit der für eine solche Laufbahn nötigen Überzeugung und Ausdauer zu arbeiten.

Bald beschleunigte sich sein moralischer und sozialer Niedergang, der ihn von seiner Familie trennte, und der ihn nur noch gefährliche Freundschaften finden ließ.

Er rutschte dann von Spital zu Spital, stets im Konflikt mit den Ärzten, die sich bemühten, ihm eine Disziplin aufzuerlegen, die aber in seinem Innern keinen Anklang fand.

Eines Tages aber begegnete ihm Gott durch den Einfluß eines christlichen Arztes und einer inneres Leben ausstrahlenden Seele. Plötzlich hat er begriffen, daß der einzige Ausweg aus der Sackgasse, in die er geraten war, der ist, Gott ins Zentrum seines Lebens zu stellen, daß dies der Weg sei zu jener geistigen Entfaltung, die immer wieder von ihm gewichen war, der Weg einer Disziplin, nach der er sich sehnte, gegen die aber seine Natur sich immer aufbäumte, sobald sie ihm von außen auferlegt wurde.

Das ist der Wendepunkt seines Lebens. Alles muß neu aufgebaut werden, aber das Prinzip des Wiederaufbaus ist gefunden. Von nun an wird er nicht mehr ein Kranker sein, enttäuscht vom Leben, im Streit mit Jedermann, unnütz und mutlos.

Ein Freund, der ihn im Spital besucht, bietet ihm an, ihn bei sich aufzunehmen. Friedrich macht dort während mehrerer Wochen die praktische Lehre des christlichen Lebens durch, zu dem er sich entschlossen hat. Er lernt, stille zu sein und im täglichen Zwiegespräch mit Gott die Kraftquelle für jegliche Zucht und Ordnung zu suchen.

Friedrich entschließt sich bald, sein Talent Gott zu weihen. Er nimmt sein Instrument wieder zur Hand und beginnt mit Methode und Ausdauer zu arbeiten. Er weiß in sein Spiel so viel hineinzulegen, daß manche davon erschüttert sind. Er strahlt vor Freude; er erklärt den erstaunten alten Kameraden vom liederlichen Leben, er sei ein anderer geworden. Gefährlichen Verlockungen gegenüber bleibt er standhaft.

Es geht nicht lange, so bekommt er eine Stelle in einem großen Orchester. Sein Dirigent ermutigt und unterstützt ihn. Nun ist er aber einem Intrigennetz der Gewerkschaft ausgesetzt, die mit scheelen Augen sieht, wie dieser Neuankömmling andere Berufsleute aus ihrer Stelle verdrängt. Da ergreift er das Wort vor allen seinen Kollegen. Er setzt ihnen freimütig auseinander, was für Irrwege er gegangen, und wie er den Entschluß gefaßt habe, sein Leben neu aufzubauen. Er stellt sie vor die Frage, ob sie ihm helfen oder ihn zurückstoßen wollen. Alle Hände strecken sich ihm entgegen. Die Eifersüchteleien fallen dahin; er findet Freunde.

Monate verstreichen; treu hält er zu seiner Arbeit, einer sehr anstrengenden Arbeit für einen Künstler, der nie in einem Orchester mitgespielt hat. Natürlich gibt es schwierige Momente, Rückfälle in der Disziplin, leichtsinnige Ausgaben. Aber er hat jetzt christliche Freunde, die er wieder aufsucht, wenn er fürchtet, rückfällig zu werden. Was kein äußerer Zwang ihm hatte bringen können, das hat eine innere Wandlung mit einem Mal zustande gebracht.

Ein Mensch, der entschlossen ist, sein Leben unter die Herrschaft Gottes zu stellen, sucht bei ihm Führung, nicht nur in den großen Entscheidungen, wie etwa der Wahl einer Laufbahn oder eines Gatten. Jeden Tag findet er in stiller Andacht neue Eingebungen für seine Tätigkeit, sein persönliches Betragen, seine Haltung gegenüber seiner Umgebung. Dafür habe ich zahlreiche Beispiele in diesem Buche angeführt. Die Erfahrung, die ich hier bringen kann, ist die, daß ein solches Leben mit der Zeit durch Gottes Führung die für die Gesundheit günstigsten Daseinsbedingungen erlangt. Oft noch täuschen wir uns über das, was Gott von uns erwartet; oft noch halten wir unsere eigenen Neigungen für einen göttlichen Ruf; oft noch sind wir ungehorsam. Und dennoch, wenn wir aufrichtig willig sind, sehen wir unsere Fehler klarer und werden treuer im Wiedergutmachen.

Eine Ernährung, die von Gott geleitet ist und nicht von der Gaumenlust oder von der Mode; Schlafen, Ausruhen, Ferien, die von Gott geleitet sind und nicht von der Faulheit oder von der Selbstsucht; ein Beruf, eine Tätigkeit, eine körperliche Übung, die von Gott und nicht vom Ehrgeiz oder von der Angst geleitet sind; ein Geschlechtsleben, ein Eheleben, ein Familienleben, die von Gott geleitet sind und nicht von eigenen Interessen oder von der Eifersucht; persönliche Zucht und Ordnung in der Zeiteinteilung, in der Phantasie und in den Gedanken, die von Gott gelenkt sind und nicht von Launen oder Flucht: das sind die Grundbedingungen für die körperliche und für die seelische Gesundheit.

Die Bibel ist die Geschichte der Menschen, die an den Willen Gottes geglaubt haben, die ihn erforscht und befolgt haben, bis in die kleinsten Einzelheiten ihres Verhaltens. Sie zeigt uns Menschen, die es verstanden haben, auf Gott zu hören und ihm zu gehorchen, die darnach gestrebt haben, zu sagen, was Gott wollte, dahin zu gehen, wo Gott wollte, das zu tun, was Gott wollte. Alle Bücher der Propheten und die Apostelgeschichte sind Lebensbilder gottgeführter Menschen. Die Evangelien erzählen das vollständig geistgeführte Leben Jesu Christi. Sie zeigen, wie er sich in der Stille sammelte, wie er in der Wüste fastete, wie er mit den Versuchungen des Teufels rang, wie er die Eingebung Gottes für sein heiliges Amt suchte. Sie zeigen uns, wie er sich am frühen Morgen an einen abgelegenen Ort zurückzieht, um im Zwiegespräch mit Gott seine Befehle für den Tag zu bekommen. Sie zeigen uns, wie er unaufhörlich den Schmeicheleien der Menschen und ihren irdischen Forderungen ausweicht, um seinen Weg nach Gottes Plan zu gehen, von Ort zu Ort. Sie zeigen uns, wie er sich kurz vor seiner Leidenszeit mit seinen Jüngern nach Cäsaräa-Philippi zurückzieht, wo er von Gott den Ruf erhält, nach Jerusalem hinaufzusteigen, um dort zu leiden und zu sterben, und wie er seinen Jüngern seinen Entschluß mitteilt. Sie zeigen uns, wie er noch im Garten von Gethsemane nicht seinen, sondern Gottes Willen sucht.

Und in der ganzen Kirchengeschichte sind alle Heiligen, die einen tiefen Einfluß auf die Menschheit ausgeübt haben, Männer und Frauen gewesen, die Gottes Weisungen gehorcht haben, wobei sie mit den bestehenden Sitten, ja selbst mit den Bräuchen der Kirchenleute brachen und sehr oft von ihren Zeitgenossen nicht verstanden wurden.

Darum glaube ich, daß eine der Aufgaben des Arztes darin besteht, seinen Kranken zu helfen, Gottes Willen zu unterscheiden und im Gehorsam Siege über sich selbst zu erringen. Aber niemand kann andere auf diesem Weg führen, ohne ihn selbst zu gehen. Die Medizin hat außerordentliche Fortschritte gemacht. Sie wird noch weitere machen. Wir verfügen über wirksame Mittel in der Diagnostik und in der Behandlung. Die Welt hat keine neue medizinische Lehre nötig, sondern Ärzte, die sich vor Gott sammeln und ihm persönlich gehorchen. Mit solchen Ärzten wird die Medizin mit all ihren jetzigen Hilfsmitteln ihre vollen Früchte tragen.

Unzählige Ärzte gibt es, die diesen Beruf als ein soziales Priesteramt gewählt haben und die sich in abgelegenen Tälern oder in den ungesundesten Quartieren der Großstädte selbstlos hingeben, um den Leiden der Menschen zu begegnen. Es sei ferne von mir, soviel großmütigen Eifer und soviel selbstlose Liebe zu verkennen. An sie wende ich mich ja gerade. Gläubig oder ungläubig, sie leben im Schatten Christi.

Aber sie befinden sich auf einem ausgezeichneten Beobachtungsposten, um die Leiden zu erkennen, mit denen die Sünde die Menschheit überflutet. Und sie wissen wie ich, daß die Sünde sich auf tükkische Weise in das gottgeweihteste Leben einschleicht, und daß der Kampf hart ist. Diese Ärzte wissen wie ich, daß der Materialismus, der die Medizin seit einem Jahrhundert beherrscht, uns in diesem Kampf gegen uns selber nicht unterstützt hat. Sie wissen wie ich, daß von ihrem persönlichen Sieg der moralische Sieg ihrer Kranken abhängt, daß vom erhöhten Wert ihrer Lebenshaltung auch ihre Auswirkung auf unzählige Familien abhängt. Und oft fühlen sie sich allein, erdrückt, entmutigt.

Mit Bedauern, in gewisser Hinsicht, verfolgen sie die heutige Entwicklung unserer Körperschaft, ihren moralischen Rückgang und die Verheerungen der Gewinnsucht, wie vortreffliche Bücher sie übrigens enthüllen[1]. Sie geben sich wohl Rechenschaft darüber, daß ein richtiger Wiederaufbau nur von einer geistigen Erneuerung in der Seele des Arztes kommen kann. Ärzte, die die Alleinherrschaft Jesu Christi über ihr Leben und seine Forderungen anerkennen, werden die Werkleute sein, die an diesem Wiederaufbau arbeiten.

Aber ich beeile mich, bevor ich dieses Kapitel schließe, einmal mehr das Mißverständnis des religiösen Formalismus aufzuzeigen, das durch solche Aussprüche wieder hervorgerufen werden könnte. Das geistliche Leben besteht nicht darin, vollkommen zu sein, noch viel weniger darin, es zu behaupten, sondern ganz im Gegenteil, offen seine Fehler zuzugeben, um dafür bei Jesus Christus Vergebung und Befreiung zu finden.

Ich werde mich nicht lange über die körperliche Entwicklung eines Kranken verbreiten, den wir Moritz nennen wollen. Er ist tuberkulös und hatte früher Spondylitis. Nahrungsmangel in seiner Jugend wird da die entscheidende Rolle gespielt haben. Er entstammte einer armen Familie, die von Kaffee und Suppe lebte. Auch war er furchtsam, weil er einen sehr strengen Vater hatte.

Jetzt ist die tuberkulöse Erkrankung an verschiedenen Orten lokalisiert, in der Lunge, im Brustfell, im Darm und in den Gelenken. Es handelt sich um eine jener torpiden Tuberkulosen, die ein ganzes Leben lang dauern und sich langsam verschlimmern. Er hat viele Ärzte konsultiert; er ist entmutigt, verbittert, zeitweise empört. Seine Frau kommt mit der Bitte zu mir, ich möchte seine Behandlung übernehmen, weil sie sich darüber klar ist, daß er es ebensosehr nötig hat, seelisch wie körperlich unterstützt zu werden.

An der Diagnose ist nicht zu zweifeln. Übrigens entnehme ich eines Tages durch eine Gelenkpunktion seröse Flüssigkeit, in der einige Tuberkulosebazillen gefunden werden. Der Allgemeinzustand wird von Tag zu Tag schlechter, trotz kräftigender Kost. Moritz hat Anzeichen von Leberinsuffizienz, ein chronisches Ekzem. Er reagiert schlecht auf alle Behandlungsmethoden. Ich wende künstliche Höhensonne an. Ein Aufenthalt in den Bergen bessert seinen Zustand kaum.

[1] Dumesnil. L'âme du médecin. Paris, Plon. Coll. «Présences».

Ich überlege ein Dutzendmal ob ich ihn ins Spital schicken soll; aber ich bin mir darüber klar, daß sein seelischer Zustand so ist, daß es selbst bei der besten körperlichen Pflege mit ihm abwärts ginge, wenn er den Halt an seiner Frau und an seiner Arbeit nicht hätte. Ich gehe zu seinem Arbeitgeber und dringe darauf, daß man ihn behält, obschon er nicht mehr viel leistet.

Moritz öffnet sich mir jetzt mehr, als er es je getan, und wir haben zusammen eine wirkliche geistige Gemeinschaft. Er sagt mir, wie viel ihm dies helfe, aber ohne daß ich je das Gefühl hätte, ihn zu einer entscheidenden Erfahrung zu führen. Schließlich bin ich seinetwegen in arger Verlegenheit. Ich spüre, daß ich einer solchen körperlichen und seelischen Not nicht gewachsen bin.

Sein Zustand verschlimmert sich plötzlich. Ich verschreibe Beruhigungsmittel. Bei meinem letzten Besuch erzählt er mir von dem tiefen, geistigen Eindruck, den er bei der Lektüre des Buches von Ebba Pauli, Der Eremit, empfangen habe.

Am Sonntagmorgen telephoniert mir seine Frau, daß es ihm schlechter gehe. Ich sage ihr, daß ich im Laufe des Tages vorbeikommen werde. Um Mitternacht entdecke ich plötzlich, daß ich ihn vergessen habe. Ohne mich zu sammeln, nehme ich mir vor, am Montag ganz früh hinzugehen. Und am Montag erfahre ich, daß er in der Nacht gestorben ist.

Die Psychoanalytiker haben das Vergessen genau untersucht. Sie haben uns gezeigt, daß es immer einen tiefen Sinn hat. Darum beschämt uns eine Vergeßlichkeit immer sehr, obschon sie, von außen gesehen, unsere Verantwortlichkeit nicht berührt. Und diese schwerwiegende Bedeutung des Vergessens ist für den Christenmenschen ein Zeichen von Sünde. So hilft uns die psychologische Analyse unsere Sünde besser erkennen.

Vom Augenblick an, da ich in der Stille vor Gott über dieses Vergessen nachdachte, erkannte ich seinen Sinn. Während ich im Bewußtsein die herzlichste Verbundenheit, ja eine wahre Freundschaft mit Moritz spürte, hemmte mein Unterbewußtsein meine Hilfsbereitschaft. Und die wirkliche Schuld an diesem unbewußten Hindernis lag in meinem beruflichen und geistigen Stolz. Es machte sich in mir der enttäuschte Arzt bemerkbar, der machtlos gewesen war gegenüber einem körperlichen Leiden, das er nicht hatte eindämmen können. Es machte sich in mir der ratlose Arzt bemerkbar, der vor dem Sterbenden verlegen war, der von ihm eine wirksame Hilfe erwartet hatte. Es machte sich in mir auch der geistige Arzt bemerkbar, der unzufrieden war mit sich selber, unzufrieden darüber, daß er nicht, wie er es hatte tun wollen, das volle Licht Jesu Christi in dieses arme Leben hatte bringen können.

Ich sah auch ein, daß ich dies alles der Witwe sagen mußte, so viel es mich auch kostete, und im Gebet mit ihr von Christus die Vergebung für meine Sünde suchen sollte.

Sie empfing mich mit Großherzigkeit und Verständnis; aber als ich beten wollte, trat die Mutter von Moritz ein. Ich mußte mit meinem Geständnis von vorne anfangen, und als ich mich anschickte zu beten, erschien ein Schwager. Da sah ich ein, daß ich mich bis auf den Grund demütigen mußte, um am Kreuz Vergebung zu finden.

Dann haben wir alle zusammen gebetet.

Einige Tage später erhielt ich von der jungen Witwe einen Brief, der ein schönes Zeugnis ihres Glaubens war.

XX. KAPITEL

## Realismus

Ein Buch, in dem ich die günstigen Folgen der christlichen Erfahrung auf die Gesundheit dargelegt habe, kann ich nicht abschließen, ohne auf die Frage einzutreten, die mancher Leser mir sicherlich stellen möchte, nämlich: «Kann jene Erfahrung nicht auch ungünstige Folgen nach sich ziehen? Gibt es nicht auch Geistesstörungen, die von einem religiösen Erlebnis herrühren? Sind gewisse Kranke, die glauben, eine religiöse Erfahrung gemacht zu haben, nicht einfach Opfer geistiger Störungen?» Ja gewiß, das ist unbestreitbar. Ich teile in diesem Punkte völlig die Meinung des R. P. de Sinéty[1], welcher behauptet, daß nichts die Sache des Christentums so zu schädigen vermag, als wenn man die pathologischen Störungen leugnet, die religiöse Erfahrungen vortäuschen. Aber der Umstand, daß es falsche Mystiker gibt, berechtigt uns noch nicht, das Vorhandensein wahrer Mystiker zu leugnen.

Es verhält sich ebenso mit der Frage der Wunderheilungen, die ich absichtlich beiseite gelassen habe, weil sie einen Gegenstand für sich darstellen. Sie gehören in das Kapitel der Beziehungen zwischen

[1] R. P. de Sinéty. S. J. Psychopathologie et Direction. Paris, Gabriel Beauchesne 1934.

Heilkunde und Glaube. Wenn auch eine große Zahl von sogenannten Wunderheilungen sich als einfache Suggestionswirkungen herausstellen sollten, so hätten wir noch lange nicht das Recht, andere, authentische in Abrede zu stellen.

Endlich muß ich noch sagen, daß ich hier die Krankengeschichte mehrerer Patienten vorlegen könnte, zu denen ich wegen ernster geistiger Störungen gerufen wurde, die infolge religiöser Erlebnisse eingetreten waren, vornehmlich in Versammlungen, in denen Zeugnisse abgelegt wurden. Mehrmals mußte ich Internierung verfügen. Es gibt für den christlichen Arzt kaum eine bemühendere Erscheinung. Sogar bei vielen Psychopathen, bei denen eigentliche geistige Störungen nicht in Frage kommen, kann man nicht leugnen, daß eine unlösbare Vermischung von wirklich religiösem Erlebnis und von deutlichen psychopathologischen Reaktionen besteht. Im Verlauf einer religiösen Tagung unterhielt ich mich mit einem ausländischen Kollegen über diese Dinge, als bei einem Teilnehmer vor unsern Augen eine Krise geistiger Störung ausbrach. Ich äußerte mich meinem Kollegen gegenüber dahin, daß, wenn Gott Ärzte zum Glauben beruft, er ihnen sicher auch eine spezielle Verantwortung auferlegt, nämlich aus christlicher Liebe für die Kranken mit aufmerksamem Scharfblick darüber zu wachen, daß wir in ihren Reaktionen das normale vom pathologischen auseinanderhalten. Deshalb habe ich mich mehr als einmal dafür verwendet, Menschen von labilem psychischem Gleichgewicht von größeren religiösen Veranstaltungen, die ihnen hätten schaden können, fernzuhalten.

Die Macht des Geistes ist die größte Macht der Welt. Braucht es oft, um eine selbstzufriedene Seele zu erschüttern, um sie zur Einkehr zu bewegen, um sie dem Bollwerk der Kompromisse zu entreißen, wohin sie sich vor der Beunruhigung ihres Gewissens geflüchtet hat, die tiefe Ergriffenheit längerer religiöser Tagungen, so kann diese selbe Macht bei andern Seelen sehr ernste geistige Entgleisungen bewirken. Solche Vorkommnisse sind sogar der Beweis für die Macht des Geistes, so wie medikamentöse Vergiftungen der Beweis für die pharmakodynamische Wirkung der Heilmittel sind. Rings um uns her gibt es soviele Menschen, deren psychisches Gleichgewicht so schwankend ist, daß sie ständig von einer gewaltsamen Entladung bedroht sind. Irgend ein Gefühlsschock kann die Katastrophe auslösen: Todesfall, Ärger, sogar körperliche Erkrankung. Darum ist es nicht erstaunlich, daß Erlebnisse, die so gefühlsgeladene Bezirke, wie das religiöse Gebiet, berühren, jene Entladung auch herbeiführen können.

Soll man etwa darum die Nervenkranken von der christlichen Botschaft fernhalten? Das Bild, das ich eben von der Wirkung der pharmakodynamischen Heilmittel gebraucht habe, scheint mir die Antwort auf diese Frage zu geben. Dieselbe Botschaft, die, allzu unvermittelt und maßlos dargebracht, geistige Störungen hervorzurufen vermag, kann auch, richtig bemessen, ein Faktor der Heilung werden. Im Leben des nervösen Menschen bilden zahllose Kompromisse ein zwar unbeständiges Gleichgewicht, aber eben doch ein Gleichgewicht. Eine vollständige christliche Entscheidung ist dazu angetan, ihm ein besseres Gleichgewicht zu verschaffen. Aber diese Entscheidung bringt zuvor soviele ungelöste Probleme zur Abklärung, daß es eine richtige Gefahrzone zu durchschreiten gilt.

Anderseits neigen die Nervösen dazu, dieses Auseinanderstreben von Traum und Wirklichkeit noch zu verschlimmern; eine Neigung, der sich übrigens niemand ganz entziehen kann. Darum faßt der nervöse Mensch leichter einen kühnen religiösen Entschluß, weiht Gott sein Leben mit Inbrunst und hat viel mehr Mühe, den Kontrast zu sehen zwischen diesem grundsätzlichen Entschluß und dem, was alles in der Wirklichkeit seines Lebens unverändert fortbesteht. Anders gesagt, es fällt ihm schwerer, die praktischen Folgen seines Entschlusses zu überblicken und falls er sie sieht, sie auch zu verwirklichen. Dieser Zwiespalt zwischen der Begeisterung seines Herzens und seinem Versagen in der Wirklichkeit zerreißt die Persönlichkeit und ruft die geistigen Wirren hervor.

Nun ist aber Glaube nicht Naivität. Man hilft den Nervösen nicht, wenn man sich durch ihre allzu leicht entfachte religiöse Begeisterung täuschen läßt. Die Nächstenliebe verlangt, daß wir mit ihnen streng und sachlich verfahren, daß wir sie immer wieder auf die konkreten Probleme ihres Lebens zurückführen, daß wir deren geduldige Lösung von ihnen verlangen, daß wir ihnen jegliche unbewußte Flucht in leichtere und angenehmere mystische Gefilde aufzeigen, daß wir ihnen schließlich helfen, Schritt für Schritt ins Leben umzusetzen, was sie vorerst noch undeutlich erschauen. Viele Leute verwechseln Glauben und Leichtgläubigkeit, sowohl unter den Gläubigen als auch unter denen, die aus dieser Verwechslung Einwände gegen den christlichen Glauben ableiten. Christus war sehr realistisch, als er sagte, man erkenne seine Jünger nicht an ihren Worten, sondern viel mehr an ihrem realen Leben, wie den Baum an seinen Früchten. Wir üben Verrat am Göttlichen, wenn wir uns irreführen lassen von Menschen, welche meinen, ihr Leben habe sich geändert, weil ihr seelischer Zustand sich geändert hat, ohne daß dieser neue Glaube in ihrem praktischen Leben greifbare Früchte getragen hat.

Ich könnte hier das betrübliche Krankheitsbild mancher Neurotiker anführen, besonders solcher von zykloider Konstitution, die nach einem theologischen Gespräch mit einem Gläubigen – meistens aus Sektenkreisen – meinten, sie hätten «alles verstanden» und verkünden ihr Erlebnis mit Begeisterung, ohne daß dieses den bloßen Kreis ihrer Ideen überschritten hätte. In Wirklichkeit ist einzig ihre Gemütslage vom Pessimismus zum Optimismus übergegangen. Sie ist aber tatsächlich ebenso unwirklich wie zuvor. Wohlverstanden, ich bestreite ihre Aufrichtigkeit nicht, ebenso wenig wie die der Leute, die ihnen ihre theologischen Anschauungen übermittelt haben. Mit Nervösen kann man aber nicht realistisch genug sein; man muß vielmehr mit aller Strenge verlangen, daß jeder neuen geistigen Erkenntnis konkrete Gehorsamsleistungen entsprechen. Wenn man Bekehrungen miterlebt hat, so weiß man, durch welche inneren Kämpfe es geht. Dann unterschätzt man die Widerstandskräfte der Sünde nicht mehr, sondern stellt die christliche Lösung als die hin, die von allen am meisten kostet.

Ich denke da an eine meiner Patientinnen, die in zahllose Konflikte verwickelt ist. Schon bei unserm ersten Gespräch erklärt sie mir, sie wolle den christlichen Weg gehen. Ich entgegne ihr, daß ein solcher Entschluß an sich noch nichts bedeutet und sie nur zu Enttäuschungen führen würde, wenn sie sich nicht sofort tapfer daranmache, seine unabweisbaren Folgen zu ermessen. Noch am gleichen Tage schicke ich sie zu einer jungen Frau, die geduldig genug war, ihr während vier Tagen ihre ganze Zeit zu widmen; nämlich so lange, bis meine Patientin ihre Entschuldigungsbriefe geschrieben und ihre Entscheidungen in praktische Tat umgesetzt hatte, wodurch eine neue Atmosphäre für ihr Dasein geschaffen wurde.

Unsere sachlichen Gehorsamsleistungen haben für sich genommen keinen Wert. Sie haben keinen andern tiefen Sinn als den, unsern Glauben zu bezeugen. Aber ohne dieses Zeugnis bleibt die erste Begeisterung nur ein naiver Traum.

Viele Nervöse kennen sich recht gut und haben Angst vor sich selber, Angst sich zu täuschen, sich hinreißen zu lassen, Angst nach edlen Gefühlswallungen wieder in die Verzweiflung zurückzufallen.

Nennen wir Nora ein Mädchen von zyklothymem, gefühlsbetontem, träumerischem, impulsivem Temperament. Sie gleicht ihrem Vater; er war ein Künstler, wirklichkeitsfern, schwach und unstet. Sie hatte sich ihm daher nur allzu stark angeschlossen und sich von der Mutter, einer verstandesmäßigen, vernünftigen aber kalten Natur entfernt. Im väterlichen Heim herrschte Uneinigkeit, und Nora litt darunter, denn gerade sie bedurfte noch mehr als andere eines richtigen Familienkreises, um nicht von einem Extrem ins andere zu fallen. Daher erlebte sie Enttäuschungen und seelische Erschütterungen. Sie beging Fehler und bekam Angst vor sich selbst. Unsicher wurde sie im Leben hin und her getrieben, ohne den Halt eines geordneten Familienlebens zu genießen. Ihre wahren Güter waren ihre Einfachheit, ihre Unmittelbarkeit und ihre Freundlichkeit im Umgang mit den Menschen. Und auf einmal hatte sie Angst davor, weil sie zu gefühlsmäßig und zu impulsiv handelte, was sie zu Niederlagen führte.

Vor noch nicht langer Zeit ist sie zum Glauben gekommen und nach und nach gelangte sie zur Überzeugung, daß der Glaube allein sie von ihrer Unruhe befreien könne. Wirkliche christliche Freundinnen, denen sie sich völlig anvertrauen konnte, brachten ihr das, was ihr bis dahin immer noch gefehlt hatte.

Darob empfand sie eine unbändige Freude. Und nun fürchtete sie sich vor dieser Freude: sie hat Angst vor einer frommen Gefühlsseligkeit, vor mystischer Flucht, vor krankhaften religiösen Anwandlungen. Sie fürchtete, den Verstand zu verlieren.

Das religiöse Leben kann ebenso gut die Neigung zur Flucht in den Traum wie das Bedürfnis, sich der Lebenswirklichkeit wieder anzupassen, begünstigen. Wenn nun Nora, weit davon entfernt, im Glauben ein Vergessen ihrer ungelösten Schwierigkeiten zu suchen, ihn im Gegenteil zu deren Lösung anwendet und wieder ein wahres Vertrauensverhältnis zu ihrer Mutter herstellt, Ordnung und Methode in ihre Betätigungen bringt, mit Ausdauer eine ernste Berufsarbeit unternimmt, sich eine Disziplin auferlegt, so wird sie sicher im christlichen Lebenswandel einen Schutz gegen die seelischen Gefahren ihrer Natur finden und kann so von der Angst vor dem Wahnsinn befreit werden.

Glaube ist nicht eine Gefühlssache. Aus Angst, den Nervenkranken zu gleichen, halten sich viele Leute ihr ganzes Leben lang zurück, ihren Glauben zu bezeugen, an religiösen Versammlungen teilzunehmen oder auch nur bewußt das religiöse Problem in Angriff zu nehmen, das sie doch nie ganz losläßt. Sie haben Angst vor mystischer Psychose. Sie haben Angst davor, sich zu begeistern und nachher enttäuscht zu sein. Sie haben eben noch nicht begriffen, daß das wahre Christentum nichts zu tun hat mit unwirklichen Geistesflügen, sondern in ganz konkreten Erfahrungen besteht.

Jedem Menschen stehen eigentlich drei Wege offen: die Wirklichkeit ohne Gott, das ist die Abgetrenntheit der Materialisten; Gott ohne die Wirklichkeit, das ist die Abgetrenntheit der Pseudomystiker; endlich, Gott mit der Wirklichkeit, das ist der christliche Glaube.

Das ist der schwerste der drei Wege. Denn es ist viel leichter, in der Wirklichkeit zu leben, wie sie ist, und auf den Ruf Gottes nicht zu hören, oder nur gefühlsmäßig auf diesen Ruf zu antworten und die Augen vor der Wirklichkeit zu verschließen. Es ist leichter, Materialist oder Idealist zu sein. Schwer aber ist es, ein Christ zu sein.

Hier gelange ich wieder an den Ausgangspunkt dieses Buches. Das Leben des Menschen ist mit konkreten Problemen erfüllt, mit materiellen sowohl als mit psychischen. Eine religiöse Erfahrung, die diesen Problemen ausweicht und sie ungelöst beiseite läßt, ist das, was allzu oft das Christentum in Verruf bringt. Eine Erfahrung dagegen, die die Lösung der Lebensprobleme bringt, ist der sichtbare Beweis der Macht Christi.

Ich denke an einen Kranken, dessen lange schmerzliche Leidensgeschichte zu erzählen uns zu weit führen würde. Er ist ein Opfer der Wirren der Nachkriegszeit, der Revolutionen und der Not. Er ist auch ein Opfer der Scheidung seiner Eltern, jugendlicher, sexueller Erschütterungen und seiner übermäßigen Empfindlichkeit, die jene Erschütterungen noch gesteigert hat und die aus ihm einen Aufständischen und im Lebenskampf doch Unterlegenen gemacht hat. Wir nennen ihn Jérôme. Depressionen und funktionelle Störungen haben sich eingestellt. Er mußte auf jegliche Arbeit verzichten. Er kam von einem Krankenhaus ins andere. Er hat sich nacheinander allen Kurvorschriften unterzogen. Er ist nur noch ein Wrack, von Sorgen verzehrt, nur mit sich selbst beschäftigt, im ständigen Streit mit seiner Frau, und mit seiner Schwiegermutter redet er überhaupt nicht mehr.

Ich mache ihm den Vorschlag, er solle sein Leben annehmen, sich mit seiner Schwiegermutter versöhnen und sich trotz der Störungen wieder an die Arbeit machen und solle in Gott die für diesen dreifachen Sieg notwendige Kraft suchen.

Anfänglich findet er meine Forderungen hart, aber er kommt doch wieder. Schon nach der vierten Sprechstunde teilt er mir mit, daß er eben die besten Tage durchlebt, wie er sie seit Jahren nicht mehr gekannt habe.

Kurz nachher nimmt er seine normale Arbeit wieder auf, und daheim beginnt ein ganz neues Leben.

Die Völker haben heute genug von einer intellektuellen Kultur, die zwar große Entdeckungen macht, prächtige Dinge zu Papier bringt, die aber ohne Einfluß auf ihr wirkliches Leben bleibt. Sie haben genug von Gelehrten, die immer noch gelehrter werden, sich in ihren Studierstuben einschließen und auf ihre Sendung als Führer der Menschen verzichten, weil ihre ganze Wissenschaft sie nicht befähigt hat, sich selbst zu führen.

Die große Aufgabe unserer Generation – und die Forderung Gottes – ist daher, das Geistige mit dem Materiellen zu versöhnen. Es gilt die dichte Scheidewand, die beide trennt, abzureißen und mit der irrigen Meinung zu brechen, daß das Religiöse nichts zu tun habe mit Wissenschaft, Psychologie, Politik, Wirtschaft und Medizin.

Sein Leben Gott anheim stellen heißt, Selbstzucht üben im Stofflichen wie im Seelischen, heißt, wieder wirklichkeitsbewußt und sachlich werden.

Ich denke da an eine Patientin, deren Fall mir in dieser Hinsicht beweiskräftig erscheint. Nennen wir sie Isaline. Sie ist mager und erregt, ihr Gesicht schmal und dreieckig, mit stark hervortretenden Backenknochen, ihre Hände sind verkrümmt und knotig, langgestreckt und zitterig.

Fügen wir noch einige Bemerkungen über ihr Leben hinzu, die uns ihre unruhige und eigenwillige Natur verständlich machen können. Schon als kleines Kind war sie mager, appetitlos, leidenschaftlich und sentimental. Sie hat Angst vor ihrem Vater und hängt mit glühendem Herzen an ihrer sehr sanften Mutter, die das große Ideal ihres Lebens bleiben wird. Mit acht Jahren erlebt sie eine Gemütserschütterung. Mit dreizehn Jahren verliert sie ihre Mutter. Dies ist ein Schicksalsschlag für das Kinderherz, der unabsehbare Nachwirkungen zur Folge haben wird. Sie hat den starken seelischen Rückhalt ihrer Kindheit verloren und führt von nun an ein seelisch triebhaftes Dasein voller Gegensätze, bald für große Ideale hingerissen, bald voller Empörung, Groll und allerlei Heimlichkeiten, bald in sich selbst verschlossen.

Sie hat verschiedene Erzieherinnen, haßt die einen, bewundert die andern übermäßig, entzieht sich aber allen und führt sie hinters Licht. Eine von ihnen behauptet, man müsse, um geistig zu wachsen, das Fleisch abtöten. Dieser Gedanke setzt sich in ihrem Geiste fest und beherrscht von nun an fast alle ihre Reaktionen und ihre Fluchten aus der konkreten Wirklichkeit. Während ihres ganzen Lebens wird sie in ihrer Gedankenwelt Geist und Fleisch in Gegensatz zueinander bringen.

Sie ißt so wenig wie möglich, um das Fleisch abzutöten und nährt ihre Phantasie auf Kosten des Leibes. Unter ihrem Kopfkissen verbirgt sie Bücher und liest nächtelang. Als Fünfzehnjährige stellt sie den Wecker auf zwei Uhr morgens, um bis zum Aufstehen zu arbeiten. Sie will eine literarisch gebildete Intellektuelle sein, verschlingt Romane, macht Verse und lebt in einer Welt der Abstraktion. Sie möchte Missionarin werden, dann zweifelt sie wieder an allem. Ihre Konfirmation ruft in ihr einen wahren seelischen Aufruhr hervor. Ihr ist, sie sei im Begriff, ein falsches Gelübde abzulegen, doch hat sie nicht den Mut, gegen die bestehenden Bräuche zu verstoßen.

Isaline benimmt sich im umgekehrten Sinn gefallsüchtig, kleidet sich möglichst schlecht, damit man sie nur ihres inneren Wertes wegen schätze. Auf romantischer und unwirklicher Grundlage beginnt sie einen Briefwechsel mit einem jungen Manne und fühlt sich von ihrem Vater unverstanden, als dieser ihre Korrespondenz entdeckt, sie schilt, eine große Geschichte macht wegen einer «Herzenssache», die eigentlich nur eine Verstandesangelegenheit war.

Ihr Vater verheiratet sich wieder; ihre Stiefmutter ist freundlich gegen sie, aber ihre Umgebung wiegelt sie auf, und sie genießt das Mitgefühl, das man ihr bezeugt, weil sie eine Stiefmutter hat. Als Zwanzigjährige reist sie ins Ausland. In ihrer Pension berückt sie einen jungen Mann mit ihrer zur Schau getragenen Bildung und ihren Idealen. Sie ist ganz erstaunt, daß dieser ihr einen Heiratsantrag macht, denn er entspricht nicht dem Helden ihrer Träume. Sie fühlt sich ihm überlegen, läßt sich aber in das verlockende Spiel ein und will ihm keine Enttäuschung bereiten. Sie heiratet ihn, will ihn erziehen und ihm Bildung beibringen. Sie beherrscht ihn sofort mit ihrem verstandesmäßigen Wissen. Er ist ja nur ein Handelsangestellter, was sie nicht befriedigt. Umsomehr sucht sie diese Enttäuschung durch Flucht in ihre Ideenwelt zu kompensieren.

Natürlich fährt sie fort, ihren Körper zu kasteien, um sich ihre geistige Überlegenheit zu beweisen. Dabei ist sie immer sehr mager und verachtet das Geschlechtsleben, um sich ihre Losgelöstheit vom Fleischlichen einzureden.

Ihre Nervosität und Erregung nehmen noch zu; sie fordert absolute Grundsätze. Ihre Kompliziertheit und ihr überlegenes Gebaren gehen dem Gatten allmählich auf die Nerven. Nun kommen schlimme Zeiten, weil ihre körperliche Gesundheit erschüttert ist. Krankheiten folgen sich fast ununterbrochen. Der Allgemeinzustand ist ganz bedenklich. In dieser Verfassung begegnet sie Christus und übergibt ihm ihr Leben. Es tritt eine beträchtliche Entspannung ein. Isaline versöhnt sich mit ihrer Stiefmutter und verhilft ihr, wie auch dem Vater, vor dem sie jetzt nicht mehr Angst hat, zum Glauben. Der väterliche Haushalt, der in großen Schwierigkeiten war, erfreut sich bald wieder eines harmonischen Zusammenlebens.

Aber Isaline versteht auch das Christentum auf ihre Weise als einen starken, leidenschaftlichen Einsatz und stellt in ihrer Auffassung das Fleischliche dem Geistigen gegenüber. Sie langweilt ihren Mann mit ihren ewigen christlichen Prinzipien, beharrt aber darauf in etwas herrischem Geist. Sie regt sich auf, weil er nichts davon wissen will. Sie interessiert sich nicht für seine Arbeit, die ihr zu materiell erscheint. Sie schläft sehr wenig, liest viel, lehnt die Gartenarbeit ab, weil eine Intellektuelle sich nicht dafür begeistern könne. Sie ist verstopft, weil sie zu wenig ißt. Sie hat Merkmale der Basedowschen Krankheit und Augenlidsenkung.

Ich erkläre ihr dann, daß Gott die Erde wie den Himmel erschaffen hat, den Leib wie die Seele, daß er im Stoff wie im Geist verherrlicht sein will. Er läßt die Blumen ihres Gartens erblühen, und sie kann ebenso gut mit ihm Gemeinschaft haben, während sie sie pflegt, als wenn sie erbauliche Bücher liest. Er läßt ihre Gemüse wachsen, und sie kann sich ihrer Küche annehmen, ohne sich von ihm zu trennen. Da sieht sie plötzlich den tiefen Graben, den sie zwischen sich und ihrem Manne aufgeworfen hat. Sie will ihn wieder ausfüllen, indem sie ihn dafür um Verzeihung bittet, daß sie sich ihm überlegen hielt und indem sie sich nun wirklich für ihn, für sein Leben und für seine Arbeit interessiert. Ich verordne ihr Leibesübungen, Gartenarbeit, Ruhe und eine ganz besonders sorgfältige Ernährungsweise.

Isaline hat mir seither mehrmals geschrieben und mehrere ihrer Freundinnen haben mir von der außerordentlichen Veränderung erzählt, die sich in ihr vollzogen hat, seitdem sich in ihrem Leben das Geistige mit dem Fleischlichen verschmolzen hat. Sie hat sich auch körperlich verändert; sie ist nicht mehr so mager, sieht gesund aus und hat sich verjüngt. Sie schläft wieder gut, ist ruhig geworden, hat Freude am Garten und am Haushalt. Ihr Mann ist erstaunt, wie ihr geistiges Leben sie beruhigt hat, statt sie, wie früher, aufzuregen und er bezeugt jetzt ein viel größeres Interesse für die Religion. Eine ganz neue Liebe und ungekannte Freude sind bei ihnen eingekehrt. Ihr sexuelles Leben hat sich entfaltet. Auch ihr Glaube ist tiefer, fester, strahlender und ihr christlicher Nächstendienst natürlicher und fruchtbarer geworden.

Endlich hat sie noch entdeckt, daß ihr Mann eigentlich viel anziehender ist, als sie gemeint hatte, daß seine Arbeit als Geschäftsmann, von Gott her gesehen, durchaus sinnvoll und fesselnd sein kann. Sie hat die Mitarbeiterinnen ihres Mannes kennengelernt, hat mehreren von ihnen zum Glauben verholfen und hat ihnen ihre Einsicht mitgeteilt, wie Gottes Geist in das materielle Leben eindringt, in das des Körpers, in das der Natur, und sogar ins Geschäftsleben.

Da ist noch ein anderer Patient, erfüllt von einem echten Glauben. Nennen wir ihn Theophil. Überall in den religiösen Kreisen wird er geschätzt und in den Vordergrund gestellt. Man überträgt ihm geistige Aufgaben, vielleicht mehr als er leisten kann. Man bewundert ihn und erwartet immer etwas Besonderes von ihm. Gerade weil man ihn in religiöser Beziehung so hoch stellt, bemüht sich keiner, ihm zu helfen, erkennt keiner die schweren Kämpfe, die er im Stillen durchmacht, veranlaßt ihn keiner teilnehmend zu einer Aussprache über seine inneren Nöte. Er verbirgt sie, aus Angst, es könnten die, die zu ihm wie zu einem Führer aufsehen, in ihrem Glauben erschüttert werden. Er soll immer geben und stark scheinen, und ihm gibt man wenig. Mitten in seinem christlichen Dienst ist er im Grunde doch einsam, und in der Verborgenheit seiner Stube durchlebt er schreckliche Augenblicke.

Dringlich werde ich eines Tages zu ihm gerufen: er hat sich das Leben nehmen wollen. Ich bin betroffen vom Kontrast zwischen diesem schönen, christlichen Wirken, das so vielen andern durch den Glauben geholfen hat, die Antwort auf ihre seelischen Sorgen zu finden, und dieser Verzweiflungstat, die seine innere Vereinsamung und die Niederlage seines Lebens enthüllt.

Solche Gegensätze sind häufiger als man denkt. Wenn jemand stark scheint, läßt man ihn allein, ohne Beistand, und der Betreffende wagt es nicht, seine Schwäche zu zeigen. Seine Vereinsamung untergräbt seine Widerstandskraft. Sein Glaube, der die andern stärkt, versagt in seinem eigenen einsamen Kampf.

Ich habe diesen Patienten einem christlichen Kollegen anvertraut, der ihm durch tägliche stille Sammlung dazu verhelfen konnte, die Brücke vom geistigen zum wirklichen Leben zu schlagen. Vorher gingen beide nebeneinander her, ohne sich zu vereinigen. In einem gewissen Sinne war sein religiöses Leben gleichsam eine Kompensation für das Versagen im wirklichen Leben; jenes vermochte dieses nicht zu erhellen.

Als ich Theophil wiedersah, war er ein neuer Mensch. Er hatte seine innere Harmonie gefunden, weil er nun seinen Glauben auch im praktischen Leben zur Betätigung brachte. Er entlastete sein Leben von der zwar eifrigen, aber doch immer gespannten religiösen Betriebsamkeit. Durch seine seelische Gelöstheit führte er jetzt alte ungläubige Freunde zum Glauben, auf die er früher, als die frommen Leute unablässig seine Dienste in Anspruch nahmen, keinen Einfluß hatte. Es besteht ein großer Unterschied zwischen der fieberhaften Tätigkeit einerseits, durch die die Kirche allzuoft die Kräfte ihrer Gläubigen erschöpft, ohne ihnen behilflich zu sein, alle Folgerungen für ihr persönliches Leben daraus zu ziehen, und dem natürlichen, stillen, fast unbewußten Christendienst andererseits, die derjenige ausübt, der in Berührung mit Gott die Lösung seiner persönlichen Schwierigkeiten gefunden hat.

Das erinnert mich an einen letzten Patienten, den wir Virgile nennen wollen. Er war ein alter Philosoph, der alles wußte, was man in biblischer Exegese, in Religionspsychologie und Metaphysik wissen kann. Er kannte siebzehn alte und neue Sprachen, war korrespondierendes Mitglied mehrerer philosophischer Gesellschaften, hatte selbst mehrere neue Übersetzungen des Evangeliums gemacht und zitierte mir aus dem Gedächtnis die verschiedenen Varianten des griechischen Textes.

In ihm aber lag eine tiefe Kluft zwischen seinem intellektuellen und seinem praktischen Leben. Auf dem Boden der geistigen Diskussion, auf dem der philosophischen, religiösen und psychologischen Kenntnisse war er beschwingt und seine Reden glichen einem Feuerwerk. Aber auf dem Boden des realen Lebens war er ein armer Mann, voll naiver, ängstlicher Hemmungen; er verlor sich in allerlei selbsterfundenen, komplizierten Diätproben in der vergeblichen Hoffnung, damit seine Verdauungsstörungen zu heben. Er war unschlüssig und unordentlich und von zahllosen Skrupeln geplagt, die er immerfort noch steigerte, und für deren Lösung sein großes Wissen ihm auch gar keine Hilfe war.

Anfangs fragte ich mich, was ich wohl einem Gelehrten zu bieten hätte, der mir alle seine intellektuellen Einwände gegen den Glauben mit einer solchen Überlegenheit vorbrachte, daß ich nicht mehr imstande war ihm zu antworten. Ich dachte bei mir selbst, daß von dem Tag an, da er wieder von allem werde essen können, das Spiel gegen ihn gewonnen wäre und er dann auch zu einem neuen Glauben kommen würde. Ich sagte mir, daß wir das Gebiet der verstandesmäßigen Diskussion verlassen und das des praktischen Lebens betreten müßten. Aber es war nicht leicht. Denn das war ja gerade die bewegte Geschichte seines Innenlebens, diese seelische Flucht in den Intellektualismus, mit der er unbewußt sein Versagen im praktischen Leben vor sich selber zu verbergen suchte. Ich wußte wohl, daß, wenn er mich jetzt aufsuchte, es wohl deshalb geschah, weil er das aus diesem inneren Zwiespalt entspringende Mißbehagen irgendwie verspürte.

Wenn ich diese Auseinandersetzungen kurzweg abgebrochen hätte, so wäre eine trennende Schranke zwischen ihm und mir entstanden. So folgte ich ihm denn lange, mit einem wahren Vergnügen übrigens, bis in die feinsten Windungen seiner Gedankengänge.

Eines Tages, da ich einsah, daß ich zu keinem Ziele kam, fragte ich ihn, ob er nicht gewillt wäre, für einen Augenblick unsere Erörterungen zu unterbrechen, um mit mir den praktischen Versuch einer stillen Sammlung zu wagen. Er entgegnete, er glaube nicht, daß Gott sich so auf Kommando offenbaren könne, wie ich zu glauben scheine, aber er wolle dennoch mir zulieb den ehrlichen Versuch machen.

Wir hielten inne und schwiegen still.

Ich schrieb alle Gedanken, die mir kamen, nieder. Er blieb unbeweglich, in Nachdenken versunken.

Als ich fertig war, fragte ich ihn, ob er an etwas gedacht habe. Er antwortete: «An nichts».

Ich las ihm vor, was ich geschrieben hatte.

Darauf erwiderte er, er habe wohl an etwas gedacht, fügte aber alsbald hinzu: «Das hat aber mit Gott nichts zu tun».

Nach langem Zögern entschloß er sich, mir zu sagen, an was er gedacht hatte: er hatte seinen Arbeitstisch in einem Zustand unbeschreiblicher Unordnung und Überhäufung vor sich gesehen, wie übrigens sein ganzes Studierzimmer, und seit zwanzig Jahren hatte seine Frau ihn doch gebeten, es in Ordnung zu bringen. Wenn sie ab und zu selbst einmal diese Arbeit hatte in Angriff nehmen wollen, so war sie damit auf so heftigen Protest gestoßen, daß sie es wieder hatte aufgeben müssen. Und wenn er in einer Anwandlung von gutem Willen es hatte unternehmen wollen, um ihr Freude zu machen, so kamen so viele alte Dokumente zum Vorschein, die sein Interesse fesselten, daß man von einem Aufräumen nicht viel merkte.

Ich fragte ihn dann, ob er so ganz sicher sei, daß dieser Gedanke «mit Gott nichts zu tun» habe ...

Acht Tage später kam er wieder zu mir, ganz vergnügt. «Ich habs!» rief er fröhlich. «Was denn?» fragte ich. «Nun, die Ordnung! Es ist einfach unglaublich! Ich weiß gar nicht, wie das kam. Am meisten war meine Frau erstaunt, die mir sagte, es sei ein Wunder geschehen».

So hatte eine stille sachliche Sammlung ihn zu einem Erleben Gottes geführt. Der Verlauf unseres Gesprächs war ganz anders als vorher. Er redete jetzt nicht mehr von Religion, sondern von seinem wirklichen Leben, von dem, was seine Frau wegen seiner Unordnung und seiner zigeunerhaften Disziplinlosigkeit zu leiden gehabt hatte. Er sah auch weitere Schritte, die er auf dem neu eingeschlagenen Weg zu tun hatte. Jeden Tag sammelte er sich, um zu prüfen, was Gott von ihm erwartete. Und nunmehr verband ihn auch eine größere Gemeinschaft mit seiner Frau.

Einige Zeit darnach sah ich ihn wieder. Er strahlte und schien zehn Jahre jünger. Er aß wieder von allen Speisen, und sein Magen machte ihm keine Beschwerden mehr. Er hatte einen lebendigen, beneidenswerten Glauben, der andere gewann.

Er ward mir ein lieber Freund.

Mehrere Jahre später kam er eines Tages zu mir und fragte mich, ob ich die Geschichte vom Apfelkorb des Descartes kenne. Auf meine verneinende Antwort erzählte er sie. Descartes hat irgendwo geschrieben: wenn wir die Nase in einen Apfelkorb stecken und aus dem Geruch schließen, daß einige faule Früchte darunter sein müssen, so leeren wir den Korb auf den Tisch aus, nehmen die Äpfel, einen um den andern, und legen die guten wieder in den Korb zurück. «Das möchte ich», fuhr er fort, «mit dir unternehmen. Ich bin nämlich mit mir selbst nicht mehr ganz im Klaren. Mein Glaube hat nachgelassen. Viele Bedenken bestürmen mich. Ich möchte wieder eine gründliche Auslese vornehmen».

Ich begriff, daß das Ausmustern des Apfelkorbes eines Philosophen keine Kleinigkeit sein müsse, und ich schlug ihm vor, zu diesem Zweck drei Tage mit ihm in die Berge zu gehen.

Jene drei Tage werde ich nie vergessen. In der herrlichsten Natur wanderten wir vom Morgen bis zum Abend auf einsamen Pfaden. Er redete und redete. Ich hörte zu. Ich folgte ihm Schritt für Schritt im Raum und im Gedanken. Ich erfuhr da viele Dinge. Erörterungen und Exkurse folgten sich, ohne daß ich den Boden des Apfelkorbes schon hätte erblicken können.

Am Morgen, nach der ersten Nacht, schlug ich ihm vor, sich in der

Stille mit mir zu sammeln. Aber er lehnte es ab mit der Bemerkung, er fände es nicht ganz ehrlich.

Am nächsten Morgen erklärte er sich bereit, meiner Andacht beizuwohnen, vorausgesetzt, daß ich ihn nicht ausfrage über die Gedanken, die ihm kommen würden, denn er habe noch ernste Bedenken, solche der göttlichen Eingebung zuzuschreiben.

Aber am dritten Morgen kam er fröhlich mit seinem Notizbuch auf mich zu. Er selbst las mir einen Bibelabschnitt vor und dann sammelten wir uns längere Zeit in der Stille. Als er mir vorlas, was er alles aufgeschrieben hatte, war ich bewegt und tief ergriffen. Keine Spur mehr von verstandesmäßigen Einwänden und philosophischen Erörterungen. Es lag ein Bekenntnis von kleinen Verfehlungen des Ungehorsams vor, die eine Sperrung seines religiösen Lebens bewirkt hatten. Sein letzter Gedanke war der, mich heimzubegleiten, um meiner Frau dafür zu danken, daß sie mich drei Tage «ausgeliehen» hatte.

Zwei Monate später starb er im Glauben, von einer heftigen Krankheit in wenigen Tagen dahingerafft.

Man gestatte mir noch eine kleine Ergänzung zu dieser Geschichte. Wenige Tage vor unserem Aufenthalt in den Bergen besuchte ich auswärts einen Kranken. Ich hatte einen meiner Söhne, den damals Neunjährigen, mitgenommen, um unterwegs mit ihm reden zu können. Während wir auf einer langen geraden Straße dahinfuhren, schlug ich ihm vor, etwas stille zu sein, um uns zu sammeln. Unwillkürlich dachte ich an meinen alten Freund den Philosophen und an das bevorstehende Zusammensein. Da kam mir der Gedanke, daß ich ihm treulich in allen seinen Gedankengängen folgen wolle, wie ein Hündlein seinem Herrn.

Ich sprach darüber mit meinem Sohn, um ihn an meinem Vorhaben teilnehmen zu lassen, und ihm begreiflich zu machen, warum ich ihn verlasse. Ich erzählte ihm natürlich die hübsche Geschichte vom Apfelkorb des Descartes.

Nach einer Weile bemerkt mein Bub: «Weißt du, Papa, wenn du nur hingehst, um faule Äpfel herauszulesen, so finde ich, es sei nicht der Mühe wert. Hoffentlich findest du darunter auch noch einige gute, frische Äpfel!»

Oft muß ich an dieses Kinderwort zurückdenken, wenn ich versucht bin, meine religiöse Sammlung durch eine allzuweit gehende Selbstanalyse zu füllen, indem ich einzig die faulen Äpfel herauslese. Und dann bitte ich Gott um frische Äpfel, um eine neue Eingebung, die mich wieder zur Tat und zur Wirklichkeit führt.

## «Chirurgische Ambulanz III/10, im Felde»

Die einzelnen Teile dieses Buches waren schon zusammengestellt, als der Befehl zur allgemeinen Mobilmachung auch mich aus meinem Arbeitszimmer herausrief.

Mein erster Gedanke war, sie zuhause zu lassen.

Nehmen nicht die tragischen Ereignisse, die über Europa hereinbrechen, alle unsere Aufmerksamkeit allzu sehr gefangen, als daß wir noch an das Schicksal der Medizin denken könnten?

Ich nahm jedoch mein Manuskript mit mir und habe während der leeren Stunden des Militärdienstes daran gearbeitet.

Denn der wahre Sinn und Zweck dieses Buches ist der, auf medizinischem Gebiet einen Beitrag zur geistigen Erneuerung zu leisten, die unserer Welt so nottut.

Die schreckliche Krise, die die Menschheit erlebt, drängt uns dazu, unsere Geisteswissenschaften wieder neu durchzudenken und bis zu den Quellen unserer Berufung zurückzugehen.

Und wenn die Krise heute zum Krieg führt, den wir schon so lange drohend vor uns sahen, so ist dies nur ein Grund mehr, in unsern Herzen, in unserer Familie und in unserem Berufsleben eine neue Welt aufzubauen.

Die Enttäuschungen dieser letzten Jahre «zwischen zwei Kriegen» haben uns deutlich gezeigt, daß schöne juristische Schriftstücke den Frieden nicht sichern können. Verträge und feierliche Erklärungen genügen nicht, eine Welt aufzubauen. Es braucht eine persönliche Erneuerung jedes Einzelnen.

Eine neue Welt baut man nicht in die Luft, wohl aber Stein auf Stein. Sie wird erstehen aus dem Schaffen gottgeführter Menschen, die Tag für Tag in ihrem persönlichen Leben die Kraft Jesu Christi erfahren.

# VERZEICHNIS DER FACHAUSDRÜCKE
## mit ihrer deutschen Übersetzung

**Adrenalin,** «Hormon» des Nebennierenmarkes. (Es gibt auch ein «Hormon» der Nebennierenrinde) (vgl. Hormon)

**Aera,** Zeitalter

**Affekt,** Erregung, Gemütsbewegung

**Akrozyanose,** Blutgefäßerweiterung und damit Blauwerden (speziell) der Hände und Füße

**Amenorrhöe,** Aussetzen der Menstruation

**Analyse,** Auflösung, Zerlegung, Zergliederung

**Anamnese,** Vorgeschichte (einer Krankheit)

**Angina pectoris,** akute Erkrankung mit schweren Herzkrämpfen, hervorgerufen durch Verkalkung der sog. Kranzschlagader des Herzens

**Animismus** (anima = Seele); Ansicht, daß die Seele (das Seelische) das Prinzip des Lebens und Lebendigen sei; allgemein: der Glaube an Seelen, Geister in Menschen und Naturobjekten

**Anomalie,** Regelwidrigkeit, Unregelmäßigkeit

**Anthropometrie,** die Lehre vom Maß oder den Verhältnissen der Körperteile des Menschen

**aperzeptiv,** klar zu Tage, auf der Hand liegend, aufdeckend, bloßlegend, sichtbar machend, aber auch in die Ferne schauend

**a priori,** von vornherein, aus Vernunftgründen vor der Erfahrung, unabhängig von der Erfahrung

**Archaismus,** Altertümlichkeit, altertümlich oder besser urtümlicher Charakter seelischer Inhalte und Funktionen

**Arteriosklerose** vgl. Arterienverkalkung

**Arterienverkalkung,** eine meistens das Alter befallende Erkrankung, bei der die Schlagadern durch Kalkablagerung in der Wand brüchig werden

**Arthritis,** Gelenkentzündung (rheumatisch, infektiös oder nicht infektiös), Gicht (Zipperlein)

**Askese** vergl. Aszese

**Aspekt,** Ansicht, Anblick

**Asystolie,** verminderte Zusammenziehung des Herzmuskels, Herzschwäche

**Aszese,** Enthaltsamkeit, enthaltsame, strenge Lebensweise, Entsagung

**Auskultation,** Horchen auf die Geräusche im Innern des menschlichen Körpers; klinische Untersuchungsmethode, die im Abhorchen des Herzens und der Lunge mit dem Hörrohr besteht.

**Axiom,** unumstößlicher Lehrsatz, Grundsatz

**Bakterien,** Spaltpilze (nur mikroskopisch 1200mal vergrößert sichtbar; kleinste Spaltpilze können heute mit dem Elektronen-Mikroskop sichtbar gemacht werden)

**Basedowsche Krankheit,** nach dem Entdecker (Merseburger Arzt, 1848) benannt. Schilddrüsen-Erkrankung durch vermehrte Tätigkeit, deren Hauptzeichen: Glotzaugen, Kropf (vgl. Struma), starkes Herzklopfen und Händezittern sind.

**Biologie,** Lehre vom Lebenden, von den Lebensvorgängen, von den Lebewesen

**Bronchitis,** Luftröhrenkatarrh, Entzündung der Luftröhrenäste

**Bronchopneumonie,** Lungenentzündung, die von den Luftröhrenverästelungen (Bronchien, große; Bronchiolen, kleinere bis kleinste) auf das eigentliche Lungengewebe übergreift, meistens im Anschluß an andere Krankheiten (bes. «Brustkatarrh», «Lungenkatarrh» und bei Grippe)

**Cartesianismus,** Lehre, Gedankensystem des französischen Philosophen Cartesius (René Descartes 1596–1650)

**chirologisch,** (chiro = Hand), Chirologie, Hände-, Fingersprache; Chirolog, Hand- und Fingersprecher; medizinisch: von den Gelenkknorpeln ausgehend

**Chiropraktiker,** Ausübender der sog. chiropraktischen Heilmethode, die, amerikanischen Ursprungs, annimmt, daß eine teilweise Verrenkung von Wirbeln die Ursache vieler Störungen und Krankheiten sei. Die Verrenkung könne durch Betastung festgestellt und manuell beseitigt werden

**cholerisch,** jähzornig, aufbrausend, gallsüchtig

**Coma** vgl. Koma

**Coma diabeticum** vgl. Koma diabetikum

**Degeneration,** Entartung, Ausartung
**Delirium tremens,** Säuferwahnsinn
**Demineralisation,** Entfernung der für den Körper lebenswichtigen Minerale
**Depression,** Niedergeschlagenheit, Abspannung
**Dermatosen,** Hautkrankheiten im allgemeinen
**Determination,** genaue Bestimmung
**Determinismus,** Bestimmungs- oder Notwendigkeitslehre; die Lehre von der Bedingtheit, d. h. Unfreiheit des menschlichen Willens
**Diagnose,** Erkennung, Bestimmung der Krankheit
**Diagnostik,** Lehre von der Erkennung der Krankheiten, Unterscheidungskunst

**Diagnostiker,** Arzt, der eine Krankheit erkennen will
**Diät,** Lebensordnung, Kost, die dem Kranken vom Arzte vorgeschriebene Ernährung, Auswahl der Nahrung nach gesundheitlichen Gesichtspunkten
**Dijodthyrosin,** jodhaltiger Körper in der Schilddrüse, ein Schilddrüsen-«Hormon», das bei starker Funktion der Schilddrüse abgegeben wird.
**Diphtherie,** Halsbräune. Schwere ansteckende Krankheit. (Die Diphtherie-Erreger befallen auch andere Schleimhäute, z. B. Augen, Nase, Scheide u. a.)
**Dorsalflexionsmöglichkeit,** nach rückwärts krümmbar
**Drainage-Behandlung,** Saugbehandlung mit Gummi- oder Glasröhrchen oder Gazestreifen, durch die irgendwo im Körper sich angesammelte Flüssigkeit (Blut, Eiter, Wasser usw.) abgeleitet werden kann
**Dualismus,** Doppelspurigkeit, Zwiespältigkeit, Zweiteilung, Zweiheitslehre: Betrachtungsweise, nach der Geistiges und Körperliches, Seele und Leib zwei voneinander verschiedene, nicht vereinbare Wesenheiten bedeuten
**dynamisch,** kraftbewegt, durch innere Kraft wirkend, in Bewegung befindlich
**Dynamismus,** Lehre, die annimmt, die einfachen Körperelemente seien beseelt, d. h. erkennende und empfindende Kraftwesen
**Dynamometer,** Kraftmesser
**Dysmenorrhöe,** schmerzhafte monatliche Regeln

**Ekzem,** Hautausschlag (trocken, nässend, juckend usw.)
**Embolie,** Verschleppung von Blutgerinnsel auf dem Blutwege und die dabei entstehende Verstopfung eines Blutgefäßes

**Endokrine Erkrankungen,** Erkrankungen der Blutdrüsen
**Endokrine Funktionen,** Funktionen der Drüsen, die ihren Saft direkt ins Blut abgeben (Blutdrüsen)
**Endokrinologie,** Lehre von der innern Sekretion, d. h. von den Drüsen, die ihren Saft direkt ins Blut abgeben (Blutdrüsen)
**Exegese,** Bibelauslegung
**Exophthalmus,** Glotzauge, starkes Hervortreten des Augapfels
**Extrasystolen,** überzählige Zusammenziehung des Herzmuskels. Systole = Zusammenziehung, Diastole = Erschlaffung des Herzmuskels
**extravertiert,** nach außen gerichtet, impulsiv, rasch, offen. Der Extravertierte handelt in der Regel zuerst und denkt nachher (Gegensatz: introvertiert)

**fibrös,** faserig, aus Bindegewebe bestehend
**Furunkel,** umschriebene, geschlossene (abgegrenzte) eitrige Entzündung (Eiterbeule) der Haut. Wenn offen, eiterndes Geschwür.
**Furunkulose,** Dauererkrankung (Wiederholung) an Furunkeln

**gastrisch,** auf den Magen bezüglich
**gastronomische Exzesse,** Feinschmeckerische Ausschweifungen
**Glykose,** Traubenzucker
**Glykosurie,** Ausscheidung (meist vorübergehend) von Glykose im Urin
**Graefesches Zeichen,** ein Symptom: Zurückbleiben des oberen Augenlids beim Senken der Blickebene, besonders bei Basedow (nach A. v. Graefe, 1828–1870)
**graphologisch,** die Handschrift deutend
**Gynäkologie,** Lehre von den Frauenkrankheiten
**Halluzination,** Trugbild, sinnestäuschung, Sinneswahrnehmungen, die nur infolge innerer Reize entstehen

**heterogen,** andersgeartet
**heterosexuell,** andersgeschlechtlich
**homosexuell,** gleichgeschlechtlich
**Hormone,** organische, chemische Verbindungen, die im Körper dauernd gebildet werden, um eine normale Tätigkeit der Organe und die bestmögliche Zusammenarbeit derselben zu ermöglichen
**Hygiene,** Gesundheitslehre und -pflege
**Hyperazidität,** überschüssige Magensäurebildung
**Hyperchlorhydrie,** übermäßige Salzsäureausscheidung im Magen, «Sodbrennen, Magenbrennen, saures Aufstoßen»
**Hyperextension,** Überstreckung, Überausdehnung
**Hypertonie-Erkrankungen,** (Hypertonie = verstärkte Spannung), Erkrankungen infolge zu hohen Blutdruckes (Hypotonie = zu niedriger Blutdruck)
**Hypnose,** «Zwangsschlaf», schlafähnlicher Zustand, der durch gewisse gleichförmige Sinneseindrücke hervorgerufen werden kann
**Hypochonder,** eingebildeter Kranker
**Hypothese,** Voraussetzung, Annahme, ein nur auf Wahrscheinlichkeit gegründeter, unbewiesener Satz
**Hysterie,** seelischer Krankheitszustand mit auffallend gesteigerter Beeinflußbarkeit und schnellem Stimmungswechsel; meist beruhend auf Fortdauer einer Wirkung nach Aufhören der Ursache

**Ideenassoziation,** unwillkürliche, unbeeinflußte Verbindung und Aneinanderreihung der Vorstellungen, Ideenverbindungen
**Idiosynkrasie,** eine vom Normalverhalten stark abweichende Eigentümlichkeit in der Empfindung, Überempfindlichkeit gegen bestimmte Reize
**Impotenz,** geschlechtliches Unvermögen

**impulsiv**, rasch handelnd, antreibend
**individualistisch**, einem Einzelwesen zugehörig, dessen Eigentümlichkeit ausmachend
**Infektion**, Ansteckung
**Inkarnation**, Fleischwerdung, Verkörperung, Menschwerdung (Christi)
**Inspiration**, Eingebung
**Insuffizienz**, mangelhafte Funktion eines Organs
**internieren**, Kranke isolieren, in Gewahrsam nehmen
**intestinal**, die Eingeweide betreffend
**intra-psychische Konflikte**, Konflikte, die sich innerhalb des Seelenlebens abspielen (s. Neurose, Psychoneurose)
**introvertiert**, nach innen gewendet, in der Regel zuerst denkend, dann handelnd (Gegensatz: extravertiert)
**Intuition**, unmittelbare, nicht durch Erfahrung vermittelte, sondern durch Anschauung, von innen erkennende Einsicht in eine Wahrheit
**intuitiv**, durch Anschauung von innen erkennend
**in vitro**, im Glase; gemeint sind Gläser verschiedenster Form und Größe, die der Forscher (Arzt, Chemiker, usw.) im Laboratorium gebraucht

**Karbunkel**, bösartige, furunkulöse Entzündung des Unterhautzellgewebes (sehr große Eiße)
**kartesianisch**, vgl. Cartesianismus
**katabolische Tendenzen**, stoffwechselzerlegende Neigungen
**katatone Erscheinungen**, auf eine Geisteskrankheit bezügliche Anzeichen; stupuröse (Stupor = Stumpfsinn) Erscheinungen, eigentümliche Spannungs- und Krampfzustände
**Kausalität**, ursächlicher Zusammenhang, Ursächlichkeit
**Kliniker**, Lehrer oder ärztlicher Mitarbeiter an einer Klinik
**Klinische Untersuchung**, im Krankenhaus oder am Krankenbett
**Koeffizient**, Zahlenfaktor

**Koma**, bewußtloser, schlafähnlicher Zustand, starke Bewußtlosigkeit
**Koma diabeticum**, eine bei Zuckerkrankheit sich im Körper selbst bildende Säurevergiftung, die zum Koma, sogar zum Tod führen kann
**Kompensation**, Ausgleichung oder Ersetzung
**Kompensationsstörung**, Störung des Ausgleichs (Überkompensation s. Kompensation)
**Komplex**, eine durch einen Affekt zusammengehaltene Gruppe von Vorstellungen, gefühlsbetonte Vorstellungsverknüpfung
**Kompromiß**, Übereinkunft, Ausgleich, speziell: Verlegenheitslösung
**Konstellation**, Zusammentreffen von Umständen
**Konzentration**, Sammlung, Zusammenziehung, Verdichtung
**Koordinate**, Nebengeordnete (Mathematik)

**labil**, schwankend, unsicher, schwebend, leicht aus dem Gleichgewicht geraten
**Lapsus**, Fehler, Versehen
**lavieren**, Schwierigkeiten umgehen
**Lymphe**, Blutwasser, eiweißhaltige, fast farblose Flüssigkeit, die aus dem Blute in die Gewebe gepreßt wird

**melancholisch**, schwermütig, schwerblütig
**Menopause**, Aufhören der Regeln
**Metaphysik**, jeweils der körperlich-sinnlich Wahrnehmbaren, Faßbaren; Lehre von den letzten (unfaßbaren) Dingen und Ursachen.
**Migräne**, einseitiger, sehr oft seelisch oder dann durch Störung der Blutzu- oder -abfuhr zum und vom Gehirn bedingter, anfallsweise auftretender Kopfschmerz
**Monismus**, Lehre von der Einheit von Stoff und Kraft, Körper und Geist, nach der es nur eine Wirklichkeit gibt, Seele und Geist grundsätzlich

nicht trennbar sind (Gegensatz: Dualismus)
**Morphologie,** Gestaltlehre, Formenlehre, Wissenschaft von der äußeren und inneren Struktur der Organismen
**motorisch,** bewegend
**Mystik,** ursprünglich eine Geheimlehre, in die nur Auserwählte eingeweiht wurden, sodann überhaupt: die vermeintliche Erfassung des Übersinnlichen durch gefühlsmäßiges Erleben in der Tiefe der eigenen Person

**Neuralgie,** anfallsweise und anscheinend von selbst auftretende Schmerzen in der Bahn oder im Ausbreitungsgebiet eines schmerzleitenden Nerven
**Neurasthenie,** Nerven (Neur-)-schwäche (asthenie)
**Neuritis,** Nervenentzündung
**Neurose,** Erkrankung des Nervensystems ohne organische Veränderungen, also seelisch bedingter, meist auf innere Konflikte zurückzuführender «nervöser» Zustand
**Neuro-vegetatives Krankheitsbild,** s. vegetatives Nervensystem
**Nosologie,** Lehre von den Krankheiten

**Ödipuskomplex,** nach dem Forscher S. Freud im Unbewußtsein die Trieberscheinung, bei der der Sohn den Vater haßt und die Mutter gewinnen will (nach dem griechischen König Ödipus, der seinen Vater tötete und seine Mutter heiratete)
**Onanie,** Selbstbefleckung, geschlechtliche Selbstbefriedigung
**Opotherapie,** Behandlung mit Extrakten verschiedenster Blutdrüsen
**Orthopäde** vgl. Orthopädie
**Orthopädie,** Heilmethode, um Verbildungen des Körpers durch mechanische oder chirurgische Maßnahmen zu beheben
**Orthostatische Albuminurie,** Ausscheidung größerer Mengen von gelöstem Eiweiß im Harn bei jugendlichen, sonst gesunden Individuen, welche nur bei aufrechter (orthostatischer) Körperhaltung auftritt und bei Bettruhe verschwindet
**ovarielle Unterfunktion,** ungenügende Funktion der Eierstöcke

**Paradoxon,** von der gewöhnlichen Anschauung abweichendes Urteil, auffallende, scheinbar widersinnige Behauptung
**paranoide Zustände,** Paranoia = Verstandesverwirrung, Wahnsinn; verrückte Zustände
**Parkinsonsche Krankheit,** besondere Form der Schlafkrankheit, benannt nach dem Arzt James Parkinson (1755–1824)
**paroxysmale Tachykardie,** anfallartiges starkes Herzklopfen, Paroxysmus = heftiger, krampfartiger Anfall, plötzlicher hoher Fieberanstieg
**pathogenetische Theorien,** der Pathologie (Lehre von den Krankheiten) entstammende Theorien
**Pathologie,** Lehre von krankhaften oder abnormen Vorgängen und Zuständen im Körper, also: Lehre von den Krankheiten
**pathologisch,** krankhaft
**Pathos,** Leidenschaft, Gefühlserregung, Schwung
**perniziös,** schlimm, bösartig, gefährlich
**perniziöse Anämie,** Blutzersetzung infolge ungenügender Arbeit der (rote und weiße) Blutkörperchen bildenden Organe: Leber, Milz, Knochenmark
**Phalanx, Phalangen,** die Finger- und Zehenglieder, speziell ihre Knochen
**Pharmakodynamik,** Lehre von den Wirkungen der Arzneimittel auf den Organismus (Arzneimittel: Pharmaka)
**pharmakodynamisch,** Änderungen,

Bewegungen, die durch die Wirkung von Arzneimitteln hervorgerufen werden
**Phlebitis,** Venenentzündung
**phlegmatisch,** geistesträge, gleichgültig, wenig lebhaft
**Phosphaturie,** reichliches Vorkommen von Phosphaten im Harn
**physiognomisch,** den Gesichtsausdruck deutend
**Physiologie,** Lehre von den körperhaften Lebenserscheinungen, eigentlich: von den normalen Lebensvorgängen im Körper
**physiologisch,** den Körper betreffend
**Physiotherapie,** Behandlung des rein Körperlichen
**Pneumothorax,** Anwesenheit von Luft oder Gas in dem Raume zwischen Lungenfell und Rippenfell
**polymorphe Dermatose,** vielgestaltige Hautkrankheit
**potentiell,** wirkende Kraft besitzend
**Prognose,** Vorhersage des Verlaufes und des Ausgangs einer Krankheit
**Projektion,** Vorauswerfen; nach außen werfen. Darstellung auf einer Fläche
**prophylaktisch,** vorbeugend, verhütend
**Psoas,** kleiner und großer in der hintern, untern, innern Wand der Bauchhöhle liegender Muskel, der sog. Lendenmuskel
**psychasthenisch,** seelisch schwach
**Psyche,** Seele, Geist
**Psychoanalyse,** wörtlich: Seelenzergliederung. Begrifflich: Vom Forscher S. Freud eingeführte Behandlungsweise von Seelenstörungen und Erkrankungen des Nervensystems, die in der Auflösung, resp. Erklärung und Bewußtmachung seelischer Vorgänge und Konflikte besteht
**Psychoiden,** zu seelischen Störungen neigende Menschen
**Psychoneurose,** funktionelle Erkrankungen des Nervensystems, bei denen psychische Einflüsse oder Symptome eine wichtige Rolle spielen

**Psychopath,** empfindlicher Mensch, der zu Geisteskrankheit neigt
**Psychose,** Seelenstörung, Geisteserkrankung, Störung des Vorstellungs- und Gedankenablaufs
**Psychotherapie,** methodische Beeinflussung der Gedanken, Empfindungen und des Willens von Kranken zwecks Heilung oder Linderung
**Pubertät,** Geschlechtsreife
**Pubertätszeit,** das Alter der Geschlechtsentwicklung (in unsern Breiten zwischen 12 und 16 Jahren)
**Punktion,** Einstich
**Puzzle,** Zusammensetzspiel, Geduldspiel
**Pykniker,** Vertreter des geselligen, gutmütigen Konstitutionstyps
**Pyknischer Typ,** gedrungene Figur, weiches, breites Gesicht auf kurzem, massivem Hals, tiefer gewölbter Brustkorb, Ansatz zu Fettbauch

**radiologische Untersuchung,** Durchleuchtung und Röntgenaufnahme
**Reagens,** Prüfungsmittel, rück- oder gegenwirkendes Mittel
**Rekonvaleszenz,** Periode der Genesung
**Rhythmus,** Zeitmaß, geordnete Folge von Zeitabteilungen

**sanguinisch,** feurig, lebhaft, leichtblütig
**Segment,** Abschnitt
**Sekretion,** Absonderung, Ausscheidung bestimmter Substanzen durch Tätigkeit der Drüsen, die ihr Produkt nach außen abgeben (Gegensatz: Blutdrüsen)
**Senilität,** Greisenhaftigkeit, Altersschwäche
**serös,** serumartig, auf Serum bezüglich, wässerig (der wässerige Bestandteil einer Flüssigkeit), im engern Sinne: des Blutes
**Sexualität,** Geschlechtlichkeit, auch Art der Geschlechtsliebe, der Geschlechtsgefühle

**Skepsis,** Zweifel, Zweifelsucht
**somatisch,** körperlich, den Körper betreffend
**spezifische Erreger,** besonderer Erreger immer ein und derselben Krankheit
**sphärisch,** Sphäre = Kugel, Weltkugel, Wandelbahn (der Gestirne); sphärisch: in den Lüften schwebend
**Spiritualismus,** spiritus = Geist, Hauch; Geisteskraft, Mut; Spiritismus: Ansicht, wonach alles Existierende im Grunde Geist ist, daß also nur der Geist wirklich ist
**Spondylitis,** Wirbelentzündung, Erkrankung einzelner oder vieler Wirbel des Rückgrates am häufigsten an Tuberkulose, die zu Senkungsabszessen (ohne Fieber!) führen kann
**Staphylokokkus,** Traubenspaltpilz, traubenförmig in Haufen liegende Bakterien
**Stimulans,** Reizmittel
**Struma,** Kropf, Vergrößerung der Schilddrüse
**Sublimierung,** Erhöhung, Übertragung ins Edle, geistig Wertvolle
**Suggestion,** seelische Beeinflussung
**Symbolik,** Lehre von der sinnbildlichen Darstellung religiöser Begriffe; sinnbildliche Bedeutung
**Sympathikotonie,** gesteigerter Spannungszustand der lebenden Gewebe, besonders der Muskeln, bei welchem das dem Wollen nicht unterstellte, unwillkürlich reagierende Nervensystem den Ausschlag zu geben vermag
**Sympathikus,** Eingeweidenerv, der die unwillkürliche Muskulatur beeinflußt
**Symptom,** Anzeichen, Merkmal einer Krankheit
**symptomatische Handlungen,** Handlungen, die bezeichnend sind für irgendeine bewußte oder un- oder unterbewußte Erkrankung
**Symptomatologie,** Lehre von den Symptomen, d. h. den Krankheitserscheinungen

**Synthese,** Zusammenfassung, Zusammenfügung der Teile zum Ganzen
**synthetisch,** zusammensetzend, verbindend; chemisch: künstlich aus den Grundstoffen zusammengesetzt
**Syphilis,** infektiöse Geschlechtskrankheit, übertragen durch besondere Keime
**systolisches Aortengeräusch:** beim Zusammenziehen des Herzmuskels entsteht ein Geräusch am Klappensegel zwischen linker Herzkammer und großer Körperschlagader (Aorta), wenn die Klappe infolge krankhafter Veränderung zu eng ist

**Tabes dorsalis,** Rückenmarkschwindsucht
**Therapeut** (eigentlich: Diener), ausübender Arzt
**Therapie,** Heilkunde, Heilverfahren, Krankenbehandlung
**Thorax,** Brustkorb
**torpid,** mit herabgesetzter Erregbarkeit einhergehend; erstarrt, gefühllos, empfindungslos, schlaff, stumpfsinnig

**Toxikomanie,** Sucht nach Gift: Alkohol, Morphium, Kokain, Schlafmitteln; neuerdings auch nach Weck- und Wachhaltemitteln
**Toxine,** wasserlösliche Giftstoffe unbekannter chemischer Natur, die von Bakterien, Pflanzen und Tieren gebildet und abgesondert werden
**Tuberkulose,** durch Tuberkelbazillen erzeugte Krankheit, der alle Organe, nicht nur die Lunge, ausgesetzt sind. (Die Tuberkelbazillen sind von Robert Koch 1883 entdeckte Krankheitserreger)

**ultraphänomenale Energie,** über alles sog. Natürliche weit hinausgehende, übersinnliche Energie
**Utilitarismus,** Nützlichkeitslehre, die Anschauung, wonach das Nützlichkeitsprinzip allein ausschlaggebend ist.

**Utopie,** Nirgendland, weil nicht sichtbar, Wunschland, Wunschbild
**utopisch,** unerfüllt, eingebildet, nach Unmöglichem strebend

**Vagosympathikus,** siehe vegetatives Nervensystem
**Vagotonus** (Vagotonie), kommt zustande bei Überwiegen des parasympathischen (unwillkürlichen) Nervensystems, das dem Zentralnervensystem entspringt
**Vagus,** der sog. zehnte Gehirnnerv, versorgt Schlund, Kehlkopf, Speiseröhre, Magen mit sensiblen (empfindlichen) Nervenfasern und sendet Fasern zu den Eingeweiden der Brust und des Bauches
**vegetatives Nervensystem** umfaßt das ganze Nervensystem, das userm Willen nicht unterstellt ist, das die unwillkürliche Muskulatur (Herz, Magendarmkanal usw.) versorgt
**Venenentzündung in Hufeisenform** bedeutet eine Blutader- (= Vene) entzündung in einer hufeisenförmig verlaufenden Verbindungsvene zwischen zwei nebeneinanderliegenden Venen

**Vitalismus,** Anschauung, Lehre vom Walten einer sog. «Lebenskraft» als einer besonderen, von den übrigen Eigenschaften der sich bewegenden Materie grundsätzlich verschieden gedachten Kraft; allgemein: lebensbejahende Lehre
**Vitalität,** Lebenskraft, Lebensfähigkeit

**Xiphoidfortsatz,** Schwertfortsatz des Brustbeins

**Zahnkaries,** Zahnfäule
**Zensur,** Abschätzung, Beurteilung, behördliche Prüfung oder Überprüfung
**Zirrhose,** Wucherung von Bindegewebe, Schrumpfung; besonders: Krankheit der Leber
**zykloide Konstitution,** besondere psychische Konstitution, die periodisch stärksten Schwankungen unterworfen ist (himmelhoch jauchzend – zu Tode betrübt)
**zykloide Zustände,** siehe Zyklothym und Zykloid
**zyklothymisch,** leichtere Form des Irreseins, hervorgerufen durch eine zyklische Konstitution

# INHALTSVERZEICHNIS

Vorwort . . . . . . . . . . . . . . . . 7
Vorwort des Verfassers zur dritten französischen
                Auflage . . . . . . . . . . . . 9

### ERSTER TEIL

## LEBENSPROBLEME

    I. Kapitel: Die Heilkunde und das Leben . 13
   II. Kapitel: Über die Tuberkulose . . . . . 21
  III. Kapitel: Über andere körperliche Krankheiten . . . . . . . . . . . . 34
  IV. Kapitel: Funktionelle und psychische Störungen . . . . . . . . . . 48
   V. Kapitel: Kenntnis des Menschen . . . . 62
  VI. Kapitel: Die Temperamente . . . . . . 74
 VII. Kapitel: Konflikte . . . . . . . . . . 89
VIII. Kapitel: Flucht . . . . . . . . . . . . 101
  IX. Kapitel: Überanstrengung und Trägheit . 117
   X. Kapitel: Einer synthetischen Medizin entgegen . . . . . . . . . . . 132

### ZWEITER TEIL

## DIE PERSON IN DER MEDIZIN

     XI. Kapitel: Das Leiden . . . . . . . . . 145
    XII. Kapitel: Sein Leben annehmen . . . . . 160
   XIII. Kapitel: Sexuelle Fragen . . . . . . . . 177
   XIV. Kapitel: Wahre Gesundheit . . . . . . 189
    XV. Kapitel: Die Gesetze des Lebens . . . . 203
   XVI. Kapitel: Inspiration . . . . . . . . . . 212
  XVII. Kapitel: Vom Bekennen . . . . . . . . 228
XVIII. Kapitel: Das Bewußtseinsfeld . . . . . . 247
   XIX. Kapitel: Berufung . . . . . . . . . . . 261
    XX. Kapitel: Realismus . . . . . . . . . . 273
                Chirurgische Ambulanz III/10, im Felde . . . . . . . . . . 287

Verzeichnis der Fachausdrücke
                und deren deutsche Übersetzung 288